Frits Wilmar

Vorgeburtliche Menschwerdung

Eine Betrachtung über die
menschliche, frühembryonale Entwicklung

J. Ch. Mellinger Verlag · Stuttgart

Einbandgestaltung: Johannes Walther, Grafiker, Stuttgart

Zitate aus dem Werk Rudolf Steiners:
mit Genehmigung der Rudolf Steiner-Nachlaßverwaltung, Dornach/Schweiz

ISBN 3-88069-001-4

© 1979 J. Ch. Mellinger Verlag GmbH, Wolfgang Militz Co KG, Stuttgart

Inhalt

Vorwort 7

Einleitung 9

1. Zur Methodik der Darstellung 13
2. Die ersten drei Wochen 18
3. Vom geistigen Ursprung des Erdenmenschen 26
4. Die dritte Woche 33
5. Die vierte Woche 41
6. Die Embryonalhüllen 53
7. Die Vereinigung des geistig-seelischen Wesens des Menschen mit seinem physischen Keim 62
  Die Aufgaben des mütterlichen Organismus für die Embryonalentwicklung 71
8. Streiflichter auf die Entwicklung des zentralen und peripheren Nervensystems 73
9. Einige Aspekte der Entwicklung des Stoffwechselsystems 82
10. Zusammenklang der Pole im Werdeprozeß aus geisteswissenschaftlicher Sicht 91
11. Über die Embryologie des Blutkreislaufes 96
12. Der Werdegang des Herzens 110
13. Geisteswissenschaftliche Gesichtspunkte zur Entwicklung des Blutkreislaufes und des Herzens vor und nach der Geburt 125
14. Rückblick und Schlußbetrachtung 133
15. Anmerkungen 137
— Mikroskopieren, Makroskopieren 137
— Die Gebärmutterhöhle 138
— Zur ersten Entstehung des Blutkreislaufes 138
— Über die Entsprechungen zwischen den Entwicklungsvorgängen im mikroskopischen und makroskopischen Werdegang 139
— Der 17. Tag 141
— Die Lehre von den drei Keimblättern 141
— Das Problem der Erblichkeit 146
— Über die mitbestimmende Rolle der Zona pellucida bei der Befruchtung 149

— Die Verbindung zwischen Amnion und Dottersack 156
— Zur Polarität des Nerven- und des Verdauungssystems 157
— Lungen und Erdenleben 159
— Zu weltanschaulichen Fragen 160

Literatur 162

Bildquellennachweis 164

Vorwort

Das menschliche Können auf technischem Gebiet entwickelt sich mit fast atemberaubender Geschwindigkeit und Wucht. Das ist ein Eindruck, der sich demjenigen aufdrängt, der die Errungenschaften im 20. Jahrhundert mit denen der vorangegangenen vier bis fünf Jahrhunderte vergleicht.
Der beschleunigte Entwicklungsgang setzte im vorigen Jahrhundert ein. Die Erfindung der Dampfmaschine, die Erschließung der Welt des Elektromagnetismus und des Starkstromes, dazu um die Jahrhundertwende die Geburt der chemischen Technologie, sie ermöglichten in rasch zunehmendem Maße die Eroberung der anorganischen Natur.
Zwei Weltkriege bewirkten eine ungeahnte Erweiterung der technischen Möglichkeiten. Sie beschleunigten die Entwicklung der Schwachstromtechnik. In der Folge sind die Eroberung des Weltraumes und der beherrschte Einzug in das atomare Reich Tatsachen geworden.
Vor dem organischen Bereich machten die menschlichen Eroberungszüge nicht halt. Während der letzten Jahrzehnte sind wir Zeugen davon, wie die Reiche des Lebendigen immer mehr „manipulierbar" werden. Der Vormarsch in das Gebiet des Vorgeburtlichen wird von vielen als ein bedeutender technischer Fortschritt betrachtet.
Eine Begleiterscheinung dieses mit einigen Strichen skizzierten Zustandsbildes der Gegenwart besteht darin, daß der dem Menschen eigene Erkenntnistrieb, der Antworten auf die Fragen nach dem Wesen des Menschen und der Welt sucht, einen neuen Zug bekommen hat: denjenigen der Besorgnis, des Strebens nach Besinnung auf die zunehmende Mitverantwortlichkeit für das was geschieht. Geht es bei diesem technischen Fortschritt wohl mit rechten Dingen zu?

Dieses Buch möchte zu den Zeitfragen einen Beitrag liefern. Es wendet sich damit an einen breiten Leserkreis. Es möchte zu Menschen sprechen, die das Leben der Gegenwart verantwortungsbewußt zu führen erstreben, zum Beispiel zu denjenigen, die in sogenannten sozialen Berufen tätig sind oder sich darauf vorbereiten und die durch ihren Berufsweg mit Mitmenschen oder mit Kindern zu tun haben, mit Kranken und mit Gesunden.
An die Angehörigen der jüngeren Generation wendet es sich. Sie werden ja zumeist einen „sozialen Beruf" ergreifen, indem sie Familien gründen und Kinder erziehen wollen. Das Buch möchte Gesichtspunkte bieten, wenn es Stellung zu nehmen gilt zu den Fragen der Familienplanung, oder wenn Entscheidungen im Hinblick auf Eingriffe in die Bereiche des ungeborenen Lebens zu treffen sind. Da möchte es sich an die Betroffenen wenden, aber auch an diejenigen, die

beratende Aufgaben zu erfüllen haben. Darüberhinaus möchte der Verfasser mit dieser Schrift ganz allgemein den berechtigten Erkenntnisbedürfnissen auf dem aktuell gewordenen Gebiet der vorgeburtlichen menschlichen Existenz entgegenkommen. Diese Erkenntnisbedürfnisse entsprießen dem zeitgemäßen Trieb, das individuelle Urteilsvermögen zu erweitern und zu vertiefen, wo es um Lebensfragen der Gegenwart geht.

An dieser Stelle möchte der Verfasser allen danken, die durch ihr Interesse am Vorhaben, durch kritische Beurteilung des Manuskripts und durch sonstige Beratung zu dem vorliegenden Werke entscheidend beigetragen haben.
Verfasser und Herausgeber danken The Macmillan Press, London, und dem Georg Thieme Verlag, Stuttgart für ihre Bereitschaft, Bildmaterial zur Verfügung zu stellen (siehe Bildquellennachweis S. 164). Somit geht deren Dank auch zu den Autoren der dazu benützten Werke, resp. W. J. Hamilton †, J. D. Boyd †, H. W. Mossman, Wisconsin (USA), und Prof. Dr. D. Starck, Frankfurt.

November 1978 *Frits Wilmar*

Einleitung

Der Mensch strebt nach Erkenntnis seines Selbstes und der Welt. Das Bewußtsein dieses Strebens ist seit dem Anfang des 20. Jahrhunderts in Europa und Amerika, aber auch weit darüber hinaus auf erstaunliche Art ganz allgemein erwacht. Das Verlangen an Wissenschaft teilzuhaben ist nicht mehr nur ein Trieb einzelner besonders begabter Persönlichkeiten, und der Mitglieder der früheren sogenannten gehobeneren Klassen der Bevölkerung, denen eine höhere Schulbildung und ein akademisches Studium vorbehalten war. Heutzutage wird Bildung fast wie eine Selbstverständlichkeit angesehen, worauf jeder einen Anspruch geltend machen kann.
Diesem allgemeinen Bedürfnis entsprechend sind während der letzten Jahrzehnte die Gelegenheiten zur Befriedigung des Wissensdurstes sprunghaft gewachsen. Dazu tragen die modernen Medien wie die Illustrierten, der Rundfunk und das Fernsehen in beträchtlichem Maße bei. Außerdem braucht man nur einen Blick auf den Büchermarkt zu werfen, um eine unabsehbare Fülle von Information auf allen Gebieten zu gewahren. Und die schon zur Tradition gewordenen Volkshochschulen erfüllen noch immer ihre Funktionen.
Nun birgt dieses fast universell erwachte und im Zeitgeist begründete Wissensbedürfnis aber gewisse Gefahren in sich im Hinblick auf die Art seiner Befriedigung. Sie drohen von zwei Seiten.
Jede Erkenntnis baut auf gewissen Voraussetzungen auf, sie braucht Vorbereitung. Die heutige Schulbildung ist leider weltweit wenig dazu geeignet, Grundelemente der Erkenntnisfähigkeit in genügend umfassendem Maße zu fundieren und zu vermitteln. Sie zielt zu sehr auf die Vorbereitung zu den heutigen von der modernen Technik beherrschten Lebensformen hin. Die Geisteswissenschaften, die zu mehr Weitblick und Vertiefung beitragen könnten, werden in der Erziehung mehr und mehr vernachlässigt, ja mißachtet. Dadurch sind die Kriterien, über die der nach Erkenntnis Strebende zu verfügen vermag, meistens nicht dem Gewichte der sich aufdrängenden Fragen gewachsen.
So paradox es klingen mag: in unserem sonst so sehr gesellschaftskritisch eingestellten Jahrhundert wird der angebotene Wissensstoff zumeist sehr kritiklos und autoritätsgläubig an- und aufgenommen.
Die andere Gefahr hängt mit der eben angedeuteten zusammen. Gerade weil für die Wissensvermittlung ein Zuwenig an Grundkenntnissen und Erkenntnisdisziplin vorausgesetzt werden kann, streben diejenigen, die sich das Antworten auf aktuelle Fragen zur Aufgabe machen, oft eine Vereinfachung, eine Popularisierung der Darstellung an. Damit nehmen sie aber eine gewisse Verantwortung auf sich. Denn nur sie könnten überschauen, inwieweit durch eine

solche Vereinfachung im Hinblick auf Inhalt und Form der Mitteilung etwa der Wahrheitsgehalt der vermittelten Erkenntnis weniger tragfähig oder gar zweifelhaft erscheinen könnte.

Es ist wohl leicht einzusehen, daß diese beiden Gefahren einander verstärken können, wie etwa: ungenügende Vorbildung würde zur Vereinfachung der Wissensvermittlung führen, und diese wiederum würde keine ausreichend tragfähige Grundlage zur Vertiefung der Urteilsfähigkeit schaffen. Man könnte fast von einem Teufelskreis sprechen.

Da könnte in gewissen Fällen zur Geltung kommen: Nicht-Wissen kann sich in seinen Folgen unter bestimmten Umständen weniger verhängnisvoll auswirken, als ein popularisiertes Halb-Wissen, namentlich dann, wenn Letzteres zu unmittelbaren Konsequenzen für das persönliche und soziale Handeln führt.

Die hier angedeutete allgemeine Problematik hat im Hinblick auf die Rätsel der vorgeburtlichen Menschwerdung eine gewisse Aktualität bekommen.

Auch auf diesem Gebiete ist das allgemeine Bedürfnis nach Orientierung groß. Wo komme ich her, wer bin ich, was war ich bevor ich geboren wurde, hatte ich da schon ein Dasein, oder entstand ich aus dem Nichts? Die Menschen stellen sich heutzutage diese Fragen bewußter und die jeweiligen Antworten wirken mitbestimmend auf Lebenshaltung und Lebensführung.

Zu diesen Fragen wird die Menschheit um so mehr gedrängt, als seit dem Zweiten Weltkrieg die Erscheinung der sogenannten Bevölkerungsexplosion weltweit ins Bewußtsein gerückt wird. Diese Erscheinung hat zu einer ebensolchen Diskussionsexplosion auf dem Gebiete des vorgeburtlichen Menschwerdens geführt. Und nicht nur dieses, sondern sie hat zur konkreten Folge gehabt, daß namentlich in denjenigen Gebieten der Erde wo ein gewisser Wohlstand herrscht, dasjenige mehr und mehr zur allgemeinen Lebenspraxis wird, was man Familienplanung und Geburtenbeschränkung nennt.

Es hat diese Themen wohl immer gegeben. Aber sie beschränkten sich bis vor wenigen Jahrzehnten als Bewußtseinsinhalt auf die mehr intellektuellen Schichten der Gesellschaft. Ihre Handhabe beschränkte sich zumeist auf einen engeren Bereich persönlicher Überlegung, sie bildete keinesfalls einen öffentlichen Gesprächsstoff und hatte kaum spürbare Folgen für die Allgemeinheit.

Das hat sich in letzter Zeit schlagartig gewandelt. Fast jedermann wird heute in irgendeinem Zusammenhang mit dem Problem konfrontiert, ob dem Ins-Leben-Treten eines neuen Menschen vorgebeugt werden soll, oder ob, wenn dieser Eintritt schon seinen ersten Anfang genommen hat, er eventuell verhindert, unterbrochen werden soll. Diese Fragen sind um so schwerwiegender geworden, weil — ebenfalls seit wenigen Jahrzehnten — die technischen Mittel zum Einschreiten sich sehr vervollkommnet haben und weil dadurch die Durchführung eines Eingriffes in ungeahnter Weise vereinfacht worden ist.

Damit man gegebenenfalls Stellung nehmen kann, braucht und sucht man Aufklärung. Das Erkenntnisbedürfnis bekommt dadurch eine folgenschwere Aktualität. Hier setzt die oben angedeutete Problematik ein. Denn die Gefahr ist groß, daß die Aufklärung, die an sich auf diesem Gebiete der Menschwerdung möglichst umfassend sein sollte, hier ebenfalls bloß vereinfachend, popularisierend stattfindet. Das wirkt sich um so schwerwiegender aus, weil eine in diesen Zusammenhängen durchgeführte Vereinfachung je nach der eigenen Anschauung des Informanten weitgehend willkürlich gestaltet werden kann. Das kann unter Umständen selbst zu einer Vorenthaltung bestimmter für das Urteil wichtiger Gesichtspunkte führen, zu einer Entstellung des wirklichen Sachverhaltes.

Wir stehen nämlich in Anbetracht der Fragen das ungeborene Menschenleben betreffend vor dem folgenden Problem:
Auf der einen Seite gibt es seit anderthalb Jahrhunderten den Materialismus als Weltanschauung. Seine Konsequenzen reichen in alle Gebiete des täglichen praktischen Lebens hinein.
Auf der anderen Seite gibt es Strömungen die geeignet sind, den Materialismus zu überwinden.
Es gibt seit dem Anfang des 20. Jahrhunderts eine Wissenschaft des Geistes, die so strukturiert ist, daß sie, richtig verstanden, das erkennende Bewußtsein zu vertiefen vermag und dadurch auf dem Boden der Naturwissenschaft aufbauend, diese erweitern kann.
Diese moderne Geisteswissenschaft ermöglicht nun auch eine Vertiefung der Problemstellungen im Hinblick auf das ungeborene Leben. Sie ist imstande die auf naturwissenschaftlichem Wege gewonnenen Daten der Embryologie in ein solches Licht zu rücken, daß diese dadurch eine verständliche Sprache zu reden beginnen.
Dazu möchte dieses Buch ein Beitrag sein. Der Verfasser möchte sich zur Aufgabe machen:
dem Bedürfnis nach Wissen auf dem Gebiete der vorgeburtlichen Menschwerdung unserem Zeitalter gemäß gerecht zu werden;
die zur Verfügung stehenden Ergebnisse der modernen Embryologie anschaulich, jedoch der exakten Wissenschaft verpflichtet zu schildern;
die Orientierung darüber so zu gestalten, daß dem kritischen Leser die Unterscheidung der feststehenden *Tatsachen* von den darauf gebauten *Theorien* und *Hypothesen* ermöglicht werde;
die Ergebnisse der embryologischen Forschung von den entsprechenden Ergebnissen der modernen Geisteswissenschaft befruchten zu lassen.
Weil der für die Erkenntnis und die praktische Stellungnahme am meisten umstrittene Abschnitt des ungeborenen Daseins ins erste Drittel der Schwangerschaft fällt, wird gerade diese Zeitspanne, die frühembryonale Entwicklungszeit des Menschen ein Hauptthema der Betrachtungen bilden.
Es wurde versucht, die Darstellung in einem solchen Stile abzufassen, daß auch der nicht orientierte Leser sich in den Tatsachen und Problemen auf die-

sem Gebiet zurechtfinden dürfte. Allerdings ist der Verfasser sich durchaus klar darüber, daß es sich hier um ein außerordentlich kompliziertes Kapitel vom Rätsel des Menschen handelt, um ein Gebiet voller ungeahnter Schwierigkeiten.

Aber es ist ebenso ein Gebiet voller ungeahnter Wunder! Und so besteht die Hoffnung, daß der Leser die Schwierigkeiten beim Betreten dieses Gebietes nicht scheuen und sich zum mutigen Herantasten bereit finden wird.

Denn man sollte sich darüber klar sein, daß die Fragen nach dem Wesen des Menschen und seiner Existenz zu den umfassendsten gehören, und daß deren Betrachtung das Hineinsteigen in Höhen und Tiefen der Wirlichkeit erforderlich macht.

Es geht letzten Endes darum, sich Grundlagen zu verschaffen, welche zu einer selbständigen Urteilsfindung für die Stellungnahme gegenüber den auftauchenden schwerwiegenden Problemen des heutigen praktischen Lebens verhelfen können.

1. Zur Methodik der Darstellung

Embryologie ist die Wissenschaft, die sich mit der Erforschung der Entwicklungsstufen des menschlichen Keimes bis zur Geburt befaßt. Es gibt auch eine Embryologie der Tierarten sowie eine vergleichende Embryologie vom Menschen und von den Tierarten. Des weiteren macht man es sich zur Aufgabe, die *Kräfte* zu erforschen, die die Entwicklungsstufen zur Erscheinung bringen und sie lenken, gegebenenfalls hemmen und fehlleiten.

Die Objekte der embryologischen Forschung sind tote Embryonen unterschiedlicher Entwicklungsstadien oder -stufen, anders gesagt verschiedener Altersstufen der Entwicklung, vom Momente der Konzeption ab gerechnet. Sie werden der Forschung zugänglich als Ergebnis von Fehlgeburten oder nach Operationen. In den letzteren Fällen kann es sein, daß der Embryo noch nicht abgestorben war.

Die der Wissenschaft zugänglich gewordenen Embryonen werden möglichst rasch sachkundig konserviert und für die Forschungszwecke präpariert (siehe später). Man kann dann von „Präparaten" sprechen. Es darf hier nachdrücklich vermerkt werden, daß die auf diese Weise erhaltenen Präparate von Embryonen unbeschränkte Zeit haltbar sind, und immer aufs neue den Wissenschaftern zur Verfügung stehen können.

Eine der Methoden der Embryologie ist das Vergleichen der verschiedenen Entwicklungsstufen an Hand der für die Untersuchungen zur Verfügung stehenden Präparate.

Eine Bemerkung über dieses Vergleichen ist hier am Platze. Der Leser sollte sich darüber klar werden, daß die Beschreibung der embryonalen Entwicklung eine *gedankliche* Darstellung sein muß. Anders als beim Kinde nach der Geburt, wobei man die Entwicklung, das Wachstum des einzelnen Kindes beobachtend begleiten kann, hat man es bei der Erforschung der embryonalen Entwicklungsstufen mit toten Früchten zu tun. Man vergleicht *verschiedene* tote Früchte verschiedenen Alters. Man erhält „fixierte Momentaufnahmen" des Geschehens. So konstruiert man gedanklich die Übergänge der Entwicklungsstufe des *einen* erhaltenen fixierten Embryos bis zu der nächsten Entwicklungsstufe eines *anderen* fixierten Embryos. Je mehr Embryonen der aufeinanderfolgenden Zwischenstufen man zur Verfügung hat, um so fließender läßt sich das gedankliche Rekonstruieren der Übergänge nachvollziehen.

Wie wir in den nächsten Kapiteln sehen werden, vollziehen sich die Wachstumsvorgänge, die Entwicklungsstufen und Metamorphosen während der ersten Wochen sehr schnell. Es hat sich herausgestellt, daß sich während der 2., 3. und 4. Woche etwa täglich wesentliche Wandlungen vollziehen. Also bräuchte man für ein exaktes Verfolgen der Vorgänge viele Präparate der Zwischenstufen. Außerdem müssen einmal gemachte Feststellungen an neuen Präparaten nachgeprüft werden, ob sie nämlich konstante Befunde darstellen, d. h. ob sie auf regelmäßig stattfindende Vorgänge hindeuten.

Diese Forderung ist für die ersten vier Embryonalwochen außerordentlich schwer zu erfüllen. Das hängt mit den folgenden Umständen zusammen.

Erstens sind Embryonen der frühesten Stadien der Schwangerschaft schwer zu bekommen. Meistens ist ja so früh nicht bekannt, daß überhaupt eine Schwangerschaft vorliegt. Deshalb hat es sich bei der Erlangung von Präparaten der frühen Stadien während der ersten Jahrzehnte dieses Jahrhunderts meistens um Zufallsbefunde gehandelt. Seit etwa 1940 gibt es allerdings in zunehmendem Maße operativ entfernte Früchte, und diese werden immer mehr für die Wissenschaft zugänglich.

Zweitens ist es mit Bezug auf die Embryonen der ersten vier Wochen äußerst schwer mit Sicherheit festzustellen, ob man es bei dem vorhandenen Präparat mit einem „normalen" Embryo zu tun hat, d. h. mit einem Embryo, das zu einer normalen Entwicklung veranlagt gewesen wäre. Gerade aus diesem Grunde waren die am Anfang dieses Jahrhunderts „zufällig" erhaltenen Früchte, wie sich später herausstellte, nur bedingt brauchbar für die Wissenschaft.

Drittens ist für die frühesten Stadien eine genauere Altersbestimmung unbedingt erforderlich und zwar aus den oben genannten Gründen der raschen Folge der Entwicklungsvorgänge. Das Alter hängt vom Moment der Konzeption ab. Diese ist in den meisten Fällen ungewiß. Nur in den Fällen, wo die Konzeption genau zu bestimmen war, ist der erhaltene Embryo für wissenschaftliche Zwecke zu gebrauchen.

Es gab vor 1940 verhältnismäßig sehr wenige konservierte menschliche Embryonen aus den ersten drei Wochen der Schwangerschaft, deren Alter genau festgestellt, die zuverlässig präpariert und infolgedessen als wissenschaftliche Objekte verwendbar waren. Diese seltenen Objekte sind sogar mit den Namen der Wissenschafter (Peters, Ludwig, Heuser, Streeter usw.) in die Weltliteratur eingegangen und werden in den Embryologielehrbüchern immer wieder abgebildet.

Im Jahre 1973 publizierte ein amerikanischer Forscher, Ronan O'Rahilly, einen Gesamtüberblick der seit 1899 der Wissenschaft zur Verfügung stehenden brauchbaren Präparate von Embryonen der ersten drei Schwangerschaftswochen, die aus der ganzen Weltliteratur bekannt geworden sind. Er kam auf eine Gesamtzahl von 180 Objekten, die er jedes für sich in seiner Veröffentlichung beschrieb. Aus dieser zusammenfassenden Übersicht geht hervor, daß die Forschungsergebnisse der ersten drei Embryonalwochen an manchen Punkten noch der Ergänzung bedürftig sind und Fragen offenlassen, die, wie man es ausdrückt, noch zur Diskussion stehen.

Sobald man an das Studium späterer Stadien herangeht (von der 4. Woche ab gerechnet), steht seit den letzten Jahrzehnten viel mehr „Forschungsmaterial" zur Verfügung. Von da ab sind die Beschreibungen der Entwicklungsstufen schon viel weniger lückenhaft und dadurch in Bezug auf ihre Auswertung eindeutiger.

Nun haben die Embryologen zur Vervollständigung ihres Wissens von der menschlichen Keimesentwicklung die Ergebnisse der vergleichenden Tierembryologie zuhilfe genommen. Man hat von Anfang an die Embryonen derjenigen Tierarten studiert, bei denen dieses leicht zu machen ist, zunächst diejenigen von Fröschen und Hühnern. Später setzte man die Studien mit denjenigen Säugetieren fort, die leicht zu haben sind, wie Nagetiere, Hunde, Katzen und Affen. Deren Fortpflanzungsverhalten ist leicht zu kontrollieren, und man kann infolgedessen genau bestimmen, in welchem Moment man solch ein Tier töten soll, oder operativ untersuchen, damit man ein zeitlich genauestens festzulegendes Entwicklungsstadium des Embryos erhält. Indem man auf diesem Gebiete mehr und mehr Material sammelte und untersuchte, wurde es klar, daß gerade die Frühstadien der embryonalen Entwicklung bei den verschiedenen Säugetierarten sehr unterschiedlich verlaufen, vor allem jedoch anders verglichen mit den Ergebnissen beim Menschen. Schließlich gibt es die bemerkenswerte, die Forschung erschwerende Tatsache, daß es bei den sogenannten *Menschenaffen* äußerst schwierig ist, Embryonen der frühesten Stadien zu erhalten. Daraus kann dem Leser klar werden, daß die vergleichende Embryologie zum Verständnis der Frühstadien beim Menschen wenig Auskunft bietet.

Des weiteren ist bekannt geworden, daß in den letzten Jahren die experimentelle Embryologie auch auf dem Gebiete der Vorgänge beim Menschen ihren Einzug gehalten hat, vorläufig noch diskret. Da gibt es Mitteilungen über beobachtete Vorgänge bei „Embryonen in der Retorte" u. ä. Hier wird aber vorläufig noch die Einschränkung gemacht werden müssen: es sind die Ergebnisse solcher Befunde einer „experimentellen Humanembryologie", die unter künstlich hergestellten Bedingungen verlaufen, genauer besehen mindestens ebenso begrenzt verwertbar, wie diejenigen, die man aus den oben beschriebenen, in „Momentaufnahmen" festgehaltenen Situationen erhielt und erhält.

Sobald der menschliche Embryo größtenteils bis zur physischen menschlichen Gestalt ausgeformt worden ist — das ist nach etwa 8 Wochen der Fall — ist die Erforschung der weiteren Entwicklung leichter zu vollziehen.

Erstens hängt dieses damit zusammen, daß bei einer etwas weiter fortgeschrittenen Schwangerschaft faktisch meistens bekannt ist, daß man es damit zu tun hat, so daß man darauf gefaßt sein kann, daß bei einer drohenden Fehlgeburt oder bei einem notwendigen operativen Eingriff ein Embryo für wissenschaftliche Zwecke zur Verfügung stehen wird, und daß die erforderlichen Maßnahmen getroffen werden können, um den Embryo für diese Zwecke sofort zu präparieren. Infolgedessen hat man von diesem Entwicklungsalter ab viel mehr „Forschungsmaterial" zur Verfügung.

Zweitens spielt die genaue Altersbestimmung bei älteren Embryonen nicht mehr eine solche entscheidende Rolle im Hinblick auf die Verwendbarkeit für embryo-

logische Forschung. Denn bei einer etwas weiter fortgeschrittenen Schwangerschaft verläuft die embryonale Entwicklung ruhiger, die Metamorphose der Stufen langsamer. Man kann sich für die Altersfeststellung mit dem Datum der letzten Menstruation begnügen. Allerdings läßt dieses Datum für die vermutete Konzeption etwa eine Woche Spielraum offen.
Weil das Wachstum in den verschiedenen Fällen mit unterschiedlicher Geschwindigkeit verläuft, ist eine gebräuchliche Bestimmung der späteren Entwicklungsstadien diejenige nach der *Körperlänge* des betreffenden Embryos und nach sonstigen körperlichen Merkmalen.
Wir meinen, daß der Leser sich mit den beschriebenen zur Methodik der Embryologie gehörenden Bedingungen wenigstens grundsätzlich bekannt machen sollte. Nur dadurch kann man einen Eindruck von den Problemen dieses Wissenschaftszweiges bekommen. Man kann dadurch zur Einsicht gelangen, daß manches, was als ausgemachte Tatsache gilt, in Wirklichkeit für diejenigen, die „hinter die Kulissen blicken können" sich im Stadium des noch lange nicht abgeschlossenen Studiums befindet. Manche Ansichten auf dem Gebiete der Embryologie sind tatsächlich noch sehr in der Schwebe und werden unter den Forschern lebhaft diskutiert. Das gilt vor allen Dingen für die *wirkenden Kräfte*, die man hinter den embryonalen Vorgängen zu suchen hat.
Hier ist der Punkt, wo man es für angebracht halten kann, sich mit Gesichtspunkten bekannt zu machen, welche die Geisteswissenschaft für die frühembryonalen Entwicklungsprozesse zu bieten hat. In der Einleitung wurde schon darauf hingedeutet, daß der Verfasser mit diesem Buche dazu einen Beitrag liefern möchte.

Für das 20. Jahrhundert kann als Begründer einer zeitgemäßen Geisteswissenschaft Rudolf Steiner (1861—1925) gelten. Im Hinblick auf den Zusammenhang unserer Darstellungen werden wir einige Aspekte der Anthroposophie Rudolf Steiners, die für unser Thema aufschlußreich sind, zu behandeln haben. An dieser Stelle sei schon das Folgende hervorgehoben:
In einigen seiner Schriften und in vielen Vorträgen machte Rudolf Steiner auf einen bestimmen Zeitpunkt aufmerksam, der in die zweite Hälfte der dritten Woche fällt. Jene Ausführungen machte er zu einer Zeit (1904—1924), da von naturwissenschaftlicher Seite über die menschlichen embryonalen Vorgänge der ersten 4 Wochen noch fast nichts bekannt war.
Vor etwa 25 Jahren stieß der Verfasser auf jene Ausführungen Rudolf Steiners. Seitdem ließen die dort entwickelten Gesichtspunkte ihn nicht mehr in Ruhe, und er begann sich eingehend mit der embryonalen Frühzeit zu beschäftigen. Gerade während den 40er, 50er Jahren des Jahrhunderts wurden immer mehr wissenschaftliche Befunde für die Forschung zugänglich. Und da konnte man die erstaunliche Entdeckung machen, daß tatsächlich zum Ende der dritten Embryonalwoche bei den Entwicklungsvorgängen eine scharfe Wende zu konstatieren ist. Also kann die Naturwissenschaft jetzt dasjenige unterbauen,

was vor 60 Jahren aus der Geisteswissenschaft als Forschungsergebnis mitgeteilt wurde.

Diese Entsprechung zwischen Natur- und Geisteswissenschaft wird ein Hauptthema bilden, ja sie war eine der Triebfedern für das Zustandekommen dieses Buches.

Des weiteren kann man konstatieren — und wir werden Gelegenheit haben auch dieses zu unterbauen — daß die Befunde aus der frühembryonalen Entwicklung, die neueren Datums sind, Möglichkeiten bieten, um über manche Mitteilungen aus der übersinnlichen Forschung Rudolf Steiners Aufschlüsse zu bekommen, die in dem Maße noch nicht gegeben waren, solange diese neueren Befunde dem daran Interessierten noch nicht zugänglich waren.

Das Forschungsgebiet der anthroposophischen Geisteswissenschaft erstreckt sich über die Grenzen von Geburt und Tod hinaus. Es umfaßt vom Menschenwesen auch das vorgeburtliche und das nachtodliche Dasein. Wenn man die auf diesem Wege erforschten geistigen Tatsachen in einen Zusammenhang mit den Ergebnissen der Embryologie bringt, bekommt man für die vorgeburtliche Menschwerdung ein Erkenntnisgebäude, dessen Teile sich gegenseitig tragen und stützen. Dazu wird in den folgenden Kapiteln der Versuch unternommen werden. —

Bevor wir nun zu einer Beschreibung der frühembryonalen Entwicklung übergehen, soll noch auf eine technische Besonderheit der embryologischen Forschung und Beschreibung hingewiesen werden. Es wurde über „Präparierung" und „Präparate" gesprochen. Das ist folgendermaßen aufzufassen. Damit der Forscher einen Überblick über die Einzelheiten der embryonalen Vorgänge bekommen kann, muß der erhaltene verstorbene Embryo für die mikroskopischen Untersuchungen zubereitet werden. Der fixierte Körper wird dazu zu feinen, sehr dünnen Parallelschnitten zerschnitten (man denke zum Verständnisse einen Augenblick an die Art, wie eine Brotschneidemaschine funktioniert). Man erhält auf diese Weise schichtweise Durchschnitte, welche, indem sie einzeln studiert werden, nach der Zusammenstellung der Befunde eine räumliche Interpretation des Ganzen erlauben. Man kann nach dieser Methode *Längsschnitte* vom Kopf- bis zum Steißende, und *Querschnitte* herstellen. (Nach einem Querschnitt erhält man einen oberen und einen unteren Teil des Körpers; nach einem Längsschnitt z. B. einen linken und einen rechten Teil des Körpers).

Die Abbildungen in diesem Buche sind so zu „lesen", daß es sich zumeist um Abbildungen von Längsschnitten handelt, wobei der rechte Teil des Embryos von links betrachtet wird, und man auf die Schnittfläche blickt.

Es ist auch möglich und üblich einen Längsschnitt solcherart herzustellen, daß dadurch ein vorderer und ein hinterer Teil entsteht. Bei den Abbildungen, die davon Illustrationen bieten, soll man sich vorstellen, daß man den hinteren Teil von vorne betrachtet.

Alle Abbildungen, außer Abb. 36, beziehen sich auf Forschungsergebnisse an menschlichen Embryonen.

Damit die Beschreibungen sich nicht zuviel in Einzelheiten verlieren, ist manches Bemerkenswerte, das für das Verständnis der fortlaufenden Darstellung nicht unbedingt erforderlich ist (und das einiges an biologischen Vorkenntnissen voraussetzt) am Schluß des Buches in einem Kapitel „Anmerkungen" zu finden. —

2. Die ersten drei Wochen

Zu regelmäßigen monatlichen Zeiten wird im weiblichen Organismus eine Eizelle aus einem der beiden Eierstöcke gelöst (Follikelsprung). Die Eizelle würde in die Bauchhöhle wandern — und dort vergehen — wenn sie nicht vom Trichter des gleichseitigen Eileiters aufgenommen würde. Der Trichter „umtastet" den entsprechenden Eierstock, dadurch wird die Aufnahme einer Eizelle in den Eileiter ermöglicht.

Innerhalb des Eileiters kann die Eizelle, nachdem die Konzeption erfolgt ist, von einer männlichen Samenzelle befruchtet werden. Die Samenzellen sind sehr aktiv-bewegliche, nur durch starke mikroskopische Vergrößerungen sichtbar zu machende, stark durchgeformte Gebilde. Dahingegen hat die Eizelle eine scheinbar strukturlose einfache Kugelgestalt und wäre mit dem unbewaffneten Auge gerade zu sehen. Die männlichen Samenzellen schwärmen durch die Gebärmutterhöhle hinauf und steigen von dort her in den Eileiter, der Eizelle entgegenstrebend. Dort findet die Vereinigung von einer einzigen der Millionen Samenzellen aus einem Samenerguß mit der weiblichen Eizelle statt.

Nun wandert die befruchtete Eizelle, die zum physischen Keim geworden ist, durch den Eileiter zur Gebärmutterhöhle. Die Dauer dieser Wanderung bemißt sich nach Tagen. Etwa am 4. bis 5. Tage nach der Konzeption ist der Keim in die Gebärmutterhöhle gelangt und schwebt dort im Schleim, der von der Gebärmutterschleimhaut fortwährend gebildet wird (siehe Anmerkungen S. 138). Dann nistet der Keim sich am 6. bis 7. Tag nach der Konzeption in die Schleimhaut ein, d. h. durch gegenseitig sich bedingende Einflüsse zwischen Eikeim und Schleimhaut wird er durch eine in dieser entstehenden Lücke darin aufgenommen. Die Öffnung schließt sich bald über dem Keim wieder zu, so daß dieser nun weiter während der ganzen Schwangerschaftsdauer innerhalb der inneren Gebärmutterschleimhautwand aufgenommen bleibt.

Der Keim ist unmittelbar nach der Befruchtung ein einzelliges Gebilde. Schon während der Wanderung durch den Eileiter und anschließend in der Gebärmutterhöhle teilt er sich; zunächst entstehen aus der einen Zelle zwei Zellen, dann aus den zweien vier, daraus acht. Die weiteren Zellteilungen verlaufen

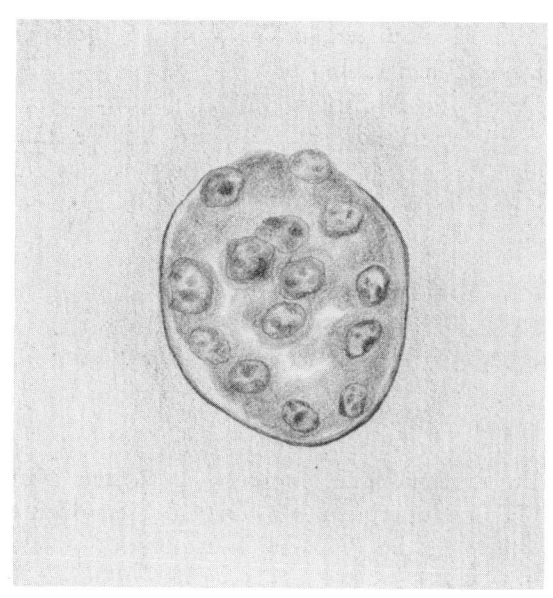

Abb. 1. Skizze des Brombeerstadiums. Frei nach dem Mikrofoto eines Mikroschnittpräparates von einem menschlichen Keim im 58-Zellenstadium. Die Zona pellucida erscheint schon teilweise aufgelöst.

nicht mehr so eindeutig gleichzeitig; infolgedessen nimmt die Zellenzahl in der Folge nicht mehr nach erkennbaren Regeln zu. Es bildet sich ein Klümpchen, kompakt aus Zellen bestehend, ein kugeliges Gebilde, das wie eine winzige Brombeere oder Maulbeere aussieht. Man nennt es das Morula- oder Brombeerstadium. (Abb. 1)

Während der ersten Zellteilungsstadien im Eileiter und in der Gebärmutterhöhle wächst der Keim kaum im Umfang. Er behält ungefähr den Durchmesser von 0,1 mm bei. Er zeigt an seiner Kugeloberfläche eine wasserklare, ganz dünne umschließende Schicht, die Zona pellucida. Erst wenn diese Schicht aufgelöst worden ist durch die Eigenwirkung des Keimes, kann die Einnistung stattfinden. (Abb. 2) (siehe Anmerkungen Seite 149 f.). Noch vor der Einnistung spielen sich im Innern des Keimes nach dem Morulastadium folgende Vorgänge ab: in diesem Innern ist an einer Seite eine örtliche Vermehrung, Konzentration der Zellen zu beobachten, und auf der gegenübergelegenen Seite lockert sich das innere Gewebe des Kügelchens auf, und man erblickt dort eine Aufhellung, die zudem durch Verflüssigung, Verschleimung entsteht. Das vorher kompakte Brombeerstadium ist zu einem Bläschen geworden, das Ganze wird nun Keimblase oder Blastocyste genannt (Abb. 2). Der Embryo besteht in diesem Stadium aus einer peripheren Schicht und einer exzentrisch gelegenen der Außenschicht angrenzenden inneren Zellmasse; der übrige Innenraum wird von der teils halbflüssigen, teils lockeres Zellgewebe enthaltenden Blase gebildet. Diese innere Blase wird von einer dünnen Zellenwand umgeben, die sowohl der inneren Zellmasse wie der Innenwand der äußeren Keimblasenschicht angrenzt. Die Blase wird Blastocystenhöhle genannt, ihre eigene Zellenwand besteht aus embryonalem Bindegewebe, *Mesenchym* geheißen.

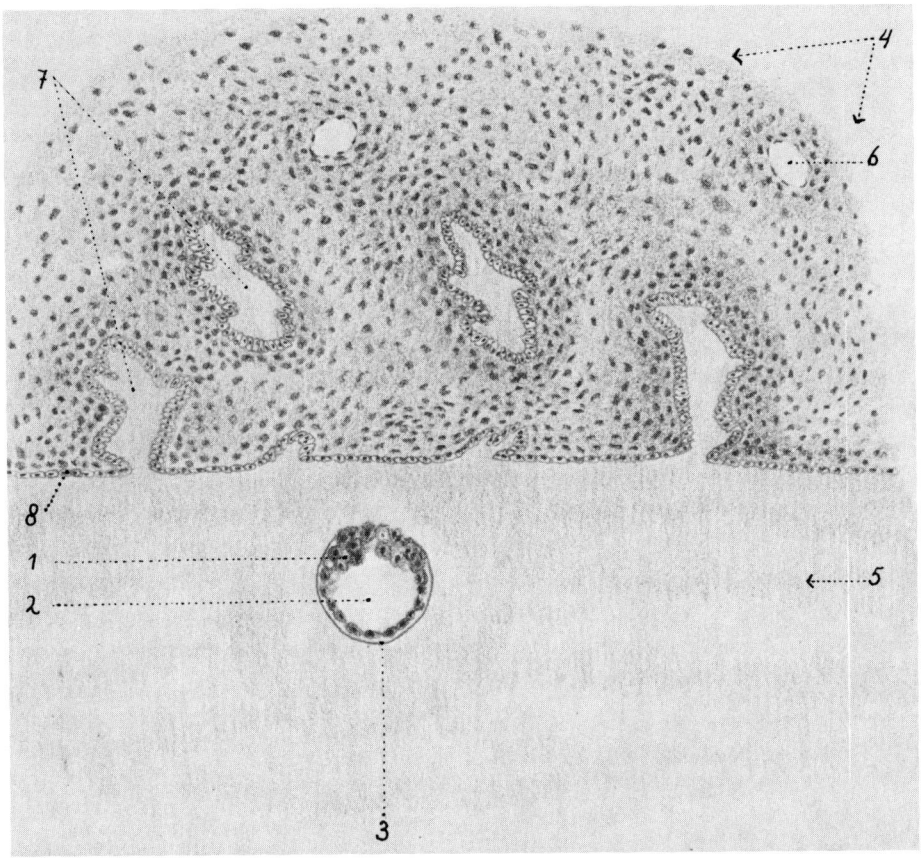

Abb. 2. Blastocyste eines menschlichen Keimes vor der Einnistung, im Schleim der Gebärmutterhöhle schwebend.
1. innere Zellmasse; 2. Blastocystenhöhle; 3. *Zona pellucida;* 4. *Gebärmutterschleimhautschicht;* 5. *Gebärmutterhöhle;* 6. *mütterl. Blutgefäß;* 7. *Schleimdrüsengänge;* 8. *Schleimhautoberfläche.*

Nun wird, wie schon erwähnt, der Keim in die Gebärmutterschleimhaut eingenistet, nachdem die Zona pellucida aufgelöst worden ist. In diesem Stadium, etwa 7 Tage nach der Konzeption hat das Keimbläschen noch denselben Durchmesser von etwa 0,1 mm. Es wäre also gerade mit dem unbewaffneten Auge zu sehen (Abb. 3).
Jetzt ändert die Oberfläche des kugeligen Gebildes ihre Struktur. Dieser Umkreis wird durch Verdickung und Ausdehnung mittels weiterer Zellteilungen relativ mächtig und bildet bald zottenähnliche Ausläufer in das umgebende Schleimhautgewebe der Gebärmutter hinein. Wie man sagt, „frißt" der Keim sich mit diesen Ausläufern in das umgebende mütterliche Gewebe hinein. Er wird in das mütterliche Blut gelagert, indem die Wände der durch die Schleimhaut verlaufenden mütterlichen Blutgefäße von den Zotten durchwachsen werden. Man

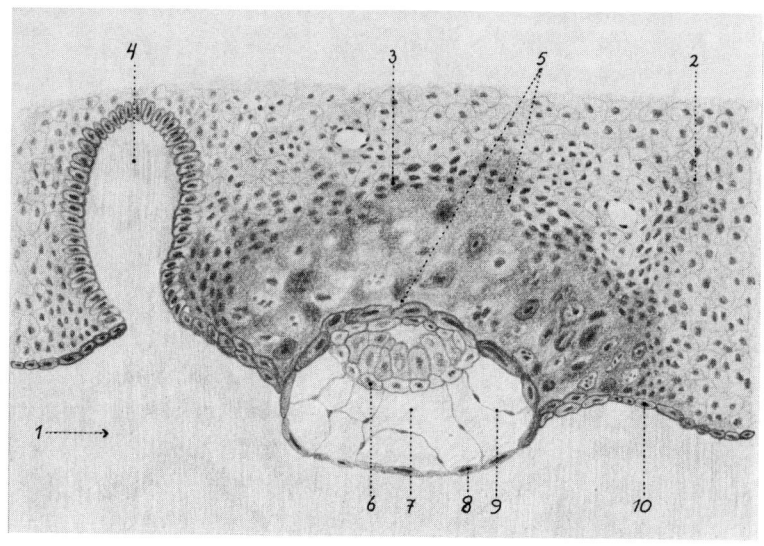

Abb. 3. Blastocyste während der Einnistung (Skizze eines Schnittpräparates)
1. Gebärmutterhöhle; 2. mütterl. Schleimhautgewebe; 3. mütterl. Abgrenzungsschicht; 4. Drüsengang in Gebärmutterhöhle mündend; 5. Trophoblast; 6. Heusersche Membran; 7. Exocoel; 8. äußere Keimschicht; 9. Mesenchym; 10. Schleimhautoberfläche.

nennt die relativ dicke äußere Keimesschicht, die also in unmittelbarem Kontakt mit mütterlichem Gewebe steht, die *Nährschicht* oder *Trophoblast* des Embryos (Abb 3). Jetzt nimmt der Keim rasch im Gesamtumfang zu.

Die mütterliche Schleimhaut bildet ihrerseits um das sphärische Gebilde herum ein besonderes Gewebe und sie begrenzt dadurch das weitere Wachstum der embryonalen Umkreiszotten auf einen bestimmten regelmäßig zunehmenden Bezirk der Gebärmutter. Innerhalb dieser mütterlichen Schleimhautgrenzschicht strömt das mütterliche Blut ein und aus. Dieses Blut umspült also den Embryo; es wird aber nie unmittelbar vom Embryo aufgenommen: die embryonalen Gewebe bleiben dauernd vom mütterlichen Blut und den mütterlichen Drüsensäften getrennt und zwar durch die äußerst dünnen Wände des embryonalen Trophoblast und dessen Zotten.

Der Trophoblast wird während der zweiten Woche rasch an Umfang zunehmen, Zotten bilden und in dem mütterlichen Blut „schwimmen", während die innere Zellmasse noch relativ klein bleibt. Die Blastocystenhöhle nimmt im Inneren der Keimblase weitaus den größten Raum ein, sie wird von Mesenchym umgeben.

Sehr bald, etwa vom 8. Tag an, wird innerhalb der inneren Zellmasse eine zweite Aufhellung sichtbar, durch Spaltbildung inmitten der Zellenmasse und Auffüllung dieses Spaltes mit Schleim. Die zweite Blasenbildung innerhalb des Sphärengebildes Embryo grenzt von innen her der äußeren Keimschicht, dem Trophoblast an. In diesem Stadium gibt es also einen sphärischen Embryo mit

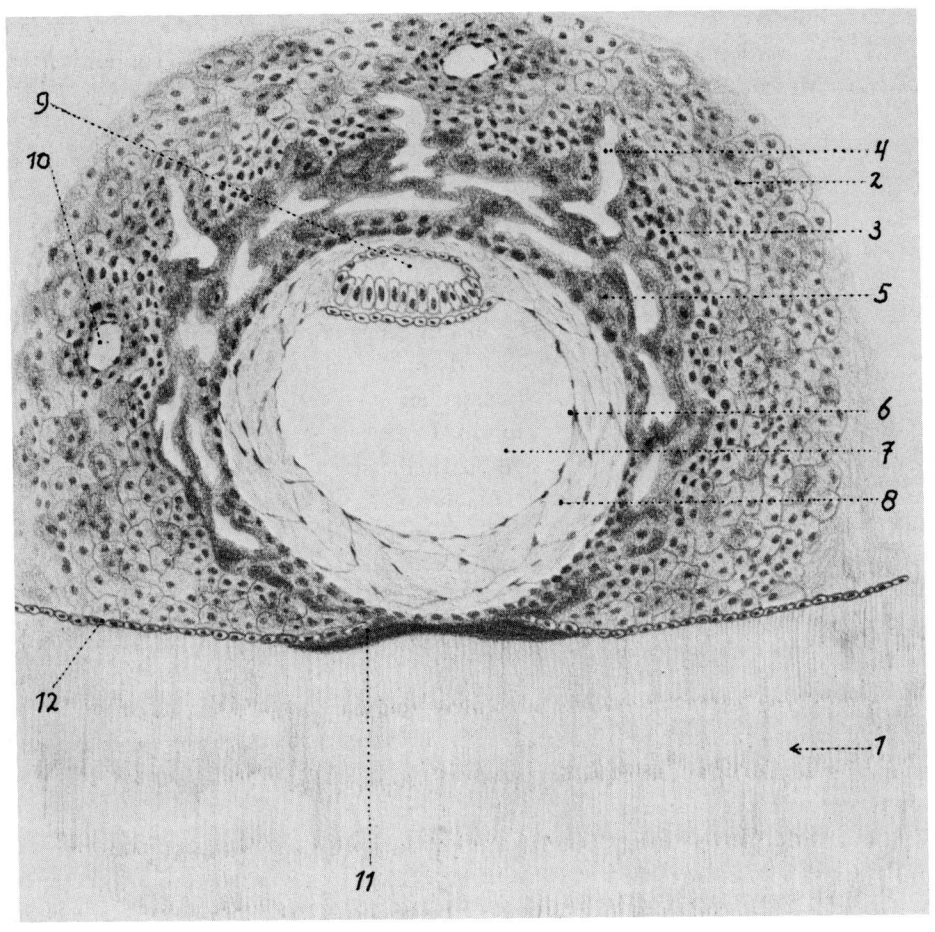

Abb. 4. Der implantierte Keim. Schleimhautlücke mit Pfropfbildung. Amnion gebildet (frei nach Schnittpräparaten).
1. Gebärmutterhöhle; 2. mütterl. Schleimhautgewebe; 3. mütterl. Begrenzungsschicht; 4. Schleimdrüse; 5. Trophoblast; 6. Heusersche Membran; 7. Exocoel; 8. Mesenchym; 9. Amnion; 10. mütterl. Blutgefäß; 11. Schleimhautlücke; 12. Schleimhautoberfläche.

einer zur Peripherie hin stark ausgedehnten äußeren Schicht, dem Trophoblast — im mütterlichen Gewebe eingebettet — darinnen zwei Aufhellungen, zwei Blasen, beide von einer Zellenschicht umschlossen (Abb. 4).

Das zuletzt gebildete Bläschen wird *Amnion* genannt. Dieses bleibt bis zum Ende der 3. Woche im Wachstum hinter der anderen Blase zurück. Die relativ viel größere Blase (die also eine Metamorphose der ursprünglichen Blastocystenhöhle ist) wird nach neueren Auffassungen *Exocoel* genannt.

Die Häute der beiden Blasen bekommen jede für sich ein charakteristisches Gepräge. Die Exocoel-haut wird Heuser'sche Membran genannt (nach dem Forscher, der sie zuerst beschrieb. Abb. 4). Exocoel und Amnion befinden sich innerhalb des Trophoblast. Es scheint, als ob das Amnion anfangs dem Trophoblast unmittelbar anliegt. Dahingegen ist zwischen Exocoel und Trophoblast das erwähnte Mesenchym (embryonales Bindegewebe) deutlich ausgeprägt. Es lockert sich auf und bildet hier und da bläschenartige Aufhellungen. Zur Exocoel-Höhle hin bildet das Mesenchym die während der 2. Woche scharf ausgeprägte Heusersche Membran (Abb. 4).

Zwischen *Amnion* und *Exocoel* gibt es eine relativ flache *Grenzflächenscheibe*, die anfangs ungefähr kreisrund ist. Sie besteht also aus drei Schichten: Amnionhaut, Mesenchym und Exocoelhaut. Die Grenzflächenscheibe und das Amnion kann man als Metamorphosen der ursprünglichen inneren Zellmasse betrachten. Zum Ende der 2. Woche tritt zwischen dem Amnion und der Innenschicht vom Trophoblast ein Zellengewebe von derselben Art wie das soeben beschriebene, das Exocoel umgebende Mesenchym, in Erscheinung. Auch dieses Mesenchym lockert sich auf, bildet bläschenartige Aufhellungen. Es formt mit dem übrigen Mesenchym ein zusammenhängendes Gewebe. Das Amnion erscheint dadurch wie vom Trophoblast abgedrängt. An einer Stelle verbleibt das Amnion in unmittelbarer Berührung mit dem Trophoblast. Dort verdichtet sich während der 3. Woche das Mesenchym. Man nennt diese Stelle den *Haftstiel*.

Das *Mesenchym* bekleidet also den Trophoblast von innen, es umgibt Amnion und Exocoel, es bildet die mittlere Schicht der Grenzflächenscheibe (zwischen Amnion und Exocoel) und bildet den Haftstiel (Abb. 5).

Wir betrachten das hier beschriebene höhlenbildende Mesenchym mit dem Exocoel zusammen als eine funktionelle Einheit.

Inzwischen setzt eine weitere Metamorphose ein.

Nach neueren Auffassungen (Starck, 1965) entsteht innerhalb der Grenzflächenscheibe (also zwischen Amnion und Exocoel) abermals Spaltbildung. Es bildet sich eine *dritte* Blase mit einer eigenen Wand, auch sie enthält einen schleimigen Inhalt. Sie kann „Dottersack" genannt werden, aus vergleichend embryologischen Erwägungen. Sie enthält aber keinen Dotter. Dieser Dottersack dehnt sich nun rasch aus, in das Exocoel hinein, und er wird es bald größtenteils ausfüllen. Infolge dieses raschen Wachstums wird der Dottersack nach wenigen Tagen viel größer als das Amnion.

Dottersack und Amnion grenzen aneinander, dazwischen ist die weitere Metamorphose der Grenzflächenscheibe. Diese Scheibe besteht wieder aus drei Zellenschichten: eine Schicht Amnionwandgewebe, sodann eine Mesenchymschicht und drittens eine Schicht Dottersackwandgewebe. Die Grenzflächenscheibe steht durch das Mesenchym des Haftstieles mit dem Trophoblast in Beziehung. Dadurch bleibt eine Verbindung vom Amnion und vom Dottersack und von der dazwischen liegenden Grenzflächenscheibe mit dem Trophoblast aufrechterhalten (Abb. 5).

Die Grenzflächenscheibe, deren zusammenstellende Schichten ohne deutliche Grenzen in die drei Blasenwände Amnion, Exocoel und Dottersack übergehen, wird in der Embryologensprache als *Keimscheibe* oder *Keimschild* bezeichnet.

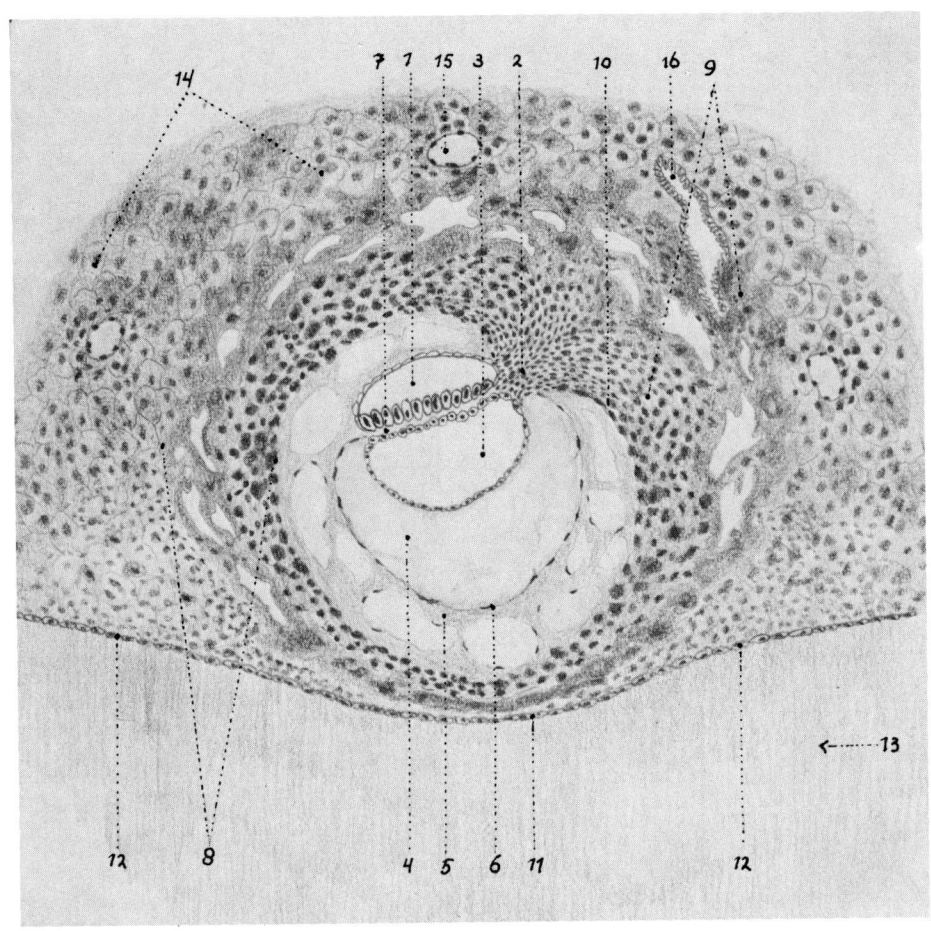

Abb. 5. Skizze eines Schnittpräparates eines Embryos im Alter von etwa 15 Tagen.
1. Amnion; 2. Haftstiel; 3. Dottersack; 4. Exocoel; 5. Mesenchym mit Höhlenbildung; 6. Heusersche Membran; 7. Keimscheibe; 8. Trophoblast; 9. Syncytiotrophoblast; 10. Cytotrophoblast; 11. ausgeheilte Schleimhautlücke; 12. Schleimhautoberfläche; 13. Schleim in der Gebärmutterhöhle; 14. Schleimhautgewebe; 15. mütterl. Blutgefäß; 16. Drüsengang.

Wir sind mit der Darstellung bis zu einem Stadium gekommen, das man etwa 15 Tage nach der Konzeption vorfindet. Der Embryo wäre also 2 Wochen alt. Welchen Umfang hat er? Die in diesem Stadium beschriebenen Embryonen hatten einen Gesamtumfang von etwa 4 bis 9 mm.

Wir können an einem Embryo in diesem Stadium also 4 Sphären mit 4 Gewebearten unterscheiden:
1. den umfassenden Trophoblast, mit Zotten in das mütterliche Gewebe ragend und im mütterlichen Blut schwimmend,
2. das Exocoel, allerseits an den Trophoblast angrenzend, sein Wand-Mesen-

chym auch verwendend zur Umkleidung von Amnion und Dottersack, und zur Bildung des Haftstieles,
3. das Amnion,
4. den Dottersack.
Zwischen Amnion und Dottersack befindet sich die eben charakterisierte Keimscheibe, durch den Haftstiel „haftend" mit dem Trophoblast verbunden.
Es gibt gute Gründe anzunehmen, daß Wände und Schleiminhalt der vier „Blasen" Ausdruck sind von vier verschiedenen formativen oder bildenden Kraft-Qualitäten! Diese vier Blasen betrachten wir als physische Instrumente für vier verschiedenartige Kräftewirkungen, die jede für sich schaffend wirksam und außerdem miteinander in einer Wechselwirkung sind und die dort, wo sie miteinander in Berührung kommen, paarweise oder zu dritt oder alle miteinander plastisch formende Vorgänge auslösen, diese weiter beherrschen und lenken. Eine äußere Offenbarung dieser gegenseitigen Kräftewirkungen erblicken wir in den Veränderungen der Zell*formen* der Amnion- und Dottersackwände im Keimscheibengebiet schon am Ende der 2. Woche, verglichen mit den Aspekten der übrigen Teile der Amnion- und Dottersackwände (siehe später, S. 34). Die bisherige Beschreibung zusammenfassend, ergibt sich folgendes: Zuerst entstand *eine* sphärische Zellenmasse, Ausdruck einer Kräftewirkung mit sphärisch-umfassender Qualität, die außerdem die Fähigkeit zeigt, unmittelbar mit mütterlichem Gewebe in Wechselwirkung treten zu können (Trophoblast). Darinnen wurde eine zweite Sphäre offenbar (Exocoel), deren Wand aus Mesenchymzellen besteht, die im weiteren Verlauf nach innen zu bildende Aufgaben hat, als auffallendste bisher die Bildung des Haftstieles, und die bald innerhalb der mittleren Keimscheibenschicht weitere Gebilde zum Entstehen bringen wird. Dann entstand eine dritte Kraftsphäre (Amnion), und wieder etwas später, etwa am 14. Tag eine vierte, der Dottersack.
Was anschließend während der 3. Woche zur Beobachtung kommt, werden wir im 4. Kapitel beschreiben.
Zum Ende der 3. Woche, etwa vom 20. bis 21. Tag ab, wird nun die Bildekraft des *Amnion* mittels plastischer Bewegungen die von ihm gebildete Keimscheibenwand mehr und mehr an Umfang zunehmen lassen. Dadurch wird diese Seite der Keimscheibe sich zu wölben beginnen, mit der Konvexität dem Amnion zugewendet. Man kann auch sagen: das Amnion krümmt sich im Wachsen um das Keimscheibengebiet herum, letzteres wird konvex-konkav. Die konvexe Seite ist die Amnionwandseite, die konkave diejenige, die von der Dottersackwand gebildet wird. Durch diese plastischen Wachstumsbewegungen bildet das Amnion mehr und mehr eine Umhüllung um das Keimscheibengebiet herum. Dabei schnürt es einen Teil des Dottersackes, der der Keimscheibe am nächsten ist, vom übrigen Teil ab. Zugleich nimmt die Amnionblase mit ihrer Wachstumsbewegung einen Teil des Haftstieles in ihrem durch die Umstülpung entstehenden Raumgebiet auf. Durch solche Wachstumsbewegungen, wobei also das Amnion äußerlich betrachtet eine vorherrschende

Rolle spielt, ist das Keimscheibengebiet vom Amnion umhüllt worden. Es ist aus der mehr oder weniger *flachen* Keim*scheibe* ein räumliches Gebilde entstanden, umschlossen und umhüllt vom Amnion. (Abb. 8 A, B, C, siehe auch Kap. 5, S. 42 ff.).

Man kann die formativen Vorgänge bis dahin folgendermaßen formulieren: Während der ersten Stadien zeigt sich das Embryo wie ein *Sphärenwesen*, ein Gebilde das Ausdruck von miteinander verknüpften Vorgängen ist, ausgelöst von vier sich nacheinander offenbarenden Sphären. Das Ergebnis ist das zuletzt skizzierte räumlich begrenzte Gebiet im *Zentrum der Sphären*.

An diesem Punkt wollen wir die Beschreibung unterbrechen und den Versuch unternehmen, die bisherige Darstellung vom geisteswissenschaftlichen Standpunkt her zu betrachten. —

3. Vom geistigen Ursprung des Erdenmenschen

Seitdem es eine Menschheit gibt, gibt es Fragen nach dem Sinn des Lebens, seinem Ursprung und seinem Ziel. Daher hat es immer eine Geisteswissenschaft gegeben. In älteren Zeiten war diese für Uneingeweihte verborgen: sie wurde an bestimmten unzugänglichen Stätten verwaltet und weiter entwickelt. Jene Stätten waren die Mysterienstätten der Vergangenheit, von denen lenkende, soziale, moralische und sonstige Lebensimpulse für die allgemeine Menschheit ausgingen.

Je mehr die Menschen sich von einem überkommenen Autoritätsverhältnis emanzipiert haben, um so mehr erwächst dem Einsichtigen die Pflicht, Geisteswissenschaft für jeden Menschen zugänglich zu machen. Rudolf Steiner hat dieses für das 20. Jahrhundert unternommen. In seinen grundlegenden Werken hat er eine Anthroposophie entwickelt, eine Wissenschaft vom Menschen und von der Welt, die aufzeigt, daß die Urimpulse für den Menschheitswerdegang im Geistigen zu finden sind. Ein Kernstück dieser modernen Geisteswissenschaft ist der Entwicklungsgedanke. Der Sinn des Menschenlebens ist darin zu finden, daß der Mensch durch seine Erdenerfahrungen und seine Erdentaten zu immer höheren Stufen seiner Wesenheit geführt werden kann. Die uralte Lehre von der Wiederverkörperung des Geistes und vom Schicksal ist ein wesentlicher Bestandteil der Anthroposophie. Sie wurde von Rudolf Steiner vollständig neu erforscht und mit den Errungenschaften der neuzeitlichen Naturwissenschaft in Einklang gebracht.

Auch innerhalb der Naturwissenschaften steht der Entwicklungsgedanke zentral. Mit Bezug auf die Menschenwesenheit aber wird er von der Anthroposophie über die Grenzen von Geburt und Tod hinaus erweitert.

Wir können nun fragen: welche Instanz ist es, die die rätselvollen, im Kleinsten verlaufenden Vorgänge der ersten Wochen und Monate eines menschlichen

Embryos beherrscht und lenkt? Zu dieser Frage werden wir gedrängt im Anblick der weisheitsvollen Ordnung, welche sich in diesem Werden offenbart.
Die Antwort kann lauten: „Es ist der Geist"! Etwas differenzierter ausgedrückt: es ist ein schöpferisches Prinzip, das hinter den sinnenfälligen Erscheinungen steht, das diesen übergeordnet zu den mannigfaltigsten Einzelausgestaltungen allgemeiner Entwicklungsvorgänge führen kann. Ein geistiges Kraftgebilde kann man es nennen. Aber ein solches geistiges Kraftgebilde muß eines Wesens sein mit der menschlichen Individualität, die nach der Erdengeburt den vorbereiteten physischen Körper bewohnen wird, davon zeugen die Erfahrungstatsachen. So wird man beim Beobachten der Vorgänge der Embryonalzeit zunächst ahnend auf ein vorgeburtliches Wirken der seelisch-geistigen Wesenheit des Menschen aufmerksam.
Nun gibt es seit Jahrzehnten Forschungsresultate der anthroposophischen Geisteswissenschaft, das Leben zwischen dem Tode und einer neuen Geburt betreffend. Sie sind in manchen Werken Rudolf Steiners und in hunderten von veröffentlichten Vorträgen jedermann zugänglich. In diesem Buche wollen wir davon dasjenige skizzenhaft ausführen, das uns zur Beantwortung der Frage führen kann, wer die Schöpfer und Lenker der embryonalen Vorgänge sind, die sich täglich mehrtausendfach über die Erde hin offenbaren, zu allermeist in vollkommener Ordnung und Harmonie. (Für Grundlegendes und für weitere Einzelheiten aus der Geisteswissenschaft müssen wir auf die anthroposophische Literatur verweisen.)

Das Leben zwischen dem Tod in einem vorigen Erdendasein und einer nächsten Erdengeburt läßt sich in drei Abschnitte aufteilen: eine Zeit der Verarbeitung des letzten Erdenlebens, eine Zeit rein geistigen Erlebens und Wirkens, und drittens eine Zeit der Vorbereitung und Annäherung zu einer nächsten Erdenverkörperung.
Während der ersten Phase des nachtodlichen Lebens in der seelisch-geistigen Welt muß die Menschenseele erfahren, wie das vergangene Erdenleben mit seinen Erfahrungen und Taten gegenüber einer höheren Beurteilung von den göttlich-geistigen Mächten „bewertet" und „verwertet" wird.
Teils erweisen sich jene Erdentaten dem allgemeinen Menschheitsfortschritt und der Erdenentwicklung als würdig, dienlich. Sodann werden ihre geistigen Gegenwerte als fördernde Kräfte in die Wesenssubstanz derjenigen Wesenheiten aufgenommen, die mit den Taten in Zusammenhang standen, und für die sie förderlich waren. Es sind zeitgenössische Menschenindividualitäten, aber vor allem Wesenheiten der geistigen Welt, die mit der Menschheit zu tun haben. Durch alle diese Wesenheiten wird die aufgenommene Geistessubstanz während der 2. Phase wieder aufbauend auf die Menschenwesenheit zurückwirken.
Die der Evolution förderlichen Erdentaten und -erfahrungen bilden eine geistig-seelische Substanz, die ihrer Essenz nach in die Ganzheit der geistigen Welt aufgenommen werden kann.

Teils aber gibt es andere Taten und Erfahrungen des vergangenen Erdenlebens der Menschenseele, die so sehr erdenverhaftet oder einer Vervollkommnung der Seele widerstrebend waren, daß sie keine brauchbare Substanz für den geistigen Fortschritt innerhalb der Weltenschöpfung bilden können. Diese geistig-seelische „Substanz" wird von der Weltenlenkung aus dem Bereich des Geisterlandes zurückgewiesen; sie wird einen Teil des die Menschenseele belastenden Schicksals für die künftige Erdenverkörperung bilden müssen.

Diese nicht für den allgemeinen Menschheitsfortschritt brauchbare, belastende Seelensubstanz bleibt als ein Erschwerendes, ein Hemmendes im Erleben der Menschenseele nach dem Tode bestehen. Sie wird ihr aber von den geistigen Wesen der Weltenlenkung zeitweilig abgenommen und bleibt als solche zum Ausgleich für ein nächstes Erdenleben in der Seelenwelt aufbewahrt. Ist dieses Erschwerende mehr oder weniger überwiegend, so verdüstert sich das Bewußtsein der belasteten Seele für die nächste, zweite Stufe des Lebens nach dem Tode. Gibt es weniger Belastendes, Zerstörerisches aus dem letzten Erdendasein, so ist die Seele entsprechend weniger davon verdüstert. Sie kann mit hellerem Bewußtsein in die rein geistige Welt eintreten.

Nach dieser hier nur in einigen Andeutungen beschriebenen Zeit der Läuterung, wo alles abgelegt werden muß was nicht vor der rein geistigen Welt bestehen kann, betritt die gereinigte geistig-seelische Menschenwesenheit diese Welt, mehr oder weniger hellbewußt also für dasjenige was sie nun erfahren wird.

Sie wird erleben, wie sie in das Wesen der höheren geistigen Mächte aufgenommen wird, und wie sie aus der Macht und der Gnade jener göttlich-hierarchischen Wesen heraus Zeuge sein darf des Schaffens am Weltenbau.

Sie wird erfahren, wie alles dasjenige was an Erdenerfahrungen und Erdentaten moralisch-geistig vor dieser Welt Bestand haben kann, zum brauchbaren „Material" für den Weltenfortschritt — und auch für die weitere Entwicklung des eigenen individuellen Menschengeistes — von den göttlich-geistigen Wesenheiten in deren schaffendes Wesen aufgenommen wird.

Die also zum Geistwesen emporgewandelte Menschenseele erlebt sich und ihr „Erdenwerk" wie hineinverwoben in das Wesen der geistigen Welt, d. h. in die diese Welt bevölkernden göttlichen Wesen. Sie erlebt wie aus dem schaffenden Bewußtsein jener Wesen heraus ... sich selbst. Es klingt: „Das bist du".

Ihre Bewußtseins*helligkeit* hängt vom Anteil an Beschwerung (Verdüsterung) durch vergangene Erdenleben ab; ihr Bewußtseins*umfang* ist aber so groß wie der Kosmos, in dem sie sich nun aufhalten darf. Sie blickt nicht wie während des Erdenlebens von sich aus auf eine Welt, sondern sie blickt aus dem Umkreis der geistigen Welt heraus auf sich selbst. Sie hat als Inhalt ihres Weltbewußtseins ihre eigene Menschenwesenheit.

Während dieses geistigen Daseins ist die Geistseele des Menschen Zeuge des Bauens an der Welt und damit auch an ihrem eigenen Wesen. In dem Weltenbau ist alles enthalten, was Früchte früherer Zeiten war. Die Geistseele des Menschen kann in dieser Phase die ganze kosmische und irdische Vergangenheit als solche überschauen, und insoweit diese Keime für die Zukunft enthält. Es wird ihr die ganze Menschheitsvergangenheit und im engeren Sinne ihre eigene individuelle Vergangenheit offenbar. Sie erlebt ihre eigene ewige Individualität, ihre Entelechie im harmonischen Zusammenhang mit dem menschheitlichen und kosmischen Werdegang. Die Wesenheiten der geistigen Hierarchien bauen im gegenseitigen schaffenden Wirken an den *Geistleibern* der Menschenindividualitäten weiter, die alle miteinander Bestandteile des Weltganzen sind. Die Geistseele des Verstorbenen ist Zeuge dieses Bauens.

Im weiteren Verlauf des geistigen Daseins wird sie Zeuge davon, was aus ihrer Geistleiblichkeit zu einem *Keim* für ihre zukünftige Erdenverkörperung werden wird. Der Geistleib des menschlichen Geistseelenwesens wird von den Hierarchien zu einem *Geistkeim* des physischen Leibes umgebildet.

Zunächst hat jener Geistkeim noch den Umfang des Weltganzen. Er hat als Kraftwesenheit die Früchte des individuellen und des kosmisch-irdisch-menschheitlichen Werdeganges in sich. In diesem Sinne sind alle Geistkeime einander gleich, aber sie werden doch individuell gestaltet.

Von der Gestaltung ihres Geistkeimes als Kraftwesenheit für ihre zukünftige physische Leiblichkeit im Erdendasein darf die Geistseele des Menschen im „Geisterland" Zeuge sein mit einem — im Sinne der obigen Ausführungen — mehr oder weniger geisthellen Bewußtsein. Inhalt dieses Bewußtseins ist also ihre eigene Wesenheit, die sich zum Geistkeim des physischen Leibes umformt als Ergebnis des ihn bildenden Weltgeschehens im Geisterlande. Sie wird nach Maßgabe ihrer geistigen Reife bei jener Gestaltung mehr oder weniger Mitgestalter sein.

Der Geistkeim wird zum Ausgestalter des physischen Leibes der betreffenden Menschenindividualität für das kommende Erdenleben werden. In jenem physischen Leibe wird alles zur Ausgestaltung kommen, was kosmisch-menschheitliche und auch individuelle geistige Vergangenheit ist, insofern diese im Sinne des Weltenfortschrittes im Wirken der göttlichen Mächte aufgenommen werden konnte, und metamorphosiert für Zukunftsgestaltung keimhaft veranlagt wurde.

Aus bestimmten Gründen, die mit ihren vergangenen Erdenschicksalen zusammenhängen (in erster Linie mit deren dem Weltenfortschritt abträglichen Wirkungen), bekommt die Seele nach einer längeren Zeit des Aufenthaltes und Wirkens im „Geisterlande" den Impuls zu einem neuen Erdenleben. Sie wendet sich unter der Führung der höheren Wesen des Geisterlandes allmählich einem künftigen Erdendasein zu. Wir gelangen zu dem dritten Stadium des Lebens zwischen dem Tode und einer neuen Geburt.

Wenn dieses Geschehen seinen Anfang nimmt, muß die Geistseele des Menschen erleben, daß der Geistkeim des physischen Leibes ihr von den höheren Mächten genommen wird, daß dieser sich von ihr entfernt, und unter der Führung der höheren Mächte sich der Erdensphäre zu nähern beginnt. Er beginnt sich dazu

als Kraftwesenheit zu konzentrieren. Er nimmt gewissermaßen an Umfang ab. Währenddessen ändert sich das Bewußtsein der sich noch im Geisterland befindenden Geistseele des Menschen, dem Inhalte und auch der Richtung nach. Sie fängt nun an, sich wieder als Einzelwesen zu erleben. Dieses Erleben wird alsbald wieder erfüllt mit alledem, was an Unvollkommenheiten und Makeln die andere Seite der Ergebnisse des vorigen Erdenlebens ausmachte. Die geistigen Hierarchien gestalten nun am neuen Seelenleib (Astralleib) der Individualität in dem Sinne, daß alles dasjenige, was von der Weltenlenkung zeitweise zurückgewiesen, und in der Seelenwelt als „Substanz" im Wesen bestimmter geistiger Hierarchien aufbewahrt wurde, von jetzt ab dem Menschenwesen für das kommende Erdenleben einverleibt wird. Es wird solcherart umgestaltet, daß es die Impulse und die Kräfte zum Ausgleich der Unvollkommenheiten aus dem vorigen Erdenleben in sich erhält. Diese Impulse werden dem Menschen-Ich während des Erdenlebens teils von innen her als seine leibliche Konstitution, teils von außen her als seine Schicksale entgegentreten, zumeist völlig unbewußt für das gewöhnliche wache Tagesbewußtsein.
Im weiteren Verlauf unserer Schilderung werden wir dazu gelangen, die Auswirkung dieser konstitutionsbildenden Kräfte des Menschenwesens auf die embryonalen Gestaltungsvorgänge zu betrachten.

An dieser Stelle wenden wir uns zunächst der Wirksamkeit des Geistkeimes zu. Er hat also die ganze kosmische aber auch individuelle Vergangenheit des zu ihm gehörigen geistig-seelischen Menschenwesens in seinem Kräftewesen konzentriert. Nun wird er zum Gestalter eines neuen physischen Menschenleibes als Träger des geistig-seelischen Menschenwesens für die kommende Erdenverkörperung. Der Geistkeim wird also im Sinne der christlichen Tradition zum Bildner eines „Tempels Gottes".
Das geschieht, indem der Geistkeim sich im Augenblick der Konzeption mit einem physischen Keim verbindet. Von diesem Geschehen hat Rudolf Steiner wiederholt in Vorträgen und in seinen Schriften berichtet.
Nachdem der Geistkeim etwa drei Wochen im physischen Keim gestaltend tätig gewesen ist, findet die Vereinigung des bis dahin noch in der geistigen Welt verbliebenen geistig-seelischen Menschenwesens mit seiner in den ersten Anlagen vorbereiteten physischen Körperlichkeit statt. Wie das im einzelnen geschieht, wird Gegenstand der Betrachtungen des 7. Kapitels sein.
Daraus läßt sich die Schlußfolgerung ziehen, daß von der Konzeption bis in die dritte Embryonalwoche hinein die Entwicklung des physischen Keimes ein Ausdruck des alleinigen Wirkens des Geistkeimes ist. Diese Mitteilung aus der Geisteswissenschaft scheint uns von entscheidender Bedeutung für die Erkenntnis und Wertung der frühesten embryonalen Entwicklungsvorgänge beim Menschen zu sein.

*

Wir wollen den Versuch machen, dasjenige was im 2. Kapitel von der frühembryonalen Entwicklung skizziert wurde, im Zusammenhang zu sehen mit dem Wesen des Geistkeimes, wie es in diesem Kapitel beschrieben wurde und mit dessen Wirken im Physischen des jungen Keimes. Wir wollen es skizzenhaft, auszugsweise tun in Anlehnung an die ausführlichen Schilderungen der Welten- und Menschheitsevolution aus der von Steiner entwickelten Geisteswissenschaft. Wir können erwarten, daß sich auf diese Weise eine Bildersprache deuten läßt, die im Kleinen der embryonalen Vorgänge ausspricht, was im Großen die kosmisch-menschliche Vergangenheit zur Grundlage hat.

Die Gestaltung des ersten Maulbeerstadiums können wir als ein Abbild der ersten Stufen der Menschheitswerdung während der von Rudolf Steiner dargestellten Saturnverkörperung der Erde betrachten. Da war dasjenige, was den ersten Anfang vom Menschenwesen bildete, ein Wärmeleib. Der jetzige Keim aber sucht und erobert sich die eigene Wärmehülle im mütterlichen Organismus: er nistet sich in die mütterliche Blutumgebung ein und zeigt sich damit als aktiver Wärmeorganismus.

Die Gliederung des Embryos in innere Zellmasse und Exocoel spiegelt die alte Sonnenverkörperung der Erde und ihre Aspekte für den Menschheitswerdegang: das Exocoel wird zum Werkzeug für die in Licht und Luft tätigen Bildekräfte. Es bewirkt Vorgänge in der inneren Zellmasse, und diese wirkt auf das Exocoel bestimmend zurück. Alles umfassend bleibt aber die Wärme- (Saturn-)hülle wirksam.

Die nächste Phase der Amnionbildung offenbart die mikrokosmische Wiederspiegelung der alten Mondenverkörperung der Erde. Das Amnion repräsentiert die im Wäßrigen wirkenden, zur Gestaltung eines abgrenzbaren Leibes hinführenden Formkräfte, welche dem bisher ganz peripherisch ausgerichteten Keimeswesen bald eine körperlich abgeschlossene Form verleihen werden (siehe Kap. 5 über die vierte Woche).

Das Erscheinen des Dottersackes als viertes Kraftzentrum wiederholt im wesentlichen einen Aspekt der kosmischen Vergangenheit der eigentlichen *Erden*verkörperung im engeren Sinne.

Hier soll kurz skizziert werden, wie die soeben erwähnten großen Zyklen der Saturn-, Sonnen-, Mondverkörperung der Erde sich während der Anfänge der eigentlichen *Erden*verkörperung der Reihe nach wiederholen. Es fanden dabei kosmische Ereignisse statt, die man in den Beschreibungen der geisteswissenschaftlichen Forschung Rudolf Steiners dargestellt findet.

Wir erfahren von dem Ereignis des Austritts der heutigen Sonne aus dem vorher einheitlichen Welten-Erdenkörper. Somit gibt es die Erde, die Sonne und den das Ganze umfassenden Kosmos. Während dieses Stadiums wird die Erde in ihrem dichtesten Zustand wäßrig-flüssig. Das Luft- und das Wärme-Element durchdringen teils das Wäßrige, teils sind sie abgesondert im Umkreis: als von der Sonne durchleuchteter Wärmedunst. Dagegen ist das mehr zentrale Wasserelement der Erde dichter und dunkler. Die Erdenmenschenwesen haben während dieser Zeit der Evolution schon einen „Kopf"-teil, der in den Wärmedunst hineinragt, und einen übrigen Leib, der im „Wäßrigen" sein Lebenselement hat. Der Wärmedunst ist aber so dicht, daß man noch nicht von „Luft" sprechen kann: es gibt da noch keine Lungenatmung. — Wohl gibt es (es drückt sich im Verhältnis Kopf-Leib aus) zu den Menschenleibern eine Leibesachse: ein Oben-zur-Sonne-Hin, und ein Unten-zur-Erde-Hinunter. Jedoch ist der Menschenorganismus noch ganz weich-plastisch, wie ein heutiges quallenartiges Wassertier. Er lebt schwebend-schwimmend in dem teils dichteren, teils im Umkreis dünneren warm-feuchten Element, das auch vom Luftigen durchdrungen ist. Im Umkreis ist es sonnerhell, in Erdennähe mehr verdunkelt. Es gab noch keine Grundlage für ein Sich-Aufrichten, keine genügende Verfestigung dazu in der Form einer Skelettbildung etwa, denn es gab noch keinen festen Erdboden. In jenem Stadium waren die Menschenvorfahren zweiseitig symmetrisch.

Dann folgt der Austritt des heutigen Mondes aus der Erde. Es verdichtet sich ein Teil des wäßrigen Elementes zu einem festeren, „erdigen" Element, d. h. der Erdboden wird fest. Die Luft wird zugleich „trockener", indem ebenfalls eine stärkere Trennung des wäßrigen und des luftigen Elementes erfolgt.

Im Organismus der Menschenvorfahren wird die Luftatmung veranlagt und sie tritt in Funktion. Weiterhin bekommen sie eine selbständige Wärmeorganisation, die in einem geschlossenen Blutkreislauf ihren organischen Ausdruck findet. Außerdem kann nunmehr eine weitere inwendige Verfestigung bewirkt werden, wodurch ein Leben auf der festen Unterlage der Erdoberfläche möglich wird. Das geschieht durch die Aufrichtekraft und die Bildung eines Skelettes. Diese organischen Vorgänge führen zugleich zu der Orientierung des körperlichen Aufbaues in die drei Raumesrichtungen: zu dem Oben-Unten- tritt dadurch die Fähigkeit des Rechts-Links- und des Vorn-Hinten-Erlebens hinzu.

Man kann die hier nur angedeuteten Stadien der Erdentwicklung im engeren Sinne und die damit zusammengehörigen Menschheitsevolutionsstadien — die ebenfalls als Bestandteil der kosmischen Erinnerung der geistigen Hierarchien, als sogenannte Akashachronik fortbestehen — sie gleichermaßen in der Bildersprache der ersten embryonalen Stadien wiederfinden. Sie bilden als solche im Sinne der vorangegangenen Betrachtung Wesensbestandteile der Geistkeime für die Bildung der physischen Körperlichkeit sich verkörpernder Menschenseelen.

Für das Auffinden solcher Entsprechungen soll im nächsten Kapitel auf einige Einzelheiten der *dritten* Embryonalwoche eingegangen werden, die im 2. Kapitel unbeachtet blieben.

An dieser Stelle sei eine Bemerkung über das sogenannte biogenetische Grundgesetz von Ernst Haeckel gestattet. Es besagt, daß die Ontogenie eine verkürzte Rekapitulation der Phylogenie ist. Haeckel wollte damit aussagen, daß die Embryonalentwicklung des Menschen eine in raschen Stufen sich vollziehende Wiederholung der ganzen Stammesgeschichte der Menschheit aufweist. In der materialistischen Form, in der das Gesetz abgefaßt wurde, hat es sich als unhaltbar erwiesen. Es kann aber im Lichte der Geisteswissenschaft eine Erweiterung erfahren. Dazu können die Ausführungen im Zusammenhang mit dem Geistkeim des Menschen als Gestalter der physischen Körperlichkeit einen Beitrag bilden (siehe auch „Anmerkungen" S. 139 f.).

Einige Hinweise auf Werke Rudolf Steiners
(weitere Literaturangaben S. 163)
A. Schriften:
Aus der Akasha-Chronik. GA 11
Die Geheimwissenschaft im Umriß. GA 13
    Insbes. Kap. Schlaf und Tod
Kosmologie, Religion und Philosophie. GA 25
    Insbes. Kap. 6
B. Vorträge (Auswahl):
Anthroposophie, eine Einführung. GA 234
    Insbes. Vortrag 7—9, 8.—10. Feb. 1924, Dornach
Der übersinnliche Mensch anthroposophisch erfaßt. GA 231
    13., 14., 17. (2x), 18. Nov. 1923, Haag, Holland
Menschenwesen, Menschenschicksal und Weltentwicklung. GA 226
    Insbes. Vortrag 16. und 17. Mai 1923, Oslo
Die Schaffung eines Michaelfestes aus dem Geiste heraus.
    Sonderdruck aus GA 224, Berlin, 23. Mai 1923

4. Die dritte Woche

Wie beschrieben wurde, spielen sich die frühen embryonalen Vorgänge im Sphärischen ab. Es hat während der ersten Stadien keinen Sinn von einem „Oben-Unten", „Rechts-Links" zu reden. Wohl aber gibt es im Inneren des Embryos eine Hinorientierung der Keimesteile auf die Lage der Gebärmutterschleimhautoberfläche. Fast ausnahmslos wird konstatiert, daß das Gebiet der inneren Zellmasse (und des Amnions) jener Oberfläche abgewendet, also tiefer innerhalb der Schleimhaut liegt, und daß das Exocoel dementsprechend der Oberfläche näher zugewendet sich befindet (Abb. 3, 4).
Die ersten Spuren einer Achsenbildung sind während der ersten Tage der dritten Woche zu verzeichnen. Man findet sie in der Begrenzungsebene zwischen dem Amnion und dem Dottersack an der Keimscheibe, und zwar so, daß diese Fläche nicht mehr kreisrund oder oval, sondern eher birnförmig erscheint. Am 18. Tag ist dieser Befund eindeutig da. Wo die schmälere Seite der Birnform sich befindet, bildet das Mesenchymgewebe einen kompakten Zellenstrang, die Verbindung zwischen Keimscheibengebiet und Innenschicht des Trophoblast: den schon beschriebenen Haftstiel (Abb. 6). Durch die Birnform der Keimscheibe drückt sich eine Polarisierungstendenz aus. Wo der Haftstiel an die Keimscheibe

angrenzt, haben wir ein „unteres" Gebiet der Keimscheibe, am gegenüberliegenden breiteren Pol ein „oberes" oder „Kopf"-gebiet, weil dort in der Folge die allerersten Elemente des späteren Kopfes erscheinen werden.[1])

Von der Keimscheibe selber ist zu sagen, daß die Wände von Amnion und Dottersack, dort wo sie die Keimscheibe bilden, in ihrem Zellenaufbau eine andere Struktur haben als die übrigen Wandgebiete des Amnion bzw. Dottersackes. Die Zellstruktur von Amnion- und Dottersackwand im Keimscheibenbereich besteht beiderseits aus höheren Zellen, die palisadenartig nebeneinander liegen; während die übrigen Wände von Amnion und Dottersack aus ganz flachen Zellen bestehen. Dadurch ist die Keimscheibe nun als solche in ihrer Ausdehnung bestimmt, begrenzt. Man kann dies als einen Ausdruck der gegenseitigen Kraftwirkungen von Mesenchym, Amnion und Dottersack aufeinander betrachten. Der andersartige Aspekt von Amnion- und Dottersackwand im Keimscheibengebiet prägt sich schon während der zweiten Woche aus (Abb. 4, 5). Auf Grund von nach dem 18. Tag sichtbar werdenden Vorgängen kann man sagen, daß die dem Amnion zugewendete Seite der Keimscheibe die „Rückenseite" bilden wird, und die dem Dottersack zugewendete Fläche die „Bauchseite". Man kann auf Grund dieser hier einsetzenden Prozesse von einem „Hinten" und „Vorn" im embryonalen Geschehen sprechen. Daß die „obere" Seite der Keimscheibe gegenüber dem „unteren" Pol verbreitert erscheint, beruht auf relativ rascherer Zellenzunahme an jenem Pol. Des weiteren erscheint in der Mittellinie der Keimscheibe (Richtung „unten-oben") eine Zellenvermehrung, von unten beginnend und sich nach oben fortsetzend; sie wird Primitivstreifen genannt.

Zusammenfassend stellen wir fest, daß im Verlauf der dritten Woche im Zentrum des bisher sphärischen Embryos, dort wo es die Keimscheibe gibt, eine deutliche axiale Orientierung der Formationen erkennbar wird, mit einer Ausrichtung auf ein „Oben-Unten", auf ein „Vorn-Hinten". Man kann behaupten, daß die räumliche Orientierung innerhalb des sphärischen Ganzen des Embryos, diese Polarisierung auf gegenseitige kräftemäßig-bildende Beeinflussung von Amnionsphäre, Exocoelsphäre und Dottersacksphäre beruht. Diese gegenseitigen Wechselwirkungen können sich nach Ausgestaltung der genannten Sphären, also nachdem der Keim etwa 14 Tage alt ist, manifestieren.

Es ist von wesentlicher Bedeutung, daß man in dem gedanklichen Begleiten dieser Vorgänge als allererstes ein allseitig Sphärisches vor sich hinstellt. Dieses untergliedert sich in weitere sphärische Gebilde. Das ursprünglich allseitig Sphärische bleibt als eine umfassende Peripherie bestehen. An den Grenzgebieten der Sphären, dort wo gegenseitige Beeinflussung stattfindet, wird im Verlauf der dritten Woche eine Bevorzugung bestimmter linearer Richtungen manifest.

---

[1]) Die Angaben oben-unten, hinten-vorn beziehen sich auf die entsprechenden Körperbezeichnungen der aufrechten Menschengestalt: also Kopfende = oben, Rückenseite = hinten usw. Wir schließen uns hiermit dem Vorschlag Blechschmidts an. Die sonst üblichen Bezeichnungen sind den Untersuchungen an Tierembryonen entnommen worden.

Sobald diese Entscheidung gefallen ist, ist damit eine Einschränkung des vorherigen sphärischen (allseitigen) Wirkens gegeben. Indem jene Bevorzugung linearer Richtungen zustandegekommen ist, die als ein Oben-Unten und Vorn-Hinten im Keimscheibengebiet angedeutet werden (also im Zentrum des Embryos), wirken die damit geschaffenen Tatsachen auf den Umkreis bestimmend zurück. Mit anderen Worten: im Verlauf der dritten Woche werden die Voraussetzungen geschaffen, welche den Embryo von einem Sphärenwesen zu einem Raumeswesen umgestalten werden.

Von jetzt ab wirken die Verhältnisse im *Zentrum* des embryonalen Gebildes mitbestimmend auf die Vorgänge in der Peripherie. Damit ist der erste Anfang einer Hinordnung der embryonalen Bildungs- und Wachstumsprozesse auf Erdengesetze gegeben. Dieser Beginn ist eindeutig da zu fixieren, wo es einen Primitivstreifen gibt, der im Laufe der dritten Woche erkennbar wird (Abb. 6).

Wir unterbrechen hier die Darstellung der Vorgänge, um darauf hinzuweisen, daß in dem eben Beschriebenen abermals Spiegelungen der großen Menschheits- und Erdenvergangenheit aufzudecken sind, ähnlich wie es im vorigen Kapitel geschildert wurde.

Die Orientierung auf eine zukünftige Leibesachse im Embryo, die Vorbereitung einer Gliederung in Kopf- und Leibesbildung ist als Spiegelung der Ereignisse der Erdentwicklung nach dem Sonnenaustritt aufzufassen (S. 31). Was dann folgt, die gegenseitigen Kräftewirkungen von Amnion, Exocoel und Dottersack und deren Auswirkungen bis zu einem Abgrenzen einer sich bildenden dreidimensionalen Körpergestalt, ist eine wiederholende Spiegelung der Ereignisse vor dem Mondenaustritt aus der Erde. Was noch weiter zu schildern sein wird, wird uns zeigen können, wie die schon erwähnten weiteren Ereignisse der großen Menschheitsvergangenheit *nach* dem Mondenaustritt: die Aufrichtung, die Luftatmung, die Bildung eines eigenen Wärmeorganismus mit einem Blutkreislauf und die Bildung einer verfestigten Gestalt (S. 32) sich ebenfalls in den Vorgängen der dritten Woche widerspiegeln.

An dieser Stelle soll noch einmal auf einen Vorgang hingewiesen werden, der unter den Wissenschaftern ein Thema lebhafter Diskussionen bildet: auf die Bildung des Primitivstreifens und des sog. Rückenstranges (Chorda dorsalis) während der 3. Woche. Das sind Gebilde in der Längsachse der Keimscheibe durch dortige stärkere Zellenvermehrung des Mesenchyms, beginnend im unteren Teil nahe und innerhalb des Haftstieles, und sich nach oben (zum Kopfende) in der Keimscheibe fortsetzend. Der Rückenstrang wird zur Grundlage der späteren Wirbelsäulenbildung. Beiderseits des Rückenstranges gruppieren sich der Länge nach Mesenchymelemente *links* und *rechts,* von oben nach unten dergestalt, daß eine zweiseitig symmetrische „Stützschicht" innerhalb der Keimscheibe sich zu bilden beginnt (Abb. 6).

Wir erblicken hier im Kleinen eine reale Wiederspiegelung der kosmischen Vorgänge in den ersten Zeiten nach dem Mondenaustritt aus der Erde: damals geschah die Vorbereitung für die Bildung eines Skelettes und damit die Vorbedingung für die Fähigkeit zur Aufrichtung, zum Aufrechtgehen der Menschenvorfahren; es drückt sich hier und jetzt in den frühen vorbereitenden Prozessen für die Wirbelsäulenbildung beim Embryo aus.

Des weiteren beginnt sich während der zweiten Hälfte der 3. Woche ein außerordentlich interessantes und wichtiges Phänomen abzuzeichnen.
Zwischen dem 16. und 18. Tag kann man im Trophoblast, im Haftstiel und in der Dottersackwand ganz kleine Zellenkonzentrationen besonderer Art entdecken. Sie entstehen alle aus Mesenchym. Man nennt sie *Blutinseln* — wieder auf Grund ihres späteren Schicksales. Rasch werden diese „Inseln" durch Zwischenzellenstränge zu einem Netz verbunden (Abb. 7). Die Achsen der „Blutstränge" verflüssigen, und die Zellen innerhalb der Stränge fangen an mit der Flüssigkeit mitzuströmen. Es strömt innerhalb der Stränge überall von der Peripherie zum „unteren" Ende der Keimscheibe, dorthin wo der Haftstiel an die Keimscheibe anschließt. Das geschieht, indem sich gerade dort viele „Blutinseln" bilden, und auch diese untereinander verbunden werden, indem der Inhalt der Stränge sich ebenfalls verflüssigt. Auch innerhalb der Keimscheibe selber entstehen Strangbildung und Strömungsanfang. Die Strömungen haben ihren Ursprung im Trophoblast und in der Dottersackwand (rundherum); sie sammeln sich aus dem Trophoblast zum Haftstiel hin, und aus der Dottersackwand streben sie unmittelbar zum Keimscheibenrand hin. Von den Sammelstätten bei der Keimscheibe strömt es nun innerhalb derselben in die Richtung nach „oben", d. h. zum späteren Kopfende hin. Zum Ende der dritten Woche sind innerhalb der Keimscheibe zwei Hauptströme zu entdecken, einer links, einer rechts, die alles Strömende dem Kopfende entgegenleiten. Dort kehren die beiden Ströme um, und versprühen durch das Gewebe zurücksickernd dorthin, woher sie gekommen sind. Deutlich sichtbar wird an lebenden Hühnerembryonen am Kopfende ein Stauen, das recht bald zu einem pulsierenden Weitergeben wird. Die Umkehrstellen (es sind deren also zwei: es gibt ja einen rechten und einen linken Hauptstrom) geben das sich stauende Blut

Abb. 6. Skizzenhafte Darstellung eines Embryos vom 18. Tag auf der Grundlage des Modells von Heuser 1932. Das Modell ist durch die Wiedergabe von Amnion, Dottersack, Exocoel, Trophoblast und mütterlichem Gewebe ergänzt worden.
Amnion geöffnet: man blickt in die Amnionhöhle und auf deren Boden, d. h. auf die Rückenseite der Keimscheibe. Peripherisch vom Amnion blickt man auf die Außenwand des Dottersacks. Das Exocoel ist als Schnittfläche wiedergegeben: man sieht das innere Mesenchymnetz. Trophoblast und mütterliches Begrenzungsgewebe ebenfalls als Schnittfläche.
1. mütterl. Begrenzungsschicht; 2. Zwischenzottenraum mit mütterl. Blut gefüllt; 3. Exocoel (Mesenchym); 4. Amnionwand (von außen); 5. Amnion-Schnittlinie; 6. Reliefbildung an der Keimscheibe durch Mesenchymvermehrung; 7. Amnionhöhle; 8. Notochord; 9. Primitivgrube; 10. Primitivrinne; 11. Dottersack von außen; 12. Mesenchymnetz im Exocoel; 13. mütterl. Blutgefäß; 14. Haftstiel; 15. Trophoblast.

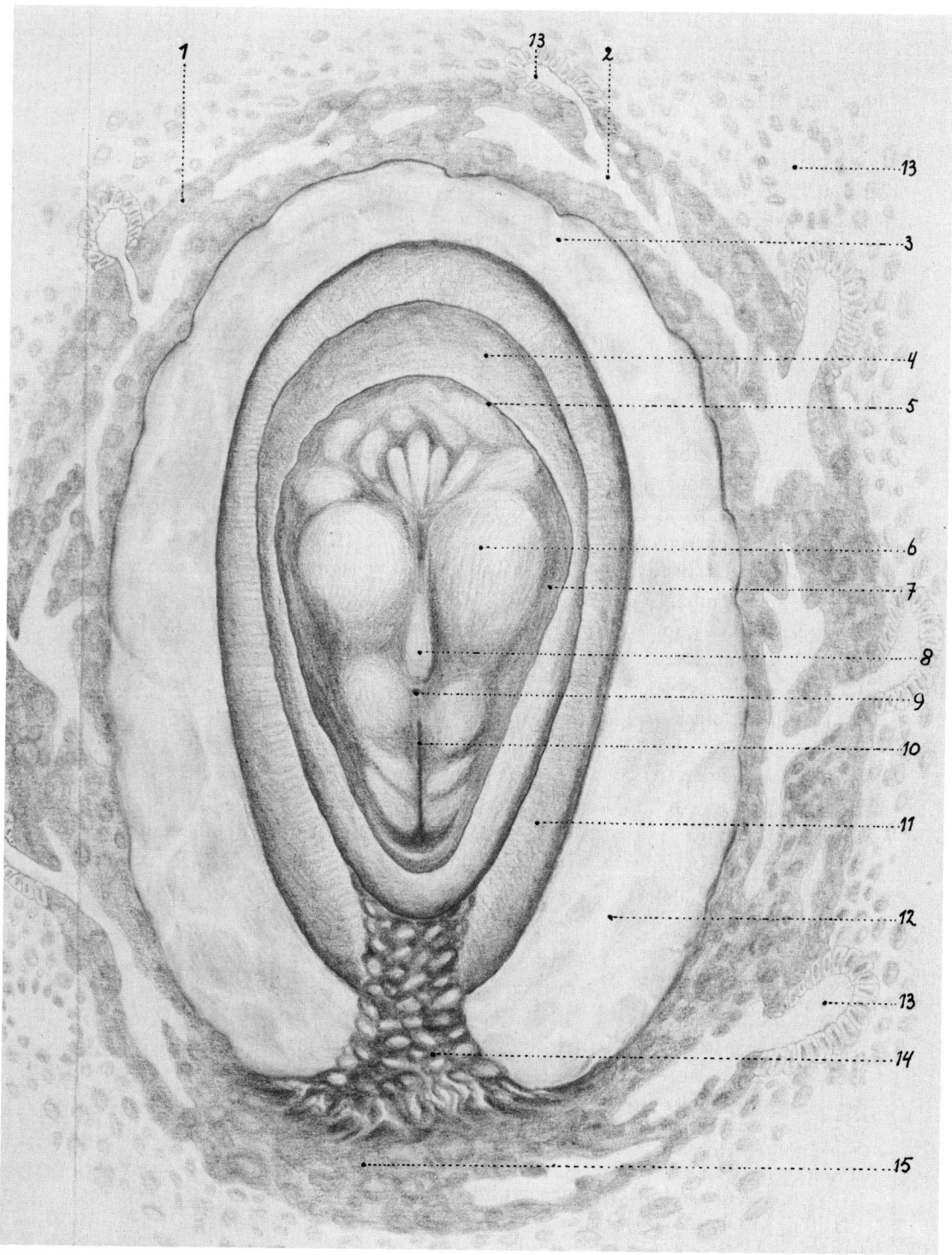

weiter. Wohin? Eben zurück zum Ursprung. Nur wird dieses Zurück auch sehr bald, namentlich dort wo der Rückstrom am meisten gedrängt ist, nahe der Umkehrstelle und innerhalb der Keimscheibe „kanalisiert". Es entstehen dadurch Blutgefäße, deren Strömungsrichtung sich von der Umkehrstelle wegwendet.

In der Fachsprache ausgedrückt heißt es: zunächst bilden sich die Blutinseln, sie werden untereinander verbunden, es fängt an, in die Richtung zu einem Zentrum zu strömen, d. h. es bilden sich daraus *Venen*, sich vereinigend zu einem Hauptvenenpaar in der Keimscheibe. An der Umkehrstelle vorn und oben in der Keimscheibe fängt es zu *pulsieren* an: der Ursprung des späteren *Herzens* ist offenbar geworden. Dieses „Herz" besteht vorläufig noch aus zwei „Schläuchen". Gleich nachher bilden sich die abführenden *Arterien* (siehe z. B. Starck 1965, S. 191).

Wir sind der Meinung, daß diese empirischen Befunde als sehr wichtig gewertet werden sollten. Man kann sie an lebenden Hühnerembryonen mittels Filmaufnahmen sichtbar machen. Es ist dort deutlich zu sehen, daß der Impuls zum Strömen des Blutes ganz eindeutig in der Peripherie gegeben ist. Dort beginnt es ins Strömen zu geraten. Die zum Zentrum werdende Umkehrstelle, das spätere Herz, antwortet, und zwar sehr bald rhythmisch. Alles Leben spielt sich in Rhythmen ab! Das strömende Blut muß dann den Weg zurück dorthin nehmen woher es kam. Das ist verständlich, weil der Embryo ein sphärisches Ganzes ist. Sobald die flüssige Zellensubstanz ins Strömen gerät, entsteht in einem bestimmten Sinne ein Kreislauf. Zum Ende der dritten Woche kann man annehmen, daß er zustandegekommen ist. Nachdrücklich muß an dieser Stelle bemerkt werden, daß insoweit man in diesem Stadium überhaupt von einem Blut*gefäß*system sprechen kann, es sich dabei um ein Netz feinster Haargefäße handelt, das noch zahllose Strömungsänderungen durch Bildung neuer Haargefäße und Versiegen und Verschwinden der bereits gebildeten erlaubt. Der ganze Embryo ist zum Ende der 3. Woche nur ein Gebilde von 15 mm Durchmesser. Die Keimscheibe hat eine größte Länge von etwa 2,5 mm. Festzuhalten wäre, daß es im frühembryonalen Stadium einen Kreislauf strömenden Blutes gibt, bevor ein Herz gebildet worden ist. Das Herz entsteht um das strömende Blut herum!

Diese Darstellung kann im Zusammenhang mit den vorangegangenen, von der Entwicklung der endgültig in den drei Raumesrichtungen orientierten, gestaltenden Prozessen gesehen werden. Das entstehende embryonale Blut strömt, sobald es in Bewegung gerät, einem Zentrum zu; sodann nimmt es *innerhalb* der Keimscheibe die Richtung von „unten" nach „oben" und über die Umkehrstelle zurück nach „unten". Der Blutstrom *konzentriert* seine Richtung auf die Keimscheibe, d. h. aus allen Richtungen der Peripherie (Chorion, Dottersack) strebt er zum Zentrum. Er versprüht von dorther wieder zurück zur Peripherie. Damit hat die Peripherie einen Bezug zu einem festgelegten Kern bekommen, der Kreis zum (Mittel-)Punkt. Das vorher noch ganz kosmische

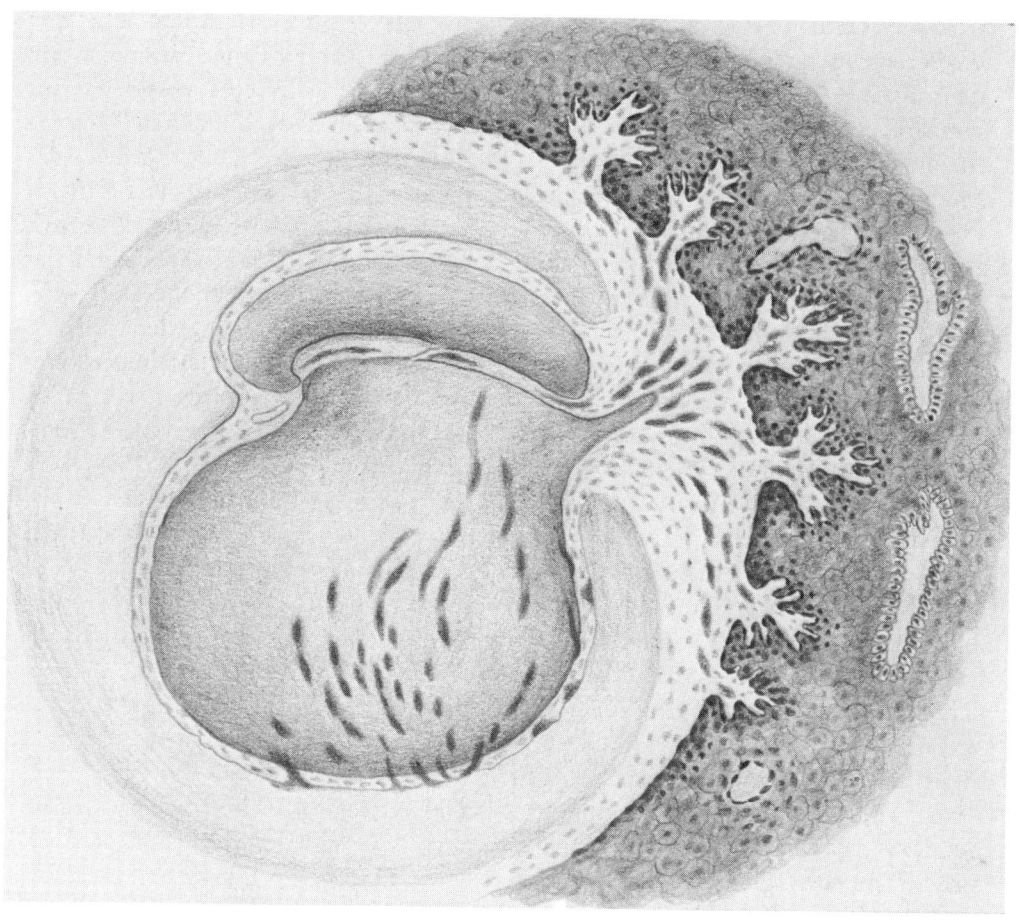

Abb. 7. Menschlicher Embryo, etwa 16 Tage alt. Entstehung der Blutinseln, erste Andeutung von Blutgefäßbildung. Amnion und Dottersack intakt. Exocoel, Chorion mit Zotten und mütterl. Schleimhautgewebe als Schnittfläche: Exocoel kreisförmig, Chorion und Schleimhaut teilweise dargestellt. Blutgefäßbildung im Chorion, in den Zotten, in der Dottersackwand, vermehrt im Haftstiel in der Nähe der Allantois, vereinzelt in der Keimscheibe. Frei nach Schnittpräparaten, etwas stilisiert.

Wesen Embryo hat eine zentrale Orientierung bekommen: es ist erdenverwandt geworden.

Es kann nun wieder der Hinweis erfolgen, wie diese Darstellung ihre Entsprechung in den Vorgängen der Erden- und Menschheitsentwicklung nach dem Austritt des Mondes aus der Erde hat. Auf Seite 32 wurde in jenem Zusammenhang die Veranlagung des geschlossenen Blutkreislaufes bei den damaligen Menschenvorfahren erwähnt (siehe Anm. S. 138).

Es mag aufgefallen sein, daß infolge der Bildung des Blutgefäßsystems innerhalb der Keimscheibe die Paarigkeit in Erscheinung tritt — als linke und rechte

Sammelgefäße; und wie durch den Einfluß der Primitivstreifenbildung und die Veranlagung der Chorda dorsalis eine nächste Ordnung vorbereitet wird: diejenige der zweiseitigen Symmetrie. Infolgedessen wird es später paarige Elemente geben, die Ursprünge des Muskelsystems und des Skelettes. Hiermit ist im Keimscheibengebiet die dritte Raumesrichtung veranlagt worden, das Links-Rechts. Es ist in der Beschreibung nacheinander, in der Wirklichkeit aber fast gleichzeitig die Fixierung des Zentrums des Sphärenwesens Embryo in den drei Raumesdimensionen sichtbar geworden. Dies ist eine Frucht der Kräftewirkungen von und des Wechselspieles zwischen den vier Sphärenkraftgebilden im Verlauf der drei ersten Wochen.

Die erdgeschichtliche Trennung des Luftelementes vom Wäßrig-Erdigen und deren Entsprechung in der Veranlagung der Luftatmung mit ihren Organen bei den Menschenvorfahren — wir finden sie embryonal gespiegelt im Erscheinen eines rätselvollen Organes, der *Allantoisbildung* wieder (Abb. 7, 8 B, 8 C). Dieses Organ kommt um die Mitte der 3. Woche zur Erscheinung, und zwar als eine Ausstülpung des Dottersackes in das mesenchymale Gewebe des Haftstieles hinein. Die Ausstülpung wächst im Haftstiel zur Peripherie hin, also in die Richtung des Chorion, des Umkreisorgans vom Embryo. Beim Menschen bleibt es äußerlich betrachtet dabei, während vergleichend-embryologisch festgestellt werden kann, daß diese Ausstülpung, die Allantois, bei verschiedenen Säugetieren und bei Vögeln die Peripherie, das Chorion erreicht und ... zu einem Luftstoffwechselorgan des Embryos wird.

Man hält es für wahrscheinlich, daß die Funktion der Allantois sich beim Menschen nicht in die physische Bildung eines Luftstoffwechselorganes ausdrückt, sondern daß die Allantois scheinbar nur als Anlage bestehen bleibt, und als „Kraftzentrum" für den Gasstoffwechsel diese Funktion sogleich an das Blutgefäßsystem abgibt. In der Wand der Allantois entstehen nämlich sogleich besonders viele Blutinseln und Blutstränge. So könnte sie als „eine wichtige Gefäßbrücke zwischen Keimling und mütterlichem Organismus" (Starck 1965, S. 177), im Sinne unserer Darstellung als Brücke zwischen Zentrum und Peripherie für die Luftstoffwechselfunktion angesehen werden. Für uns ist es wichtig, auf diese Bildung im Zusammenhang mit den erdgeschichtlichen Vorgängen der Erlangung der Luftatmung nach dem Mondenaustritt aus der Erde hinzuweisen.

Im vorigen Kapitel (S. 32) erwähnten wir die Ereignisse auf der Erde während und nach dem Mondenaustritt. Damals trennten sich das erdige und das wäßrige Element. Eine trockenere Luft umgab seitdem als Atmosphäre die Erde, nachdem auch eine Trennung des wäßrigen und des luftförmigen Elementes stattgefunden hatte. Für die Menschenvorfahren hatte das zur Folge, daß Ernährung und Atmung zu getrennten selbständigen Funktionen wurden, welche ihre entsprechenden Organe erhielten. Den vorangegangenen Zustand der Menschenvorfahren finden wir heute noch bei Wassertieren wie den Fischen wieder. Da sind Atmung und Ernährung nahe verwandt. Beide vollziehen sich im Wasserelement, welches fortwährend den Organismus durchströmen muß. Mit dem „Landleben" der Menschenvorfahren trat eine selbständige Nahrungsaufnahme mit entsprechenden Verdauungsorganen auf. Andererseits durchdrang die trockenere Luft den Organismus mittels dazu geeigneter, selbständiger Organe, der Lungen. Diese Metamorphose hat frühembryonal ihre Entsprechung in der Ausstülpung des Dottersackes, nämlich in der Allantois, die als selbständiges Gebilde zum Chorion hinstrebt. Der Dottersack wird zum Urgewebe für die Ernährungs-Verdauungsorgane, die Allantois zum Repräsentanten der Atmungsfunktion während der Embryonalzeit.

Wir wollen die bisherige Schilderung zusammenfassen: vor dem Ende der dritten Woche haben wir im Embryo ausgebildet: die Raumesorientierung, den Blutkreislauf, eine Organanlage für den Gasstoffwechsel, die Hinorientierung auf eine spätere Skelettveranlagung und damit auf ein sich Hineinstellen in die Erdenkräfte (siehe „Anmerkungen" S. 139 f.).

Das alles ist aber nicht so aufzufassen, als ob man in diesem Stadium schon ein vollständig äußerlich abzugrenzendes Vorstadium des räumlich begrenzten Menschenkörpers entdecken könnte. Es gibt allerdings eine Hinorientierung der Peripherie auf ein Zentrales, auf ein Punktuelles, das sich in Raumesrichtungen bestimmen läßt, aber es besteht noch ein offener Zusammenhang zwischen Umkreis und Zentrum. Es ist noch keine *Isolierung* eines umrissenen Körpers gegenüber dem Umkreis geschehen, noch keine Verselbständigung eines vereinzelten Körperlichen. Der *Geistkeim* des physischen Leibes ist noch voll wirksam. Er ist ein Menschlich-Kosmisches, ein Menschliches, das einen Mikrokosmos gestaltet. Mikrokosmos und Makrokosmos sind in diesem Stadium noch in Einheit verbunden. Sie sind in gewissem Sinne noch identisch. Wir können sagen, es sind die im Kleinen zu erkennenden Vorgänge Abbilder von grandiosen Ereignissen, von kosmischen Verrichtungen: das Hineingeheimnissen der Früchte der kosmisch-menschheitlichen Vergangenheit in die ersten Anfänge des werdenden physischen Menschenkeimes. Diese Wirksamkeit des Geistkeimes wird — es sei dies am Rande vermerkt — durch das ganze spätere Erdenleben hindurch weiter den physischen Leib mitbeherrschen.

Am Ende der ersten drei Wochen kündigt sich ein Geschehen an, das man als einen neuen Einschlag bezeichnen kann, als einen Neuanfang (siehe „Anmerkungen" S. 141: Der 17. Tag).

5. Die vierte Woche

Der menschliche Embryo offenbart während der ersten drei Wochen seines Werdens ein Geschehen, welches wir als ein Zusammenspiel sphärischer Prozesse, als ein Umkreisgeschehen charakterisieren konnten. Es führt zu der Entwicklung eines zentral gelegenen Grenzflächengebildes, zu dem gekrümmten Keimschild (Keimscheibe).

Die Beziehungen der vier Sphären zueinander, die wir als einander beeinflussend beschrieben, führen außerdem dazu, daß ein Strömen embryonaler Flüssigkeit wahrnehmbar wird, welches als erste Andeutung eines embryonalen Blutkreislaufes anzusehen ist. Dieser Blutkreislauf befindet sich noch größtenteils außerhalb des Bereiches des späteren Embryonalkörpers, und zwar innerhalb der Gewebe zwischen den Grenzflächen der Sphären. Das Chorion[1]) bildet den am meisten peripherischen Bereich des Blutumlaufes. Dort tritt das embryonale Blut in Beziehung zu dem mütterlichen Blut, ohne daß jeweils Vermischung der beiden stattfindet.

Eine Umkehrstelle des Blutkreislaufes bietet sich im Mittelpunktsgebiet des sphärischen Wesens dar. Dort wechselt das zum Zentrum strömende Blut die Richtung. Es strömt von dort zur Peripherie zurück. Die Umkehrstelle ist der Ort, wo das Herz entstehen wird.

Im Hinblick auf den Keimschild selber beschrieben wir eine Hinorientierung auf drei Raumesachsen. Wir konnten die erste Anlage eines „festeren Stabes" (den Primitivstreifen und den Rückenstrang) in der Längsachse des Keimschildes erwähnen.

Damit ist in diesem Stadium die Repräsentation der vier Elemente im werdenden Leib schon in der Anlage da: das Wärmeelement, vertreten durch den Trophoblast; das flüssige Element, vertreten durch die plastisch-bildende Tätigkeit der Amnionblase; das Luftelement, vertreten durch die Allantois-Funktion; das feste Element, Ausdruck findend in der Orientierung in die drei Raumesachsen mit dem Primitivstreifen und dem Rückenstrang als Richtstab.

Noch ist eine vollständige Abgrenzung des zentralen Gebildes gegenüber der Umgebung nicht vollzogen worden.

Wenden wir uns nun den weiteren embryonalen Vorgängen zu, insbesondere denjenigen, welche am Ende der dritten und während der vierten Woche zu beobachten sind. Sie wurden schon vorausblickend gestreift (Seite 25).

Ein wichtiges Ereignis findet statt. Wir wollen darauf jetzt ausführlicher eingehen. Es handelt sich um die schon mehrmals angedeutete Bildung eines länglichen, allseitig umgrenzten Körperchens, um die Umgestaltung des bisherigen Keimschildes. Es sei vorausgesetzt, daß an dieser Umgestaltung *alle* benachbarten Gewebe vermittels ihrer Wachstumsbewegungen beteiligt sind. Aber das Amnion hat am Geschehen den sichtbaren Hauptanteil. Was geschieht?

Etwa am 20. bis 21. Tag beginnt das Amnion seine Form durch Flächenausdehnung seiner Wände zu verwandeln, bewirkt durch rasche Zellvermehrung der Wände.

Aus dem bisherigen Bläschen wird nun eine Art doppelwandige hohle Kuppel (Abb. 8 A, B, C).

Man bedenke, daß die dadurch entstehende *innere* „Kuppel"-wand des Amnion

---

[1]) Das Chorion besteht aus 2 Schichten: aus dem ursprünglichen Trophoblast, und demjenigen Teil des Mesenchyms, das die peripherische Wand des Exocoels bildet und das dem Trophoblast vom Anfang anliegt. Sobald man von Chorion spricht, kann man die Metamorphose des Exocoels als Chorionhöhle bezeichnen.

zugleich äußere Oberfläche des Keimschildes ist, nämlich die dem Amnion zugekehrte Oberfläche! Diese Keimschildoberfläche wird durch die Wachstumsbewegung des Amnion gekrümmt. Die Krümmung der Keimschild-Amnion-Oberfläche ergibt sich durch verstärktes Wachstum (Zellvermehrung) der Keimschild-Amnion-Schicht, verglichen mit den beiden anderen Schichten des Keimschildes.

Das Amnion macht demzufolge eine umhüllende, umschließende Gebärde. Es beginnt den Keimschild zu umfassen. Die umhüllende Bewegung des Amnion ist am stärksten am Kopf- und am Steißende des Keimschildes, anfangs weniger ausgesprochen an dessen Seiten. Dementsprechend wird der Keimschild am Kopf- und am Steißende am stärksten gekrümmt (Abb. 8 A, B, C).

Indem das Amnion die beschriebene Wachstumsgebärde als doppelwandige Kuppel macht, hüllt es zugleich die von ihm abgekehrte Keimschildoberfläche ein. Diese Oberfläche ist aber der *Dottersackanteil* am Keimschild. Das Amnion macht noch mehr. Es beginnt, einen Teil des Dottersackes durch seine umschließende Gebärde vom übrigen Dottersack abzutrennen, abzuschnüren — wie in seinen Bereich einzuverleiben.

Der durch die kuppelbildende Geste des Amnion entstehende Innenraum (im Amnionbereich) enthält nun einen Dottersackanteil. Aber auch der Haftstiel wird durch die umhüllende Bewegung des Amnion in Mitleidenschaft gezogen; denn der dem Keimschild am Steißende angrenzende Teil des Haftstieles wird in den entstehenden Innenraum hineingenommen. Demzufolge wird der Haftstiel nicht mehr am Steißende an den Keimschild anschließen, sondern er wird mehr bauchwärts verlagert. Er kommt dadurch dem Dottersack näher anzuliegen. Weil die Allantois durch den Haftstiel verläuft, wird ein Teil von ihr ebenfalls in den vom Amnion gebildeten Innenraum verlagert.[1]

Eine ähnliche Verlagerung infolge der Krümmung des Keimschildes findet an dessen Kopfende statt. Hier betrifft es die *Herzstelle*. Sie befindet sich zunächst am äußersten Kopfende des Keimschildes. Durch die Krümmungsbewegung wird sie bauchwärts und steißwärts geschwenkt (Abb. 8 A, B, C).

Was hat das Amnion damit bewirkt?

Es hat ein räumliches Gebilde zustandegebracht, das fast ganz von ihm umschlossen wird. Das ist durch die Einstülpung des Keimschildes in den Kuppelraum hinein geschehen.

Aus dem Grenzflächenhaften des Keimschildes ist ein Körperhaftes entstanden. „Außenseite" dieses Körpers ist zugleich innere Amnionkuppelwand. „Inneres" des Körpers ist ein Dottersackteil, ist weiter Mesenchym mit einem

---

[1] Diese Verlagerungen können nur statfinden, indem zu gleicher Zeit das Amnion, die Keimscheibe und der Dottersack zusammen eine Drehung innerhalb der Chorionhöhle vollziehen. Das hat im späteren Verlauf der Entwicklung zur Folge, daß das Amnion mit dem darin schwebenden Embryo sich von dem angrenzenden Chorion und der Gebärmutterschleimhaut loslöst und nur noch durch den Nabelstrang mit Chorion und Schleimhaut (d. h. mit der Plazenta) verbunden bleibt (Abb. 14 A, B, C).

Haftstielanteil und Allantois. Ganz innen befinden sich die zentralen Keimschild-Blutgefäße mit der Herzanlage.

Das Amnion umhüllt also mit seiner „hohlen" Wand ein dadurch *neu-entstandenes* längliches Gebilde. Dieses bleibt nur noch an *einer* Seite, dem späteren Bauchgebiet, in offener Verbindung mit der Umgebung. Die offene Verbindung wird durch die umhüllenden Amnionfalten allmählich enger, man nennt sie später *Bauchstiel*. Woraus besteht der Bauchstiel?

Erstens aus der im Verhältnis weiten Verbindung der beiden Dottersackteile. Sie wird Dottergang genannt. Zweitens aus einem ebensolchen viel engeren Kanal zwischen dem nun ebenfalls eingehüllten Allantoisabschnitt und dem übrigen sich außerhalb befindenden Allantoisanteil. Drittens aus einem verbindenden Gang, der das Exocoel mit den zukünftigen inneren Leibeshöhlen des Embryos in Beziehung bringt (Abb. 17: Nabelstrangcoelom). Viertens aus den im Haftstiel verlaufenden zu- und abführenden Blutkapillargefäßen die den äußeren Umkreis (Chorion) mit dem zentralen Gebilde verbinden (Abb. 21).

Indem wir die Vorgänge bis dahin skizziert haben, ist es berechtigt, jetzt gleichsam den Standpunkt zu wechseln. Die Beschreibung wurde bisher den Phänomenen entsprechend, d. h. wirklichkeitsgemäß so gehalten, daß wir die Prozesse als von außen nach innen verlaufend darstellten, von der Peripherie zu einem Zentrum hin tendierend. Jetzt aber, nachdem es zu einem räumlich abgegrenzten zentralen Gebilde gekommen ist, durch den erwähnten Bauchstiel mit der Umgebung verbunden, ist es angebracht, unsere Aufmerksamkeit nachdrücklicher auf dieses räumliche Gebilde an sich zu lenken, es für sich zu betrachten, den Zusammenhang mit der Peripherie vom Zentrum ausgehend zu schildern.

Das zentrale Gebilde ist in diesem Moment etwa 2 mm lang, 1 mm breit und dick; der ganze Embryo als Kugelgebilde hat etwa 15 mm Durchmesser.

Damit vollziehen wir mit unserer Anschauungsart eine entscheidende Kehrtwendung!

Wie läßt sich die Situation nach diesem methodischen Standortwechsel neu formulieren?

Das körperliche zentrale Gebilde hat eine es umhüllende äußere Grenze: es hat eine *Haut*. Welchen Ursprung hat die Haut? „Von der anderen Seite her betrachtet" ist sie ... ein Teil der Amnionwand! Man nennt diese Ur-Haut das *Ektoderm* oder äußeres Keimblatt, das also mit Recht vom Amniongewebe hergeleitet wird.

Abb. 8 A, B, C. Die „Doppelkuppelbildung" des Amnion und deren Folgen.
1. *Amnionhöhle;* 2. *äußere Wand der Doppelkuppel;* 3. *innere Wand der Doppelkuppel;* 4. *Haftstiel;* 5. *Exocoel;* 6. *Primitivstreifen;* 7. *Notochord;* 8. *Canalis neurentericus;* 9. *Dottersack;* 10. *Kopfende des Urdarmes;* 11. *Mitte des Urdarmes;* 12. *Steißende des Urdarmes;* 13. *Allantois;* 14. *Herzanlage;* 15. *Herzbeutel;* 16. *Neuralrohr;* 17. *Chorionzotte;* 18. *Membrana buccopharyngea;* 19. *Membrana cloacalis;* 20. *Septum transversum;* 21. *offene Neuralrinne im Kopfgebiet.*

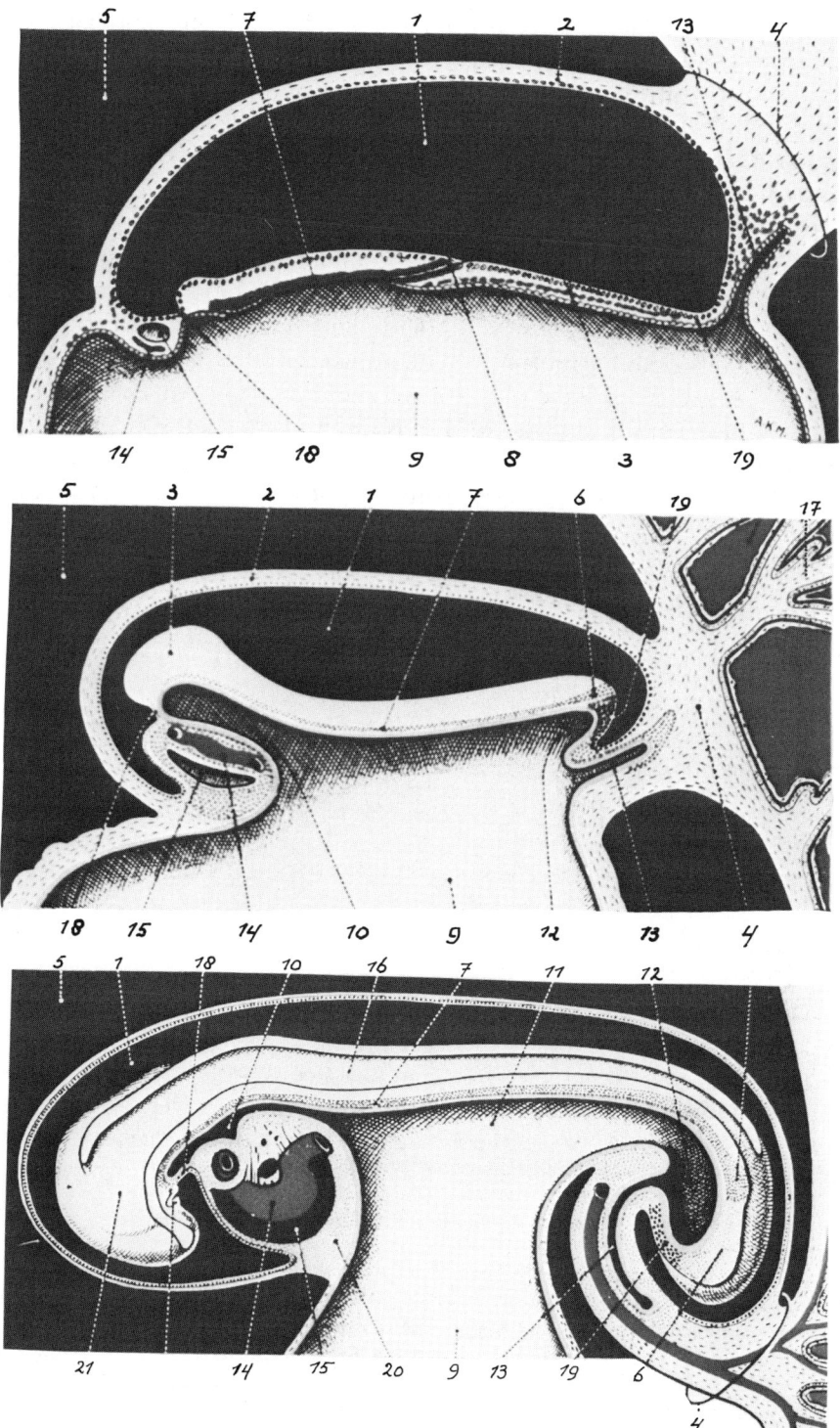

Was wird von der Urhaut umschlossen? Wir haben es — vom vorigen Standpunkt her — schon beschrieben (Seite 26). Wir sagen jetzt: Von der Urhaut wird umschlossen: erstens eine Art Rohr, zum Kopf- und zum Steißende hin blind endend. Wir nennen es Urdarm, und dessen Wand heißt *Entoderm* oder inneres Keimblatt. Dieses Rohr hat eine Verbindung durch den Dottergang im Bauchstiel mit dem Dottersack. Das Entoderm läßt sich also von dem Dottersackwandgewebe herleiten (Abb. 8 C).

Wir sagen weiter: Innerhalb der Urhaut ist zweitens ein Organ, die Allantois beschlossen. Diese steht mit dem unteren vorderen Teil des Urdarmes in Verbindung und erstreckt sich in dem Bauchstiel nach „außen". Sie ist ebenfalls entodermaler Natur (als Sproß aus dem Dottersack).

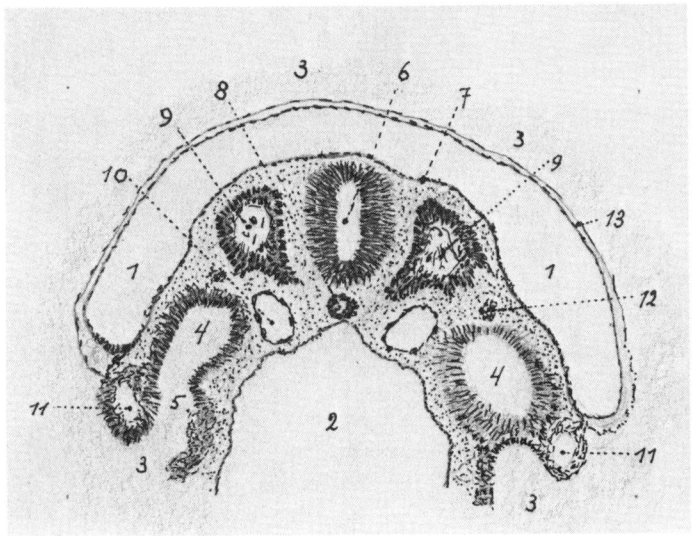

Abb. 9. Zeichnung eines Querschnittes durch das Rumpfgebiet eines Embryos im 14-Somiten-Stadium, etwa 25 Tage alt (Schnitt durch das 8. Somiten-Paar). Die Bauchseite hat in diesem Gebiet noch keine Hautbegrenzung: sie steht im offenen Zusammenhang mit dem Dottersack und mit dem Exocoel (= extra-embryonales Coelom bzw. Chorionhöhle) (nach Heuser).
Das Mesenchym bzw. Mesoderm ist fein punktiert wiedergegeben. *1. Amnion; 2. Dottersack; 3. Exocoel bzw. Chorionhöhle; 4. Leibeshöhlen; links und rechts (intra-embryonales Coelom); 5. Verbindung zwischen intra-embryon. Coelom und Exocoel; 6. Neuralrohr; 7. Ektoderm = embryonale Haut; 8. Notochord; 9. achtes Somiten-Paar; 10. linke Aorta; 11. Nabelvenen; 12. Pronephros (Vorniere); 13. äußere Amnionwand = Grenze zur Chorionhöhle.*

Drittens finden wir innerhalb der Urhaut eine weitere „Höhle". Sie steht durch einen Gang im Bauchstiel nach außen in Verbindung mit dem Exocoel (bzw. der Chorionhöhle). Man nennt diese Höhle intra-embryonales Coelom, d. h. im Embryo sich befindende Leibeshöhle. Die Wand dieser Höhle besteht aus *Mesenchym*. Das Mesenchym füllt außerdem den Raum zwischen Urhaut, Urdarm und Leibeshöhle aus. Während der frühesten Stadien war es die mittlere Schicht im Keimschilde (siehe Seite 23). Es kann von jetzt an als mittleres Keimblatt *Mesoderm* bezeichnet werden. Es hat, wie wir ausführen werden, die mannigfaltigsten organbildenden Aufgaben (Abb. 9). (Vergleiche für die Keimblattlehre „Anmerkungen" Seite 141).

Wir sagen viertens: Wir finden im Inneren Blutgefäße, welche Blut zum Kopfende hinführen (Venenblut). Woher kommt es? Aus dem Chorion; durch den Haftstiel und den Bauchstiel strömt es dem Körper zu. Andere Blutkapillaren führen Blut vom Kopfende hinweg. Wohin geht es? Zum Bauchstiel und durch den Haftstiel zum Chorion zurück.

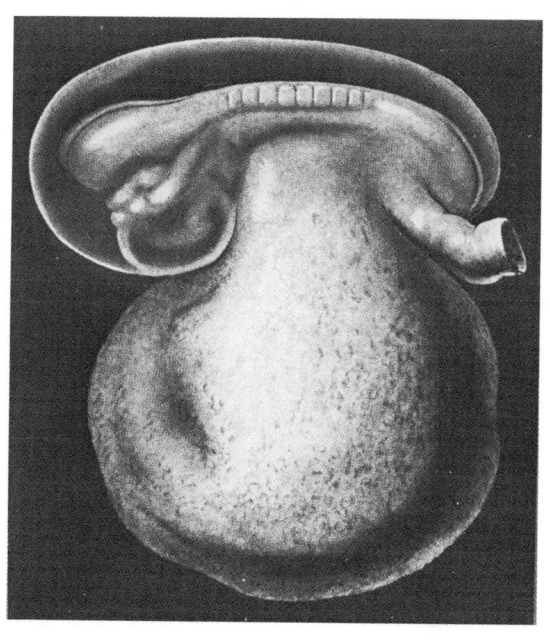

Abb. 10. Darstellung eines Embryos mit Amnion, Dottersack und Haftstiel. Exocoel, Chorionhöhle und Chorion sowie die mütterliche Schleimhautumgebung fehlen. Man sieht deutlich die Herzanlage durch die Herzbeutelwand und Amnionwand durchschimmern. 10-Somitenstadium, etwa 23. Tag.

Wir sind im Anfang der 4. Woche. Wir können einen Körper feststellen, mit einem Kopf- und Steißpol, mit einem Rücken, mit einer Bauchseite — allerdings noch weit offen gegenüber der Umgebung: durch den Bauchstiel. Der Körper hat zwei Seitenflächen, Ausdruck der zweiseitigen Symmetrie (Abb. 10).
Erst jetzt gibt es also einen Körper als umrissenes Gebilde, noch klein im Umfang, etwa 3 mm lang. Er ist von Hüllen umgeben: die ursprünglichen Sphären. Erst von diesem Zeitpunkt an ist man dazu berechtigt, den jetzt entstandenen Körper an und für sich als Embryo zu bezeichnen, also als junges Stadium des physischen Körpers des werdenden Menschen. Aber dieser Körper ist als Konzentrat, als Kondensat zustandegekommen aus dem Zusammenwirken der ursprünglichen Sphärengebilde. Diese dürfen wir erst ab jetzt — vom zentral orientierten Standpunkt her — als Embryonal*hüllen* bezeichnen.

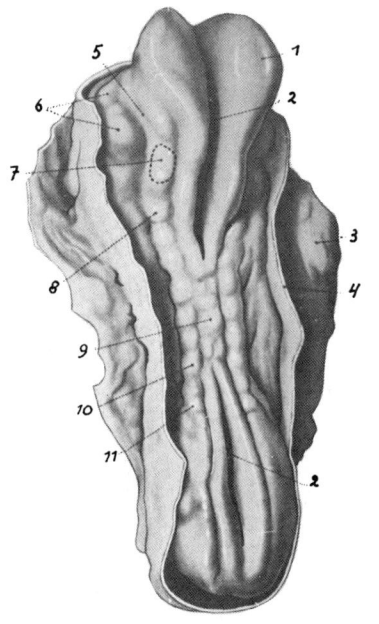

Abb. 11. Modell eines Embryos im 7-Somitenstadium, etwa 22 Tage alt. Rückenansicht. Amnion und Dottersack sind weggeschnitten. Man soll sich das Ganze im Chorion und in der Chorionhöhle eingehüllt vorstellen, und diese wiederum in der Schleimhaut der Gebärmutter (vgl. Abb. 16).
1. Augengrube; 2. Neuralrinne; 3. Dottersack; 4. Amnion-Schnittlinie; 5. Schlundtaschengebiet; 6. Herzbeutelgebiet; 7. Ohrplakode; 8. erste Somit; 9. geschlossenes Neuralrohr; 10. siebte Somit; 11. Mesoderm im Beginn der Somitenbildung.

Nie wäre das zentrale Gebilde ohne das Ganzheitsgeschehen der vorangegangenen kosmisch-peripherischen architektonischen Arbeit zustandegekommen! Vor dem hier scharf ins Auge gefaßten Zeitpunkt müssen wir deshalb das *ganze* Sphärengebilde als Embryo beschreiben, wenn wir eine wirklichkeitsgemäße Anschauung üben wollen. Eben dieses wurde in den vorigen Kapiteln versucht.

Wir wollen an dieser Stelle betonen, daß es auf einem Vorurteil beruht, die Stadien der ersten drei Wochen als bloße Vorbereitungen zum etwa jetzt einsetzenden „Eigentlichen" der Embryonalepoche zu betrachten, und die Aspekte des Vorhergehenden ausschließlich aus der Perspektive des nun Nachfolgenden zu beurteilen.[1] Ein solcher Denkvorgang ist naheliegend, weil er eine Kontinuität im Entwicklungsgeschehen voraussetzt, und weil er dabei von einem deutlich erfaßbaren Späteren auf weniger Eindeutiges, noch nicht so sicher Aufspürbares zurückschließt. Vom bloßen Sinnenfälligen her scheint dieses Vorgehen mehr Gültigkeit zu haben als das von uns Vertretene.

Aber das Sinnenfällige ist Ausdruck, Offenbarung eines Schöpferisch-Geistigen. Es ist der Geist, der formt, der die allerfrühesten Vorgänge der Keimesentwicklung in Gang setzt und lenkt. Die Entwicklung verläuft eben nicht kontinuierlich, sie verläuft in Stufen, in Metamorphosen.

Die Dramatik in der Wende der Entwicklungsrichtung wird uns erst verständlich werden können, wenn wir erfahren, zu welchen Ergebnissen die Geistesfor-

---

[1] z. B. nur die Keimscheibe für sich als den ganzen Embryo zu betrachten. Sie ist ja keine abgegrenzte Einheit.

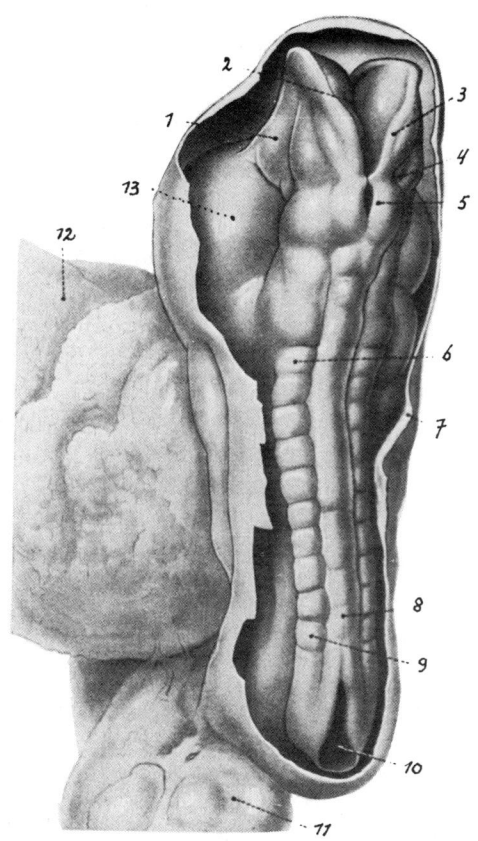

Abb. 12. Modell eines Embryos im 10-Somitenstadium, etwa 23 Tage alt. Man blickt in die geöffnete Amnionhöhle auf den Rücken des Embryos. Dottersack intakt. Im übrigen wie Abb. 11 aufzufassen. *1. Unterkieferbogen; 2. Neuralrinne; 3. Wall der Neuralrinne; 4. Grube vor der Ohrplakode; 5. sich schließende Neuralrinne; 6. erste Somit; 7. Amnion-Schnittlinie; 8. geschlossene Neuralrinne; 9. zehnte Somit; 10. hintere Neurallücke; 11. Haftstiel; 12. Dottersack; 13. Herzwulst.*

schung Rudolf Steiners im Hinblick auf diesen Zeitpunkt der embryonalen Entwicklung gekommen ist. Wir erwähnten sie schon kurz (Seite 16, 30).
Bevor wir sie im 7. Kapitel ausführlicher besprechen, wollen wir die weiteren Vorgänge schildern, welche während der 4. Woche zu beobachten sind. Sie sind im allgemeinen durch Entwicklungsgeschwindigkeit und durch Vielgestaltigkeit gekennzeichnet.
Wenn wir die Rückenseite des kleinen Embryonalkörpers betrachten, fällt uns auf, wie unter der Haut sich rhythmisch gegliederte Gewebeverdichtungen bilden, wie plastische Gestaltungen unter der Oberfläche sich leicht erhebend. Sie ordnen sich paarweise seitlich der mittleren Längsachse. Diese ist mittlerweile zum vorher erwähnten Rückenstrang, Chorda dorsalis, ausgeformt worden. Die paarweisen Gewebeverdichtungen werden *Somiten* genannt. Am 22. Tag gibt es davon schon 4 Paare. Das erste Paar formt sich in der Kopfregion, aber nicht ganz „oben". Zum Steißpol hin bilden sich in rascher Folge immer weitere Paare, bis es davon schließlich am 32. Tag 44 gibt. Sie verleihen der Rückenseite während der vierten Woche ein charakteristisches Relief, das aber bald wieder abflachen und in ganz andere Formungen des Körpers aufgehen wird.

Darüber später Näheres (Abb. 10, 11, 12). Schauen wir uns die Rückenseite genauer an! Gleich am Anfang der 4. Woche, um den 21. Tag herum wird eine *Rinne* über die Mittellinie in der Rückenhaut sichtbar, wie von der Amnionflüssigkeit dort hineingedrückt. Nachdem diese unpaare in der Mittellinie verlaufende Rinne eine gewisse Tiefe bekommen hat, schließen sich deren seitliche obere Ränder zusammen. Sie verkleben und verwachsen. Aus der Rinne wird ein unter der Haut gelegenes Rohr! Die Schließung fängt an einer Stelle etwa in halber Länge des Körpers an und schreitet von dort zum Kopf- und zum Steißpol hin fort. Das Kopfende der Rinne schließt sich zuerst zum Rohr ab, das Steißende etwas später. Zum Ende der 4. Woche ist das Rohr fertig ausgebildet und ganz von der Haut bedeckt. Was ist dadurch zustande gekommen?

Die Uranlage des Gehirns und des Rückenmarks, das sogenannte *Neuralrohr* ist gebildet worden. Es befindet sich rückwärts vom Rückenstrang und zwischen den beiden Somitenketten (Abb. 11, 12). Wir sind Zeuge eines Vorganges, wobei eine Formung aus Amnionwand bzw. Rückenhaut ihren Ursprung nimmt, also *ektodermal* ist und zu dem ganzen inneren Organkomplex des Zentralnervensystems mit allen seinen Ausläufern, den Nervensträngen und -fasern, auswachsen wird. Schon während der 4. Woche werden die Wände des Neuralrohres an bestimmten Stellen durch Zellteilung und Zellenwachstum dicker: die Differenzierung des Zentralnervensystems nimmt sogleich ihren ersten Anfang. Selbst die Augenanlagen und diejenigen der inneren Ohren sind für den Untersuchenden als paarweise aus dem Kopfteil des Neuralrohres in das umgebende Mesodermgewebe hineinwachsende Sprossen zu erkennen.

Es gibt weiteres zu entdecken, das sich während der 4. Woche im Inneren des Embryonalkörpers entwickelt.

Wir betrachten den Urdarm, denjenigen Anteil des Dottersackes, der in den Körper hineingenommen und dort zum unpaaren Darmrohr wird. Die Wand wird vom inneren Keimblatt, dem Entoderm gebildet. Aus dieser Urdarmwand entstehen nun als Sprossen die Anlagen verschiedener Organe. Es bilden sich: die erste Anlage der Luftröhre und der Lungen, sodann die Anlagen der Leber, Gallenblase und Bauchspeicheldrüse, außerdem Schilddrüße, Nebenschilddrüsen und Thymus. Der Urdarm selber wird an den entsprechenden Stellen zur Anlage des Mund-Nasen-Rachenraumes, des Magens und des Enddarmes ausplasiziert. Während der 4. Woche entsteht die Mundöffnung durch Verbindung von Urdarmentoderm und Ektoderm (Haut) am Kopfende und deren Durchbruch.

Die genannten Sprossen wachsen ins *Mesoderm*. So kann verständlich werden, daß gesagt werden muß: die ebengenannten Organanlagen werden von Entoderm und Mesoderm zusammen aufgebaut (Abb. 20).

Ausschließlich aus dem Mesoderm, dem mittleren Keimblatt, werden während der 4. Woche die folgenden Organsysteme veranlagt: Wir nennen hier an erster Stelle das Herz, das zunächst am Kopfende um die früher beschriebene Umkehrstelle der „Urkapillaren" herum entsteht. Die sich vermehrenden Blutgefäße bilden sich alle aus Mesoderm-(Mesenchym-)gewebe. Das gilt auch für das Lymphsystem und die Milz.

Ebenfalls aus dem Mesoderm bilden sich die Somitenketten. Was entsteht daraus? Die Anlagen der Rückenwirbel und der Rippen, der Rücken-, Brust- und Bauchmuskeln. Des weiteren bilden sich daraus die Uranlagen der Nieren, Nebennieren und der Keimdrüsen und deren Kanäle.

Schließlich kann man erwähnen, was sonst noch aus dem Mesenchym, dem „Urgewebe" seinen Ursprung nimmt. Daraus entstehen die verschiedenen Arten von Stützgeweben, Bindegewebe genannt. Gelenkbänder, Sehnen sind da als Beispiele zu nennen.

Dann sprachen wir über die intraembryonale Leibeshöhle. Diese gliedert sich während der 4. Woche auf in: die unpaare Herzbeutelanlage, die paarigen Pleura- oder Rippenfellhöhlen, dann die zunächst unpaar symmetrische, rasch aber asymmetrisch werdende Bauchfell- (Peritoneal-)höhle.

Das kaum Faßbare bei alledem ist: alle erwähnten Anlagen sind schon während der vierten Woche als solche mikroskopisch festzustellen: als abgrenzbare Bezirke von Zellenhäufungen und als zarte Sprossen aus dem Neuralrohr, dem Urdarm usw. Darin sind mikroskopisch die Strukturen, die den späteren Organen eigen sind, in der Veranlagung schon aufzudecken. Alles dasjenige was es im erwachsenen physischen Leibe des Menschen an Organen und Organsystemen gibt, wird während der vierten Embryonalwoche veranlagt als vielgestaltige Abkömmlinge der drei Keimblätter.

Nur eine Ausnahme gibt es, das sind die Gliedmaßenanlagen. Sie gelangen erst am Anfang der fünften Woche zur Ausgestaltung.

Die Entwicklungs*geschwindigkeit* ist ein auffallendes allgemeines Merkmal der von der 4. Woche ab einsetzenden Prozesse. Es drückt sich in der raschen Zunahme der Körpermaße aus. Am 30. Tag ist die Kopfsteißlänge, über den gekrümmten Rücken gemessen, schon etwa 10 mm.

Wenn man sich den besprochenen Tatsachen mit entsprechenden Empfindungen nähert, kommt man aus dem Staunen nicht mehr heraus. Alles was der Körper an Organen und Geweben enthalten wird, schießt während der 4. Woche in die erste keimhafte Form durch die Aufgliederung der aufbauenden Zellen- „Materialien" in die verschiedenen Anlagen. Man kann vor diesem Geschehen Ehrfurcht bekommen wenn man bedenkt, wie die mannigfaltigen Entwicklungsvorgänge und deren weitere Schritte außerdem genauestens aufeinander abgestimmt sind. Der Vergleich mit einem zu errichtenden Gebäude drängt sich auf, wobei viele verschiedene Fachleute miteinander schaffend tätig sind. Ihre Tätigkeiten sind ineinandergreifend. Sie wären wie in drei Gruppen zu verteilen, diejenige welche die Aufgabe hat mit Ektodermmaterial zu gestalten, die zweite die mit Mesodermmaterial baut und die dritte ebenso mit Entodermmaterial. Sie schaffen nicht nur nebeneinander, sondern ihre Erzeugnisse werden zu einander ergänzenden Bauteilen vieler Organe. Sämtliche Vorgänge werden von einem großen, alles vorausplanenden und überschauenden Baumeister nicht nur überwacht, sondern im gegenseitigen Entwicklungstempo und -rhythmus bestimmt. Nichts läuft für sich ab, nichts wird dem Zufall überlassen.

Was über die vierte und die darauffolgenden Wochen nur nacheinander dargestellt werden kann, findet wie in einem harmonischen Zusammenklingen statt, wie ein Ausarbeiten jeweilig einzelner Motive, gleichsam kontrapunktisch neben- und nacheinander, in kompositorischer Abhängigkeit voneinander. Eindrucksvoll sind dabei die zu konstatierenden Tempobeschleunigungen und -verzögerungen der einzelnen Organbildungsvorgänge, die immer wieder zeigen, wie „alles sich zum Ganzen webt". Da ist z. B. zu verzeichnen, daß bestimmte Stufen der Gehirnbildung im späteren Verlauf ihrer Entwicklung gleichsam „zögern", bis Bildungsprozesse im Rumpfgebiet an einem bestimmten Entwicklungspunkt angelangt sind, um erst dann mit entsprechenden weiteren Differenzierungen gleichsam zu „antworten" (Kap. 10).

Interessant sind in dieser Beziehung Befunde der letzten Jahrzehnte, die sogenannten induktiven Vorgänge betreffend. So bildet sich z. B. aus der Kopfhaut nur dann eine Augenlinse, wenn ihr ein Augenbecher — das ist eine Ausstülpung des Gehirnbläschens — von innen her entgegenwächst. Die dann gebildete Augenlinse induziert von ihrer Seite wieder die anschließende Bildung einer durchscheinend werdenden Hornhaut aus Hautgewebe. Ein Beispiel nur für viele solcher Zusammenspiele verschiedener Gewebearten. Ein Embryologe schreibt in diesem Zusammenhang: „Das ganze Entwicklungsgeschehen ist durch das Zusammenwirken und die zeitlich-räumliche Abstimmung derartiger Induktionsmechanismen aufeinander charakterisiert. Man hat mit Recht von einer Hierarchie von Induktionssystemen gesprochen. (Starck, „Embryologie" 1965, S. 138).

Wir behaupteten: die dramatische Wende der Entwicklungsrichtung beim Übergang der 3. Woche in die vierte wird uns verständlich werden können, wenn wir erfahren, was die Geistesforschung Rudolf Steiners uns über diesen Entwicklungsmoment auszusagen hat. Wie dramatisch die Wende ist, mag aus den Darstellungen dieses Kapitels hervorgegangen sein: während der ersten drei Wochen alles Geschehen im Umkreis, danach aus dem Zentrum des Embryonalgebietes heraus ein unvorstellbar mannigfaltiges, in der Kleinheit gewaltiges Werdegeschehen — im Bereich der eigentlichen physischen Körperanlagen.

Bevor wir aus der Geisteswissenschaft berichten, wollen wir uns mit dem weiteren Schicksal der Peripherie, des Umkreises des Embryonalkörpers befassen. Das ist nicht unwichtig, weil wir dadurch das *ganze* Geschehen der Embryonalentwicklung im Auge behalten können. —

6. Die Embryonalhüllen

Indem gestaltende Kräfte nach der 4. Woche den gerade gebildeten Embryonalkörper zur weiteren Entwicklung führen, und diese Vorgänge zum Ende der 8. Woche schon eine eindeutig als menschlich erkennbare Gestalt des Embryos zum Ergebnis haben, tritt im Hinblick auf das Wirken der Sphärengebilde der ersten Embryonalzeit eine Verwandlung auf. Letztere ändern ihre gegenseitigen Beziehungen, und miteinander bilden sie nun für den zentralen Körper des werdenden physischen Menschenleibes ein Hüllensystem.

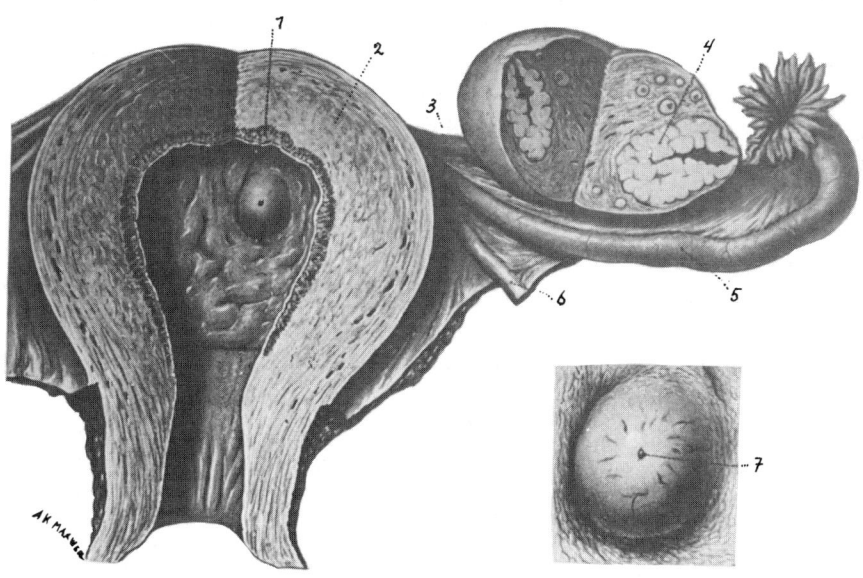

Abb. 13. Modell eines Präparates der weiblichen Organe. Gebärmutter aufgeschnitten. Man blickt auf die hintere Gebärmutterschleimhaut. Der Keim ist dort eingenistet; man sieht die mit einem „Pfropf" (closing plug) verschlossene Schleimhautlücke auf dem sich hervorwölbenden Keimesgebiet. Im aufgeschnittenen Eierstock ist das Hormon-produzierende Corpus luteum sichtbar gemacht worden. Man beachte den Eileiter mit seiner „Trompete".
1. Decidua parietalis; 2. Muskelschicht der Gebärmutter; 3. Stützband für den Eierstock; 4. Corpus luteum; 5. Eileiter; 6. linkes Stützband der Gebärmutter; 7. abschließender „Pfropf" in der Schleimhautlücke.

Es ist unser Bestreben, die Entwicklung des Menschenkeimes stets in ihrer Ganzheit zu betrachten. Sie umfaßt den Embryonalkörper, die Hüllen und den Mutterschoß. Der Embryonalkörper ist ohne die beiden anderen nicht existent.

Eine Trennung findet nur im Gedankenprozeß des Forschers statt. Das dadurch Getrennte soll denkend wieder zur Einheit zurückgeführt werden. Wir machen uns dieses für die beiden folgenden Kapitel zur Aufgabe.

Dazu ist zunächst erforderlich, etwas näher auf die weitere Entwicklung der Embryonalhüllen einzugehen.

Im Kap. 2 (S. 20) wurde beschrieben, wie der junge Keim sich in das Schleimhautgewebe der inneren Gebärmutterwand einnistet, und wie er dort bald allseitig von mütterlichem Blut umspült werden wird. Die am meisten pheripherische Keimschicht (der Trophoblast, nach der 3. Woche als Chorion bezeichnet) bildet feine Ausläufer, die Chorionzotten, vielfach verzweigt. Sie ragen in das mütterliche Schleimhautgewebe hinein und „schwimmen" in dem allmählich rund um den Keim entstehenden „Blutmeer" mütterlichen Blutes. Ins Innere dieser Chorionzotten und deren feinen Verzweigungen sprossen die embryonalen Blutgefäße hinein. Es kommt dadurch ein enger Kontakt zwischen embryonalem und mütterlichem Blut zustande. Aber die beiden Blutarten vermischen sich nicht. Wohl schlüpfen hier und da Formelemente der einen Blutart in die andere hinüber und umgekehrt, jedoch ist das nicht etwas Grundsätzliches. Wesentlich ist, daß keine passive Vermischung von mütterlichem und embryonalem Blut geschehen darf, sondern eine aktive Nährstoffvermittlung. Die Chorionzotten vom Embryo haben die Aufgabe, diese Funktion vermittels ihrer hautartigen Umgrenzungen auszuüben. Das Chorion nimmt aktiv aus dem mütterlichen Blut auf was es braucht; es gibt aktiv an das mütterliche Blut ab, was der Embryo abscheiden soll.

Solange der kugelige Gesamtmenschenkeim noch klein ist, findet die Ernährung allseitig vom Umkreis des mütterlichen Schleimhautgewebes her statt.

Nach der 4. Woche beginnt die Frucht sich in die Gebärmutterhöhle[1]) hervorzuwölben. Dabei treibt sie die Gebärmutterschleimhautoberfläche vor sich her. Denn die gesamte Frucht bleibt — wie wiederholt hervorgehoben wurde — während der ganzen Schwangerschaft allseitig vom mütterlichen Schleimhautgewebe umhüllt. Sie befindet sich niemals (anders als es bei manchen Säugetierarten der Fall ist) „frei" in der Gebärmutterhöhle, außer während der Keimwanderung vor der Einnistung (Kap. 2).

An der Stelle wo der Keim sich eingenistet hat, verbleibt die Frucht in unmittelbarem Zusammenhang mit der tieferen mütterlichen Schleimhautschicht und deren ausgiebigeren mütterlichen Blutversorgung durch das „Blutmeer". Der übrige Schleimhautanteil, der von der wachsenden Frucht in die Gebärmutterhöhle hervorgewölbt wird, verliert im weiteren Verlauf der Schwangerschaft seine ernährende Funktion. Dieser Funktionsverlust tritt nach dem Ende des dritten Monats ein.

Demzufolge entsteht danach eine Aufteilung des Umkreises des Embryos in zwei Gebiete.

---

[1]) Die Gebärmutter-„höhle" ist in diesen frühen Stadien und auch sonst im Ruhezustand der Gebärmutter eigentlich flach spaltenförmig (siehe Anm. S. 138).

Erstens bildet sich im Einnistungsgebiet eine sich allmählich vergrößernde Art Platte. Dort können die embryonalen Chorionzotten mit den tieferen blutreichen Gebärmutterschleimhautschichten in unmittelbarem intensivem Kontakt bleiben. Es bildet sich der Mutterkuchen oder die Plazenta.

Zweitens wölbt sich die stets dünner werdende übrige Gebärmutterschleimhautschicht, die gesamte Frucht umhüllend, mehr und mehr in die Gebärmutterhöhle vor. Sie füllt diese in der Folge ganz aus und verklebt mit der gegenüberliegenden inneren Oberfläche der Gebärmutterwand (Abb. 14).

Wir können diese Gebiete mit den üblichen Namen bezeichnen. Von der Platte (Plazenta) heißt der embryonale Anteil Chorion frondosum — das also reich an stark verzweigten Zotten ist. Der mütterliche Anteil der Plazenta heißt Decidua basalis — sie enthält das „Blutmeer".
Von der die ganze Frucht umgebenden, in die Gebärmutterhöhle hineinragenden Umgrenzung heißt der embryonale Anteil Chorion laeve, der mütterliche (Schleimhaut-)anteil heißt Decidua capsularis (Kapselschicht).

Die Basalplatte — die Plazenta also — vergrößert sich ständig. Ihr Durchmesser

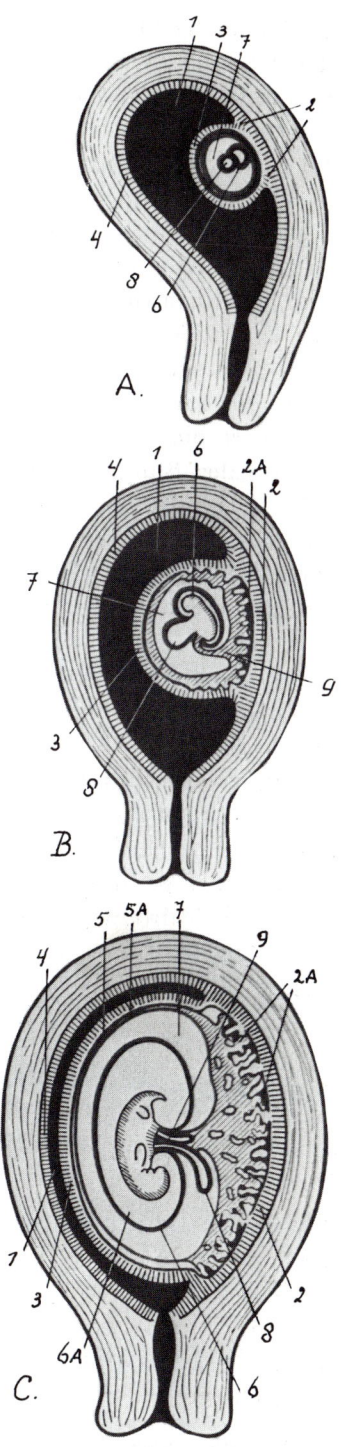

Abb. 14. Schematische Darstellung der Beziehungen des menschlichen Keimes zur Gebärmutter. Beachte die Ausdehnung von Dottersack, Amnion und Chorionhöhle in den verschiedenen Stadien. Abb. 14 C zeigt die Gebärmutterhöhle kurz vor dem Schwund durch Verklebung von Decidua capsularis und parietalis. A. Beginn des 2. Monats; B. Ende des 2. Monats; C. im 4. Monat.
1. Gebärmutterhöhle; *2.* Decidua basalis, *2 A.* basaler Trophoblast mit Zotten; *3.* Decidua capsularis; *4.* Dec. parietalis; *5.* Trophoblast; *5 A.* Mesenchym; *5* und *5 A* = Chorion laeve; *6.* Amnion; *6 A.* Amnionhöhle; *7.* Exocoel; *8.* Dottersack; *9.* Haftstiel bzw. Nabelstrang.

wird bis zum Ende der Schwangerschaft etwa 20 cm betragen, also bis tellergroß sein. In der Plazenta sind die Chorionzotten stark ausgeprägt mit zahllosen Ausläufern und feinsten Verzweigungen. Sie sind dichtestens miteinander verschlungen. Dadurch wird eine enorme Vergrößerung der Gesamtoberfläche vom Choriongewebe bewirkt. Das Ganze wird vom mütterlichen Blutmeer, der Decidua basalis, umspült. Dieses Meer wird zur Gebärmutterwand hin von einer Art Gewebewall, aus mütterlichen Zellenschichten bestehend, abgegrenzt. Die mütterlichen an- und abführenden Blutbahnen gehen durch diesen Wall hindurch und münden in das Meer. Infolge dieser Verhältnisse entsteht im Blutmeer eine starke Verlangsamung der Blutströmung. Das ermöglicht eine intensive Nährstoffaufnahme von seiten der Chorionzotten und ihrer feinen Verästelungen, worinnen sich die kindlichen Blutkapillaren befinden (Abb. 15).
Wer ist es nun, der diesen Nahrungsstoffwechsel innerhalb des Chorion, später Plazenta, vollbringt?
Es ist die Wesenheit des Kindes! Ihr Werkzeug ist das Chorion mit seinen Zotten, der kindliche Anteil der Plazenta.[1] Die kindliche Wesenheit bestimmt, was in den Embryonalkörper aufgenommen, was der Mutter als Abscheidungsprodukte wieder einverleibt werden soll. Das Kind bestimmt auch vermittels des Chorion, später der Plazenta, was es unbedingt verweigern muß. Es gibt eine Art plazentare Barrière, gebildet von den Wandungen der Chorionzotten und deren Verästelungen. Sie hat die Funktion, die sich mit der Verdauungsfunktion der menschlichen Darmwand vergleichen läßt und mit der Ausscheidungsfunktion der Nieren.

Es gibt allerdings Gifte aus der Natur, die, einmal ins mütterliche Blut gelangt, die Barrière doch passieren, wie Alkohol, Nikotin, Rauschgifte und dergl. Sie schädigen den embryonalen Körper. Gegen die Kunstprodukte der modernen chemischen Industrie, die der Natur nicht nachempfunden, sondern völlig neu aus menschlicher willkürlicher Erfindungsmacht konzipiert und produziert werden, ist die lebendig-natürliche selektive Unterscheidungstätigkeit — was dem Wesen frommt und was nicht — machtlos; d. h. im mütterlichen Blut zirkulierende synthetisch-chemische Produkte der Pharmazie passieren die natürliche Schranke und können dadurch die Frucht schädigen (Kontergankatastrophe).

Wenn gesagt wird, die kindliche Wesenheit ist der Lenker der Funktionen, für die sie sich der Plazenta bedient, so sollte man sich klarmachen, daß diese kindliche Fähigkeit schon von Anfang an besteht, vermittelt durch Trophoblast und Chorion, ganz gewiß aber dann, wenn die große Wende in der Entwicklung geschehen ist, also vom Anfang der 4. Woche an. (Vorher ist der Geistkeim die lenkende Macht.)
Indem die gesamte Frucht wächst und sich immer mehr in die Gebärmutterhöhle hervorwölbt, wächst die Gebärmutter insgesamt mit. Die eigentliche innere Gebärmutterhöhle verschwindet, indem die vor der wachsenden Embryonalkugel hergetriebene Schleimhautoberfläche mit der gegenüberliegenden

---

[1] Die passivere, wie opfernde Rolle von seiten des mütterlichen Organismus ist anatomisch durch die Bildung des „Blutmeeres" in der Plazenta wie in einem Realsymbol dokumentiert.

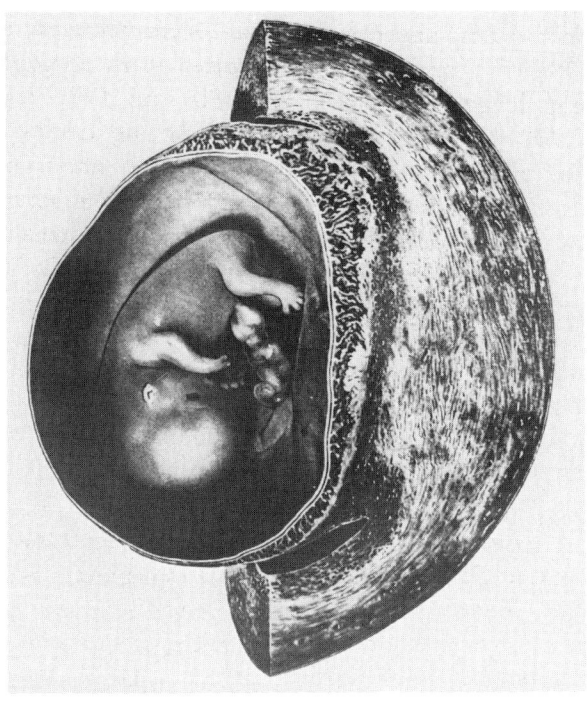

Abb. 15. Foto eines anatomischen Präparates von einem Gebärmutterteil mit einem Embryo in den Hüllen. Länge 36 mm, Alter etwa 10 Wochen. Plazenta in Bildung begriffen. Die Chorionzotten (Chorion frondosum) und das mütterliche Begrenzungsgewebe (Decidua basalis) deutlich sichtbar. Die Decidua capsularis ist glatt, sie ragt in die Gebärmutterhöhle hinein. Man kann die infolge der Präparierung unregelmäßig ausgedehnte Amnionblase im Innern der Chorionhöhle erblicken.

Schleimhautwand vollständig verklebt, sobald die beiden Oberflächen einander berühren (Abb. 14, 15, 17).
Der äußere Umfang der Gebärmutter nimmt zu und füllt zum Ende der Schwangerschaft den größten Teil des Unterleibes der Frau aus. Auch die Muskelschicht der Gebärmutterwand wird mächtiger und die stützenden Bänder dehnen sich. (Diese Verhältnisse können zu Schwangerschaftsbeschwerden führen.) Des weiteren ist am Rande zu vermerken, daß der mütterliche Gesamtorganismus dem Schwangerschaftsgeschehen solcherart stattgibt, daß dabei mancherlei Lebensfunktionen anders als sonst verlaufen, gleichsam andere Schwerpunkte erlangen. Man könnte sagen: Der mütterliche Stoffwechsel wird in der Unterleibsgegend mehr venös verlagert, mehr in die Richtung des bloß Vegetativen.
Wenn das Kind geboren wird, durchbricht der kindliche Körper den vor dem Gebärmuttermund liegenden Teil der Fruchthüllen, und das Fruchtwasser läuft ab. Nachdem die Kindesgeburt stattgefunden hat, folgt die Nachgeburt. Sie

erfolgt, indem die Plazenta und die gesamte Gebärmutterschleimhautoberfläche — die ja mit dem Chorion eine Einheit bildete — und das Amnion sich von der Gebärmutterwand lösen.

Nur dort, wo die Plazenta sich an der Gebärmutterwand befand, ist die Wunde etwas tiefer. Sie ist im Moment der Nachgeburt so groß wie die Plazenta, also etwa tellergroß. Der übrige Teil der inneren Gebärmutterwand ist nach der Nachgeburt etwa so wund, wie es zur Zeit der monatlichen Periode der Frau jeweils der Fall ist. Weil nach der Kindsgeburt und nach dem Ausstoßen der Nachgeburt die Gebärmutter sich sehr rasch zusammenzieht, ihren Umfang verkleinert, wird die innere wunde Schleimhautoberfläche entsprechend rasch kleiner. Die Blutgefäße im Gebiet der ebenfalls sehr viel kleiner gewordenen Plazenta-Stelle ziehen sich stark zusammen. Dadurch geht das Schleimhautbluten sofort zurück. Es geht bald in eine Absonderung von Wundsekret über, bis nach etwa zwei Wochen eine Heilung der Schleimhautwundfläche eingetreten ist.

Obwohl die zuletzt beschriebenen Fakten den meisten Lesern bekannt sein dürften, sollten sie in einem bestimmten Zusammenhang betrachtet werden. Das wird im nächsten Kapitel geschehen.

Bisher wurde von den Embryonalhüllen nur diejenige besprochen, die am meisten dem Umkreis zu gelegen ist: das Chorion. Der Leser hat in den vorigen Kapiteln erfahren, wie diese Hülle die Wärmekräfte des Embryos vermittelt. Sie trat vom allersten Anfang an in Erscheinung. Sie machte in der Folge alle geschilderten Metamorphosen bis zur Bildung der Plazenta durch. Diese ist als Hauptträger der embryonalen Blutprozesse bis zur Geburt der entscheidende Repräsentant des embryonalen Wärmeorganismus.

Das Chorion, später die Plazenta, stehen durch den *Nabelstrang* mit dem Embryonalkörper in Verbindung. Sobald das zentrale Gebilde während der 4. Woche abgegrenzt worden ist, gibt es diesen Gewebestrang zur Peripherie hin. Der Nabelstrang ist der im Kapitel 5 beschriebene weiter ausgewachsene Bauchstiel. Der zentrale *physische* Körper braucht einen *physischen* Beziehungsträger zum Umkreis!

Nun wollen wir die weitere Entwicklung vom Dottersack, vom Amnion, von der Allantois und vom Exocoel ins Auge fassen.

Während sich der Embryonalkörper vom Anfang der 4. Woche ab schnell vergrößert, wächst der *Dottersack* nur wenig nach. Er wird um die 5. Woche herum seinen größten Umfang mit etwa 5 mm Durchmesser erlangt haben (Abb. 16). Durch Wachstumsvorgänge der anderen Hüllen wird der Dottersack dem Nabelstrang bald eng angegliedert werden. Man findet ihn in späteren Schwangerschaftsstadien zuweilen als Nabelstranganhängsel außerhalb vom Amnion in unmittelbarer Nähe der Plazenta.

Der Dottersack hat beim Menschen und bei den Säugetieren keine stoffliche Nährfunktion, sondern wirkt als Bildekräftevermittler bei der Entstehung der Verdauungsorgane, insoweit diese aus Entoderm gebildet werden (Kap. 5).

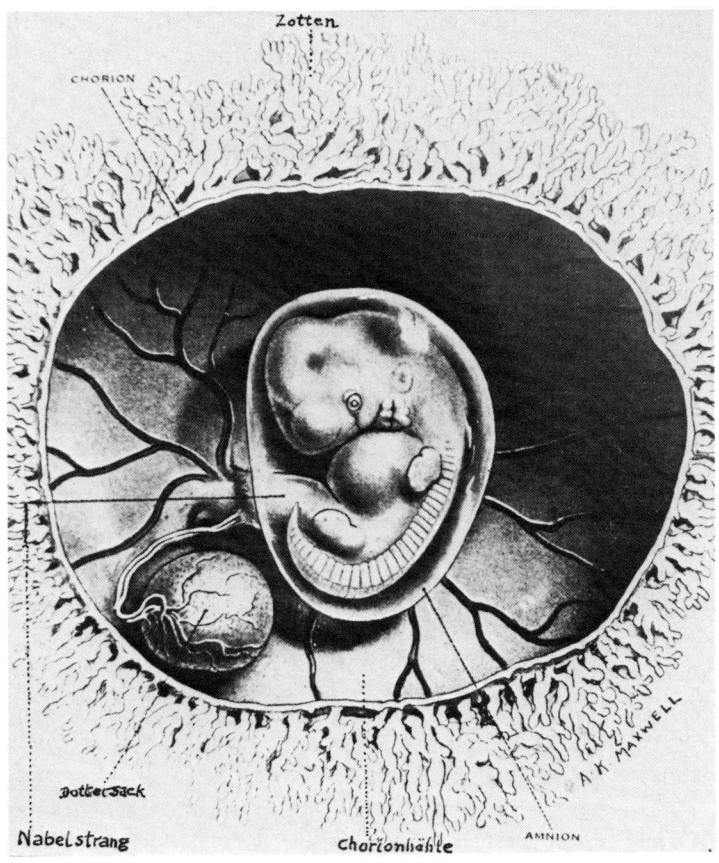

Abb. 16. Ein Embryo der 5. Woche in den Hüllen. Halbschematisch. Die Chorionzotten sind schematisch wiedergegeben, vom mütterlichen Schleimhautgewebe isoliert.

Seinen Namen hat er, weil er als Gebilde vergleichend-embryologisch eine Ähnlichkeit mit dem echten Dottersack der Vögel und Reptilien zeigt.

Das *Amnion* bildet die Haut und plastiziert an der äußeren Gestalt des werdenden Körpers. Es wird z. B. wichtige Aufgaben erfüllen für die Ausgestaltung der Organe des Antlitzes wie die Augenlider, die Nase, die Lippen, die Ohrmuscheln usw.

Von der vierten Woche an wächst das Amnion in die Chorionhöhle hinein. Die Amnionblase wird sich mächtig ausdehnen und wird mehr und mehr dem Chorion entgegenwachsen, indem sie die Chorionhöhle (oder das Exocoel, siehe unten) ganz ausfüllen wird. Der Dottersackgang mit dem Dottersack und der Bauchstiel mit der Allantois werden gemeinsam vom Amnion umhüllt. So bildet sich vom Amnion her betrachtet der Nabelstrang. Die Außenbekleidung des Nabelstranges besteht aus Amnionwand. Im Bereich des Nabelgebietes des Embryos schließt die Epithelbekleidung der Amnionhöhle unmittelbar an das Hautepithel des Embryos an (Abb. 17).

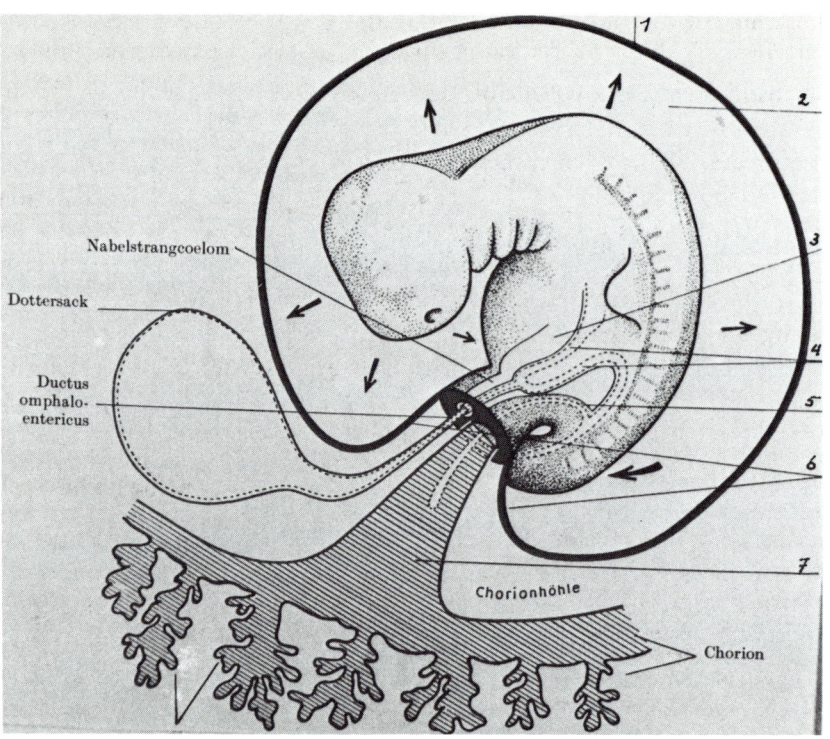

Abb. 17. Schema zur Darstellung der Beziehungen eines Embryos der 5. Woche zu seinen Hüllen. Das Chorion von der Gebärmutterschleimhaut isoliert und nur zu einem kleinen Teil dargestellt. Die Pfeile deuten die Wachstumsrichtung der Amnionblase an. Im Embryonalkörper ist der Rumpfdarm (Nabelschleife) mit der umgebenden Leibeshöhle (Coelom) sichtbar gemacht. Bildung des Nabelstranges aus Bauchstiel und Dottersackstiel mit Amnionüberzug.
1. äußere Amnionwand; 2. Amnionhöhle; 3. Leibeshöhle; 4. Nabelschleife des Darmes; 5. Allantois; 6. Ausdehnung des Nabelstranges; 7. Haftstielanteil des Nabelstranges.

Die Amnionflüssigkeit wird zum *Fruchtwasser*, worin der Embryo — am Nabelstrang „hängend" — frei schwebend schwimmen kann.
Die *Allantois* entstand während der 3. Woche als Ausstülpung des Dottersackes in das Mesenchym hinein. Sie wird durch die Wachstumsbewegungen des Amnion teilweise in den Embryonalkörper hineingenommen (Abb. 17, 21). Aus diesem Teil bilden sich u. a. die harnabführenden Organe: Urinblase, Harnleiter. Der außerhalb des Körpers verbleibende Teil wächst in den Bauchstiel hinein. Das diesen Teil umgebende Mesenchym bildet ein besonders dichtes Blut-Kapillarnetz, welches das Chorion mit den zentralen Gebilden verbindet. Daraus entstehen die Nabelstrangblutgefäße.

Bei bestimmten Säugetierarten und bei Vögeln und Reptilien wächst die Allantois dem Chorion entgegen und legt sich ihm von innen her an; sie wird zu einem relativ großen embryonalen Atmungsorgan. Ihr Inhalt aber wird von den Ausscheidungen der embryonalen Nieren gebildet.

Der interessante Zusammenhang von Atmungsfunktion und Harnausscheidungsfunktion, welcher hier zum Ausdruck kommt, bildet ein Kapitel der geisteswissenschaftlichen Menschenkunde.

Beim menschlichen Embryo bleibt der Allantoisanteil, der in den Bauchstiel hineinwächst, sehr klein und kurz.

Wir wollen die Allantois mit dem Mesenchym und dem Exocoel als eine funktionelle Einheit betrachten.

Wiederholt beschrieben wir das *Mesenchym* als ein echtes verbindendes Gewebe, ein Bindegewebe zwischen Trophoblast-Chorion, Amnion, Dottersack und Allantois. Während der frühesten Stadien bildet das Mesenchym die innere Bekleidung von Trophoblast-Chorion und zugleich die äußere Umhüllung vom Amnion. Es bildet die Heusersche Membran, die Exocoelwand. Außerdem ist es Bestandteil der Grenzflächenscheibe zwischen Amnion und Exocoel (Abb. 5). Indem während der 3. Woche der Dottersack rasch in das Exocoel hervordringt, verdrängt er das Exocoel, das als solches während der 4. Woche verschwindet.

Andererseits entsteht im Mesenchym, das nun Amnion und Dottersack umgibt, erneut Auflockerung des Gewebes und mehrfache Höhlenbildung, mit einer dünnflüssigen Gallerte gefüllt (Abb. 5), in der Fachsprache Magma reticulare genannt. Diese Höhlen fließen in eine einzige zusammen, die nun — nach der 4. Woche — extra-embryonales Coelom oder Chorionhöhle genannt wird. Das ursprüngliche Exocoel ist also zu einem Teil dieser Chorionhöhle geworden.

Die Chorionhöhle mit dem sie umgebenden Mesenchym ist als eine Metamorphose des ursprünglichen Exocoel aufzufassen. Sie bildet ein Kraftzentrum, ein Instrument für formative Vorgänge. Weil ihr Mesenchym die Außenwand der Allantois bildet und zum Nabelschnurgewebe auswächst, sind die mesenchymale Chorionhöhlenwand, die Allantois und der Bauchstiel (Nabelstrang) als eine Einheit aufzufassen.

Hier liegen auch die Gebiete der ersten Entstehung der Blutinseln und der embryonalen Blutgefäße.

Die Chorionhöhle und deren Wände mitsamt dem Nabelstrang und der Allantois haben allseitig vermittelnde Aufgaben zu erfüllen, vermittelnd zwischen dem Zentrum des Embryonalkörpers und dem Amnion einerseits — und der Peripherie des Chorion und der späteren Plazenta andererseits.

Zusammenfassend können wir sagen, daß wir als embryonale Hüllenorgane z. B. während des 3. Monats antreffen:

1. das allumfassende Chorion, wovon ein Teil zur Plazenta werden wird;
2. die Chorionhöhle mit dem Chorionanteil des Nabelstranges;
3. das Amnion mit dem darin verlaufenden Anteil des Nabelstranges;
4. die Allantois, im Nabelstrang aufgenommen;
5. den Dottersackrest.

Durch den Nabelstrang verläuft anfänglich ein Kanal, der die Verbindung der Chorionhöhle mit der Leibeshöhle im Embryo bildet. Dieser Kanal wird verschwinden.

Die Chorionhöhle wird von dem in sie hineinwachsenden Amnion völlig verdrängt werden und auch verschwinden.

Für die Gesamtübersicht der Verhältnisse ist es wichtig sich zu vergegenwärtigen, daß während der ersten Hälfte der Schwangerschaft der Umfang der Hüllengewebe viel größer als der Embryonalkörper ist. Während der letzten Schwangerschaftswochen bildet immerhin die Plazenta mit ihrem etwa 20 cm Durchmesser und 3 cm Dicke, und mit ihrem etwa 500 Gramm Gewicht einen ganz beträchtlichen Anteil der Gesamtmasse der Frucht und ihren Hüllen. Dieser Umstand wird uns bei der Besprechung des embryonalen Blutkreislaufes noch beschäftigen (Kap. 11).

Hiermit können wir die Schilderung der Gestaltung und der Funktionen der Embryonalhüllen, der Hilfsorgane des Embryos, wie sie gewöhnlich genannt werden, abschließen. Im nächsten Kapitel werden wir sehen, daß ihnen noch andere Aufgaben zukommen als die allgemein bekannten der Embryologie, und dabei erfahren, inwieweit die Bezeichnung Hilfsorgane ihre Berechtigung hat.

7. Die Vereinigung des geistig-seelischen Wesens des Menschen mit seinem physischen Keim

Unsere Betrachtungen haben uns zu einem scharfen Wendepunkt der Entwicklungsvorgänge hingeführt, welcher zum Ende der dritten Woche festgestellt werden kann. Einem vorher nicht räumlich fixierten, jedoch vom Umkreis her auf ein Zentrum hinzielenden Geschehen folgt die Gestaltung eines räumlich begrenzten körperlichen Gebildes, mit Leibesachsen, mit einer zweiseitigen Symmetrie, mit einem zielgerichteten Blutstrom.

Bald nachher erhält das zentrale Gebilde vom Umkreis (Amnion) her eine es umschließende Haut. Dadurch ist es ein Körper geworden. Es hat jetzt den Umkreis als Hüllenorgane um sich herum.

Im 5. Kapitel beschrieben wir die Vorgänge im Innern des Körpers, welche zu Beginn der 4. Woche ihren Anfang nehmen. Im 6. Kapitel skizzierten wir die weiteren Schicksale der Hüllenorgane. Die Aufgliederung der Schilderung in zwei getrennte Kapitel erschien uns nicht nur aus praktischen Gründen angebracht, sondern darüber hinaus methodisch bedingt. Dem Zentrum steht seit der 4. Woche das Umkreisgeschehen *gegenüber*. Im Zentrum hat man es mit einer auf Leibesbildung gezielten Entwicklung zu tun, während die Umkreisvorgänge immer mehr auf Umhüllung und Vermittlung ausgerichtet sind. Die Bezeichnung Hüllenorgane ist von da an voll berechtigt!

Hier wollen wir die Darstellung von Ergebnissen aus der anthroposophischen Geistesforschung wieder aufgreifen, mit der wir im 3. Kapitel bis zu einem bestimmten Punkt gekommen waren. Rudolf Steiner hat die Ergebnisse seiner

Forschung über das Leben zwischen dem Tod und einer neuen Geburt in seinen Schriften und in hunderten von seither veröffentlichten Vorträgen dargelegt. Wir erwähnten aus diesem Gebiete der Geisteswissenschaft, daß man erfahren kann, wie es in jener Daseinsform des Menschen drei Phasen gibt. Zum Ende der zweiten Phase nimmt die Menschenseele unter der Führung höherer geistiger Mächte den Impuls auf, auf eine neue Erdenverkörperung zuzustreben. Sie muß da erleben, wie ihr am Anfang der dritten Phase der Geistkeim des physischen Leibes genommen wird. Die geistigen Mächte führen diesen Geistkeim einem physischen Keim auf Erden zu. Dem künftigen Schicksal entsprechend, wird dabei für die Menschenseele die Eingliederung in ein Zeitalter, in ein Volk, in eine Generationenfolge bis hin zu einem bestimmten Elternpaar eingeleitet. Der Geistkeim wird dahin geführt, im Augenblick der erwarteten Konzeption die Gestaltung der zu befruchtenden Eizelle zu übernehmen.[1])

Wir deuteten an (S. 30), daß, indem der Geistkeim — von den höheren geistigen Mächten in die Richtung der Erdensphäre gelenkt — sich von der menschlichen Individualität loslöst, das Bewußtsein dieser Individualität eine Änderung erfährt. Dieses geänderte Bewußtsein führt dazu, daß die Menschenseele sich nun nicht mehr erlebt wie dem ganzen Weltall und seinen Wesenheiten hingegeben, wie in deren Wesen aufgegliedert, sondern daß sie ihr Bewußtsein von jetzt an wie auf ein zentriertes Ich lenken muß. Sie hat das Erlebnis einer starken Entbehrung. Die Menschenseele erlebt sich dabei abermals in ihrer moralisch-geistigen Wertigkeit. Sie empfindet, wie die sie führenden geistigen Wesenheiten ihr dasjenige in die Seelenleiblichkeit wieder eingliedern, was sie vor ihrem Eintritt in das Geisterland (am Ende der ersten Phase des Lebens nach dem Tode) als Unvollkommenheiten, als Fehler und Makel hatte zurücklassen müssen. Die Wiedereingliederung verstärkt in ihr den Impuls zum Ausgleich jener Unvollkommenheiten während eines nächsten Erdenlebens.

Jene Unvollkommenheiten, jene der Weltentwicklung zuwiderstrebenden, die menschliche Wesenheit moralisch beschwerenden Eigenschaften, waren im Verlauf der ersten Phase des nachtodlichen Lebens von den führenden geistigen Mächten in *ihr* Wesen aufgenommen worden. Sie werden von jenen Mächten zu *Gestaltungskräften* umgewandelt.

Diese Kräfte werden mit der geistig-seelischen Menschenwesenheit vereinigt. Einerseits werden sie ihr als Kräfte eingebaut, die die Leiblichkeit konstituierend beeinflussen werden. Andererseits werden die Kräfte so umgestaltet, daß sie den Menschen im künftigen Erdenleben dazu bringen, Schicksalsereignissen entgegenzustreben, die z. B. zu Erlebnissen, Begegnungen mit anderen Menschen führen werden, welche einen Ausgleich jener Unvollkommenheiten aus dem vorigen Erdenleben herbeiführen können. Die beiden zu Kräften umgestalteten

---

[1]) Hier wird also ausgesprochen, daß die Menschenwesenheit unter der Führung der geistigen Mächte sich ihre Vorfahren *wählt* (entsprechend ihrem Karma), daß sie also ihre Erblichkeitsverhältnisse von sich aus mitbestimmt, anstatt diesen Verhältnissen — wie es die Naturwissenschaft behauptet — nur unterworfen zu sein (siehe „Anmerkungen" S. 146 f.)

Faktoren, der konstitutionsbildende und der letztgenannte zu Lebensereignissen führende, fassen wir zusammen unter dem Begriff des künftigen Karmas.
Für unsere embryologischen Betrachtungen kommt nur die konstitutionsbildende Seite des Karmas in Betracht.

Nun müssen die Bedingungen geschaffen werden, damit die bis dahin sich im geistig-seelischen Zustand befindende Menschenindividualität die Möglichkeit erhält, sich ihre physische Leiblichkeit in Übereinstimmung mit ihrer Wesenheit auszugestalten.
Dazu wird ihr ein vermittelndes Instrument geschaffen. Es wird von der Geisteswissenschaft als *Bildekräfteleib* beschrieben. Die Individualität wird ihrer geistig-seelischen Wesenheit gemäß mit einem eigenen Bildekräfteleib umkleidet. Das findet während der letzten Zeit vor dem Eintritt in die Erdenverkörperung, d. h. vor der Verbindung mit dem physischen Keim statt. Er wird den schon im Werden begriffenen physischen Keim weiter formen. Er muß so beschaffen sein, daß er den erblichen Bedingungen der elterlichen Generationenfolge bis zu einem gewissen Grade angepaßt ist, die die Eltern ihrem Keim einverleiben (und womit sich auch der Geistkeim während der ersten Embryonalwochen auseinanderzusetzen hat, siehe „Anmerkungen" S. 146 f.).
So wird der Bildekräfteleib einerseits zum Träger der individuellen Eigenart der sich verkörpernden Menschenwesenheit, andererseits zum Mit-Träger der erblichen Eigenschaften der Eltern und Vorfahren.

Zum besseren Verständnis der folgenden Ausführungen ist es notwendig, uns einen kurzen Überblick über die Gliederung der menschlichen Wesenheit zu verschaffen, wie sie sich der geisteswissenschaftlichen Forschung darbietet. Einzelheiten kann man der einschlägigen Literatur entnehmen. Namentlich sei dazu auf R. Steiners „Geheimwissenschaft" hingewiesen.
Während seines Erdenlebens ist der Mensch ein viergliedriges Wesen. Man kann an ihm den physischen Leib, den Bildekräfteleib (oder Ätherleib), den Empfindungsleib (auch Seelenleib oder Astralleib genannt) und die Ich-Organisation unterscheiden.
Der menschliche physische Leib ist das Objekt der Naturwissenschaft. Man kann ihn mit den naturwissenschaftlichen Erkenntnismitteln und -methoden untersuchen. Er ist dasjenige was man gewöhnlich unter dem Körperlichen des Menschen versteht.
Aber der physische Leib würde sofort zerfallen, wenn die höheren Wesensglieder ihn nicht instandhielten. Dieser Zerfall geschieht beim Tode des Erdenmenschen.
Es ist der Bildekräfte- oder Lebensleib, der als Träger sämtlicher Lebenserscheinungen den physischen Leib fortwährend dem Tode entreißt. Er bewirkt die physischen Lebensvorgänge wie Gestaltung, Formerhaltung, Wachstum, Ernährung, Fortpflanzung usw. Als solcher ist er für höhere Erkenntnisorgane

unmittelbar Wahrnehmungsobjekt. Zum besseren Verständnis sei hier zitiert, was im Allgemeinen unter „Leib" verstanden werden kann: „Mit „Leib" soll bezeichnet werden, was einem Wesen von irgendeiner Art „Gestalt", „Form" gibt" (R. Steiner, „Theosophie" GA 9). So machen die Lebensprozesse beim Menschen eine strukturierte Ganzheit aus, die sich in der Gesamtheit seiner Lebenserscheinungen, der Erhaltung der Gestalt, den Lebensrhythmen, der durchschnittlichen Lebensdauer, der Dauer der einzelnen Wachstumsphasen usw. kundgibt. Man kann den Ätherleib auch als einen „Zeitenleib" charakterisieren, womit gesagt sein will, daß er sich seine eigenen Zeitrhythmen einorganisiert („innere Uhr").

Als Grundlage für sein spezifisch menschliches Seelenleben kann man mit den Erkenntnismitteln der Geisteswissenschaft ein weiteres, höheres Glied des Menschen unterscheiden, den Empfindungs- oder Seelenleib (Astralleib). Innerhalb des lebenden Organismus bildet dieser Organe, die dem Seelenleben dienen, durch deren Wirken der Lebensleib und der physische Leib entsprechend umgestaltet werden, damit die Seelenvorgänge ihre körperlichen Grundlagen bekommen.

Bei jedem Menschen zeigt der Astralleib spezifische Qualitäten. Der Astralleib ist darüber hinaus eine rein qualitative Struktur; er ist nicht mit Kriterien des Räumlichen oder des Zeitverlaufes zu erfassen. Unmittelbar wahrnehmbar wird er dem ihm gemäßen höheren Erkenntnisvermögen.

Den physischen Leib hat der Mensch mit den drei Naturreichen gemein, den Ätherleib mit allen Lebewesen, während der Astralleib außer dem Menschen nur den Tieren eigentümlich ist.

Beim Menschen ist diesen drei kurz skizzierten Wesensgliedern die Ich-Organisation übergeordnet, als Werkzeug seines individuellen geistigen Wesenskernes, seines Ich. Die Ich-Organisation gestaltet den Astralleib, den Ätherleib und den physischen Leib solcherart um, daß sie die gesamte viergliedrige Leiblichkeit zu einem Träger des verkörperten Menschengeistes werden läßt.

Die drei höheren menschlichen Wesensglieder greifen jedes für sich unmittelbar in ein bestimmtes Element der physischen Welt ein und haben infolgedessen jedes für sich ihren Abdruck in der physischen Körperlichkeit. Die Ich-Organisation kann unmittelbar in die Wärme-Verhältnisse des Körpers eingreifen, der Astralleib beherrscht unmittelbar den Gasstoffwechsel. Der Ätherleib vollzieht seine gestaltende und Leben-erhaltende Tätigkeit im flüssigen Elemente. Der physische Leib schließlich wird zu einem festumrissenen Körper, der sich mit allem festen Körperhaften der Erdenwelt auseinandersetzen kann.

Was in den vorangegangenen Abschnitten über das Leben zwischen dem Tod und einer neuen Geburt dargestellt wurde, läßt sich nun auf solche Weise aussprechen, daß die Früchte der vorigen Erdenleben, aber auch die Unvollkommenheiten, die der Individualität aus vorigen Erdenleben anhaften, den genannten Wesensgliedern zur Vorbereitung für das kommende Erdenleben eingebaut werden. Dieses machen sich die höheren geistigen Mächte, die die Menschheit lenken, zur Aufgabe. Dadurch entsteht für das Menschenwesen während des kommenden Erdenlebens die Möglichkeit zum Ausgleich des Karmas, aber auch die Möglichkeit zur Weiterentwicklung.

Wenn die zur Wiederverkörperung hinstrebende Individualität sich nach dem Verlassen des Geistgebietes (der Sonnensphäre) auf ihr eigenes Wesen konzentrieren muß, ist das so zu verstehen, daß sie auf die werdende Beschaffenheit ihrer von den geistigen Mächten neu-gestalteten Ich-Organisation und auf den neu-gestalteten Astralleib mit den ihnen eingebauten, zum karmischen Ausgleich veranlagten, Eigenschaften schaut. Es sind diese Eigenschaften geistig-seelische *Kräfte*.

In Übereinstimmung mit der Beschaffenheit von Ich-Organisation und Astralleib wird während der letzten Zeit des vorgeburtlichen Lebens ein entsprechender Ätherleib von den höheren Wesen der Geistwelt für das Menschenwesen ausgestaltet. Wir erwähnten oben, daß bei dieser Ausgestaltung des Ätherleibes außerdem die zu vollziehende Eingliederung in den Erblichkeitsstrom der Vorfahren und deren letzten Glieder, der Eltern berücksichtigt wird. Was den Erblichkeitsstrom betrifft, gibt es von dieser Seite her individuelle und sonstige Unvollkommenheiten, denen der Ätherleib sich ebenfalls anzupassen hat (siehe „Anmerkungen" S. 146 f.).

Man hat hier einen Tatsachenzusammenhang vor sich, der sich grundsätzlich von demjenigen unterscheidet, was zur Gestaltung des *Geistkeimes* des physischen Leibes führt. Der Leser möge sich den wichtigen Unterschied an dieser Stelle noch einmal vergegenwärtigen.

Wir rekapitulieren: Vom Augenblick der Konzeption an gestaltet der Geistkeim den physischen Keim, und weiter während des ganzen Erdenlebens den physischen Leib des Menschen. Er bildet ihn seiner Wesenheit gemäß zum „Tempel Gottes". Zum *Ende der dritten Woche vereinigt die geistig-seelische Individualität sich mit ihrem Erdenkeim.* Sie prägt von jetzt an dem vom Geistkeim bis dahin geformten physischen Leib ihre besonderen individuellen Wesenseigenschaften ein. Eben weil sie eine individuelle für sich bestehende Wesenheit ist, gestaltet sie ihren werdenden Erdenkörper zu einem entsprechend individuell abgegrenzten Körper um.

Der Geistkeim aber gestaltet im Verborgenen weiter am physischen Urbild und erfüllt damit die menschheitlich-kosmischen Bedingungen, wodurch die Menschenwesenheit ihre individuellen Gestaltungsaufgaben vollbringen kann. So ist zu verstehen, daß der mittelpunktsbezogene, von einer Haut umschlossene Körper, in seiner Gestaltung gleichfalls Ergebnis der fortgesetzten Arbeit des Geistkeimes ist. Was jedoch „innerhalb der Haut" entsteht, wird der individuellen Eigenart gemäß weiter ausgebaut.

Das Instrument dafür ist der individualisierte Ätherleib. Rudolf Steiner charakterisiert den Ätherleib wie eine Art Architekt des physischen Leibes. Nach den Urbildern, die er aus dem Geistgebiet bekommt, formt er im Physischen. Im Sinne dieser Urbilder formen sich die Organe und Organzusammenhänge, die Teile der Gestalt und die Gestalt als Ganzes.

Wir zitierten Steiners Aussage vom Ätherleib als „Zeitleib". Er bestimmt auch während der Embryonalzeit die Entwicklungsrhythmen, mit denen er entstehen und vergehen läßt, mit denen er die Fähigkeit entfaltet, Gestaltbildung in aufeinanderfolgenden, einander ablösenden Metamorphosen zu vollziehen.
Durch die Ergänzung unserer Beschreibung der embryonalen Vorgänge von seiten der geisteswissenschaftlichen Forschungsergebnisse können wir begreifen lernen, was wir bei der Schilderung der Tatsachen der 3. und 4. Embryonalwochen nur bestaunten. Die Umkehr der Gestaltungsrichtung, dann das Ineinandergreifen der organbildenden Prozesse, die gegenseitige Induktion der embryonalen Schichten (Keimblätter) für die Organbildung usw., ist alles Ausdruck einer weisheitserfüllten, umfassenden, übergeordneten, „programmierenden" (nicht: programmierten) Tätigkeit vom Geiste her. Wir können den Übergang der Vorgänge von der 3. zur 4. Woche gleichsam als ein real-symbolisches Geschehen betrachten, das die erhabenen im Geistigen sich ereignenden Tatsachen auf dem physischen Plan in mikroskopisch kleinem Maßstab wiedergibt. Wie das geistig-seelische Wesen der Individualität sich beim Abstieg zur Verkörperung auf sich selbst gestellt erleben muß, bewußtseinsmäßig von nun ab abgegrenzt gegenüber der Welt der geistigen Wesenheiten, in deren Schoß es sich während seines Aufgenommenseins im „Geisterland" empfand — so wird durch seine nun einsetzende unbewußte Tätigkeit diese zukünftige Leiblichkeit zu einem entsprechend abgegrenzten „auf sich selbst gestellten" körperlichen Gebilde konzentriert gegenüber den dem Mutterschoß zugewendeten Embryonalhüllen. Nur die Nabelschnur verbindet das zentrale Gebilde noch mit der Peripherie. Sie vergegenwärtigt die Aufteilung des zentralen gegenüber dem peripherischen Geschehen und deren Wechselwirkung. Der schon vorgebildete Blutkreislauf verbindet als strömendes Geschehen Zentrum und Peripherie.

Unter der Führung der die Inkarnation lenkenden höheren geistigen Wesenheiten verbinden die oben charakterisierten Wesensglieder der Individualität sich mit dem werdenden physischen Leib. Was Rudolf Steiner dazu in einer sich darauf beziehenden Besprechung ausgesagt hat, wollen wir nun skizzieren (siehe GA 314). Die übersinnlichen Wesensglieder schaffen sich ihre *physischen Korrelate* im Embryonalleib. So „wird das Chorion zum physischen Korrelat der Ich-Organisation, die Allantois zum physischen Korrelat des Astralleibes und das Amnion zum physischen Korrelat des Ätherleibes des erwachsenen Menschen."[1]
Die Ich-Organisation bildet einen Wärme-Organismus im Physischen des Embryos, der Astralleib einen Luft-Organismus, der Ätherleib einen Flüssigkeitsorganismus.
Solange die physische Geburt noch nicht stattgefunden hat, wirkt der Wärme-

---
[1] Über die Beziehungen der Wesensglieder des *mütterlichen* Organismus zu den „Korrelaten", zu den Hüllenorganen, wird am Ende dieses Kapitels noch einiges auszusagen sein.

organismus des Chorion, wirkt die Allantois als Organ des Luftorganismus, wirkt das Amnion als Kraftfeld des Wasserorganismus des Embryos. Sie gestalten miteinander den sich verfestigenden physischen Körper.

Das Amnion ist das plastisch wirkende Organ, wodurch der Ätherleib seine architektonischen Aufgaben am werdenden Embryonalkörper im Flüssigen erfüllen kann.

Die Allantois ist das Organ — gleichsam stellvertretend für das Gewebe, das die Chorionhöhle umgrenzt; ältere Embryologen nannten diese Höhle Exocoelom, d. h. den Embryo umgebende Himmelshöhle! — von woher einstrahlend der Astralleib durch sein Korrelat die Organe für den Luftorganismus im Körper aufbaut.

Am Schluß des 6. Kapitels (S. 61) zeigten wir die alles-verbindenden Beziehungen des Mesenchyms und des Nabelstranges zu den anderen Hüllenorganen auf. Hier erscheint dieser Umstand im rechten Licht. Die Chorionhöhle — mit seinem Repräsentanten die Allantois — ist als Korrelat des Astralleibes dasjenige Organ, das die schaffenden Urbilder der Geistwelt dem Ätherleib vermittelt.

Die Chorionhöhle aber ist ihrerseits allseitig vom Chorion umhüllt: Die Sternengesetze für die Menschenbildung werden von dem Korrelat der Ich-Organisation individualisiert.

Das Chorion — später die Plazenta — ist das Organ, vermittels dem der Wärmeorganismus im physischen Körper des Embryos wirkt. Der embryonale Blutkreislauf ist die erste Anlage des eigenen Wärmeorganismus, der nach der Geburt in Funktion treten wird.

Die sogenannten Keimblätter des eigentlichen Embryonalkörpers (S. 44 f., siehe auch „Anmerkungen" S. 141 f.), Ektoderm, Entoderm und Mesoderm, weisen ihre Beziehungen zu den Korrelaten und dadurch mittelbar zu den Wesensgliedern auf. Die mesodermalen Bildungen haben ihre Beziehung zum Mesenchym der Chorionhöhlenwand und der Allantois, und zum Chorion. In ihnen kommt die gestaltende Arbeit der Ich-Organisation und des Astralleibes am werdenden Körper zur Verwirklichung. Es sind dies zum Beispiel die blutbildenden Organe, die Blutgefäße und das Herz, die Nieren, das Muskelsystem, das Skelett, das Bindegewebe und die sogenannten inneren Organe des Körpers.

Die ektodermalen Bildungen, Umgestaltungen der dem Embryo zugewandten Wand des Amnion, können wir als Ergebnisse der architektonischen Arbeit des Ätherleibes betrachten. Es sind die Haut, die Sinnesorgane, das Nervensystem, usw.

Das Entoderm aber, abgeleitet vom Dottersack, wird weiter ausgestaltet zu denjenigen inneren Hohlorganen (Mundhöhle, Speiseröhre, Magen, Darmabschnitte, Luftröhre und Lungen, Drüsengänge usw.), welche zu Organen werden sollen, die im Erdenleben dem Erdenstoffesgeschehen dienen werden (Verdauung, Stoffwechsel). Es wird damit dasjenige im werdenden physischen

Körper vorbereitet, das dem Ernährungs- und Atemstrom der physisch-stofflichen Außenwelt zur Verfügung stehen wird. Die genannten Organe dienen also dem eigentlichen irdischen Elemente im Stoffesgeschehen.
Das Entoderm unterliegt als die dem inneren Hohlraum zugewendete Leibesgrenze ebenfalls der plastisch-architektonischen Arbeit des Amnion! Nach der 4. Woche — nachdem die Mundöffnung gebildet worden ist — strömt Amnionwasser in den inneren Hohlraum, den späteren Verdauungstrakt hinein. Man drückt dieses so aus, indem man sagt: der Embryo „trinkt Amnionwasser und scheidet es wieder aus". Das ist aber mit Bezug auf das Amnion kein passives Geschehen! Denn hier zeigt sich das Amnion als Korrelat des Ätherleibes auch von innen des werdenden Körpers her plastizierend am physischen Leib.[1]
Das Chorion soll noch etwas näher betrachtet werden. Dieses am meisten peripherische Hüllenorgan schließt die gesamte Embryonalsphäre gegenüber der Umgebung, dem mütterlichen Organismus ab, aber auch auf. Denn es vermittelt durch seinen Bau und seine Funktion die Wechselwirkung mit jener Umgebung. Als Wärmeorganismus des Embryos dient er der Ich-Organisation: ein beträchtlicher Anteil der embryonalen Blutmenge befindet sich namentlich während der ersten Schwangerschaftshälfte im Bereich der Plazenta. Durch diesen Wärmeorganismus wird der Gasaustausch (die embryonale Atmung) mit dem mütterlichen Organismus vermittelt. Auch der Flüssigkeitsstoffwechsel findet über die Plazenta statt. So daß Ich-Organisation, Astralleib und Ätherleib teilhaben an den Vorgängen, die die Plazenta vermittelt. Es ist die embryonale Eigenwärme, die den ersten Beweger der Gas- und Flüssigkeitsvorgänge bildet, oder anders ausgedrückt, es ist das Chorion — die Plazenta — die der Allantois und dem Amnion übergeordnet bleibt.
Solange das Embryonalstadium andauert, sind die Embryonalhüllen die physischen Korrelate der übersinnlichen Wesensglieder; während und nach der *Geburt* verbinden sich diese Wesensglieder unmittelbar mit dem physischen Körper des Neugeborenen. Die Flüssigkeitsvorgänge des Neugeborenen können sich jetzt selbsttätig gegenüber der Erdenschwere behaupten. Denn die Erdenschwere *wirkt,* sobald der Körper aus dem Fruchtwasser entlassen worden ist. Vor der Geburt aber *schwebt* der ganze Körper im Amnion-Fruchtwasser.
Die eigene Luftatmung setzt mit der ersten Einatmung und dem ersten Schrei des Neugeborenen ein: Der Astralleib ergreift unmittelbar die Gasvorgänge, indem er die bisher luftleeren Lungen plötzlich mit Erdenluft zu füllen vermag, und indem er durch diese Erdenluft den ganzen Leib mit Erden-Gasstoffwechselvorgängen zu durchdringen beginnt. Der unmittelbare Erfolg ist das ruckartige Einsetzen der gesamten Muskelspannung im Leibe des Neugeborenen, und die dadurch erfolgende spontane Erdenbeweglichkeit im Schwerefeld.
Die Ich-Organisation zieht während des „Abnabelns", oder unmittelbar vorher, in den nun innerhalb des Körpers eingeschlossenen Blutkreislauf ein.

---
[1] Siehe „Anmerkungen": Die Verbindung zwischen Amnion und Dottersack, S. 156.

Dieser nimmt gleichzeitig mit und auch infolge der Luftfüllung der Lungen eine eindrucksvolle innerkörperliche Richtungsänderung schlagartig vor. Es sei hier vorweggenommen, was später ausführlicher dargestellt werden wird: Aus dem embryonalen Blut-Umlauf (oder *Kreis*-Lauf im eigentlichen Sinne) wird mit dem Einsetzen der Lungenatmung nach der Geburt ein Blut-Kreuz-Lauf. Das Kreuz bildet sich am Herzen, indem die während der Embryonalzeit bestehenden offenen Verbindungen links und rechts im Herzen und in den großen Arterienstämmen beim Herzen sich schließen (Kap. 13, S. 132 f.).

Eine interessante Frage ist: wer bestimmt die Geburtsstunde? Wer bewirkt den Geburtsvorgang?
Nachdem ich mir während langjähriger Geburtshelfertätigkeit immer wieder diese Frage vorlegte, wurde mir zur Gewißheit: es ist die kindliche Individualität!
Wenn man den Beobachtungen der Geburtsvorgänge eine solche Stellungnahme zugrunde legt, wird einem die eigenartig träumerische Verfassung einer gesunden, in Ruhe Gebärenden zum Zeichen der Richtigkeit. Nur ganz zuletzt — während der sogenannten Austreibung — wird die Gebärende hellwach und aktiv.[1]) Vorher ist die — eventuell geübte — hingebungsvolle Passivität der Gebärenden das allerbeste für den günstigen Verlauf des Geburtsvorganges. (Man weiß, daß der Hormonspiegel des mütterlichen Blutes den Wehenprozeß in Gang setzt und steuert. Aber man weiß auch, daß die Plazenta (!) an der Hormonproduktion entscheidend beteiligt ist!)
Umgekehrt ist auffallend, wie unnatürlich — unphysiologisch möchte man sagen — der Geburtsvorgang verläuft, wenn er künstlich durch Medikamente (Hormongaben) eingeleitet und weiter stimuliert wird. Die „Wehen" haben dabei meistenteils einen völlig anderen Charakter. Eigentlich kann man nur in solchen Fällen von „Schmerzen" reden. Die normalen Wehen beim natürlichen Geburtsverlauf sind nicht Schmerzen im eigentlichen Sinne. Wenn die Gebärende nicht ängstlich ist, ist das Bewußtsein während der Wehentätigkeit etwas herabgedämpft.
Während krankhafter Schmerzen dagegen ist das Bewußtsein verstärkt. Das kann man bei einer künstlich medikamentös geförderten Niederkunft oft wahrnehmen.
Eine mit künstlichen Mitteln durchgeführte Niederkunft findet nicht mehr nur unter der entscheidenden Aktivität der kindlichen Wesenheit statt. Sie ist eigentlich ein pathologischer Prozeß. Und . . . das Kind verpaßt bei seiner Geburt seine „Sternstunde".
Nach der Geburt des Kindes, das sich durch den Geburtsvorgang von seinen Hüllen „befreite", folgt die sogenannte Nachgeburt. Die höheren Wesensglieder haben ihre Korrelate verlassen, diese verfallen. Sie werden nach der

---

[1]) Dabei sind die sog. Austreibungswehen kaum schmerzhaft!

Kindesgeburt für den mütterlichen Organismus zu einem toten Fremdkörper, dessen sich dieser Organismus vermittels der sogenannten Nachwehen entledigt. Interessant ist, daß die Hüllen infolge des Nachgeburtvorganges vollständig umgestülpt werden.

Man ahnt hier ein Realsymbol innerhalb eines natürlichen Geschehens: Der Mutterschoß ist während der Schwangerschaft eine Stätte für kosmische Vorgänge, irdischen Einflüssen enthoben. Sie spielen sich im „Gegenraum" ab; das was nachher „abfällt", fällt in den euklidischen Raum hinein: es wird umgestülpt.

*

Wir wollen jetzt einen Blick auf die Aufgaben werfen, die der mütterliche Organismus für die Embryonalentwicklung zu erfüllen hat.

Der Einfluß des mütterlichen Organismus auf die embryonale Entwicklung erfolgt physisch über die Hüllenorgane. Für die Ernährung, für den Stoffwechsel überhaupt spielt das Chorion, später die Plazenta bekanntlich die Hauptrolle. Durch die Plazenta kann das mütterliche Blut zum embryonalen Blut in Beziehung treten. Dort kann Gasaustausch, Flüssigkeits- und Mineralstoffzufuhr und Ausscheidung erfolgen.

Nun haben wir in diesem Kapitel kurz beschrieben, wie man den Erdenmenschen als eine viergliederige Wesenheit bestimmen kann. Diese Anschauung kann uns Aufschluß über die Rolle des mütterlichen Organismus während der Embryonalzeit verschaffen.

Die „kindlichen" Wesensglieder können nicht vor der physischen Geburt unmittelbar auf den zur Gestaltung kommenden physischen Körper wirken. Sie schaffen sich, wie wir gesehen haben, ihre „Korrelate". Diese Korrelate werden zu *physischen Trägern der Wesenseigenschaften* von Ich, Astralleib und Ätherleib der zur Verkörperung strebenden Individualität.

Sie werden zu gleicher Zeit zu *Instrumenten*, deren der mütterliche Organismus sich für seine Aufgaben bedient. Worin bestehen diese Aufgaben? Sie bestehen darin, die Gestaltung des werdenden physischen Körpers im schützenden Bereich dieses Organismus soweit voranzubringen, daß während der Geburt und danach die kindlichen Wesensglieder sich unmittelbar mit dem physischen Leib verbinden können, und das Neugeborene sich später als viergliedriger Organismus selbsttätig in die Erdenbedingungen hineinleben kann.

Die vorgeburtliche Gestaltung soll in völliger Übereinstimmung mit der Wesensart der sich verkörpernden Individualität erfolgen. Deshalb bedient der mütterliche Organismus sich der Hüllenorgane des Embryos, die von jener Individualität zu den Korrelaten seiner Wesensglieder geformt worden sind, als die Instrumente für seine Tätigkeit.

(Die Gestaltung der Embryonalorgane zu Korrelaten der Wesensglieder erfolgt, wie aus den vorigen Kapiteln hervorgeht, nach der dritten Embryonalwoche.)

Der Ätherleib der Mutter wirkt im flüssigen Element. Das tut er auch mit Bezug auf den Embryo. Das Amnion ist das vermittelnde Instrument, wodurch der mütterliche Ätherleib die plastisch-bildnerischen Prozesse am physischen Embryo vollziehen kann. Er bereitet damit den Einzug des kindlichen Ätherleibes bei der Geburt vor.

Der Astralleib der Mutter wirkt im Gasförmigen, d. h. er beherrscht den Gasstoffwechsel. Durch die Wesensverwandtschaft, welche er mit dem Korrelat des Astralleibes der sich verkörpernden Individualität hat, kann er dieses physische Instrument für seine Tätigkeit benutzen. Er wirkt also vermittels der Allantois, des Exocoels, des die Chorionhöhle umgebenden mesenchymalen Gewebes, und schafft durch sein Wirken im physischen Embryo die Bedingungen, wodurch eine unmittelbare Verbindung des Astralleibes der Individualität mit dem zur Geburt kommenden Leib möglich wird.

Die mütterliche Ich-Organisation hat für ihr Wirken das Chorion, später die Plazenta als ihr Instrument. Daß ihre Wirkensmacht eingeschränkt ist, drückt sich in der Tatsache aus, daß mütterliches und embryonales Blut sich nicht vermischen. Unter der Führung des mütterlichen Organismus, durch seine Ich-Organisation wird das plazentare Blut-Grenz-Gebiet sorgfältig aufgebaut. Sie bedient sich für den Aufbau und die Funktion des Korrelates der „kindlichen" Ich-Organisation, des Chorion, später der Plazenta.

Es geschieht also keine Vermischung der beiden Blutarten, dafür aber eine möglichst intensive *Berührung*. Man fühlt sich im Hinblick auf die Struktur der Plazenta fast gedrängt auszusprechen: Die Rolle der mütterlichen Ich-Organisation ist eine unmittelbar-mittelbare. Der mütterliche Organismus wirkt zwar sehr intensiv, aber zu gleicher Zeit völlig selbstlos.

Das ist überhaupt ein Charakteristikum der Physiologie der Schwangerschaft: Sie ist für den mütterlichen Organismus ein Geschehen, an dem alle vier Wesensglieder intensiv beteiligt sind. Sie stellen sich jedoch weitgehend in den Dienst des fremden Werdens. Die Korrelate der „kindlichen" Wesensglieder sind ihnen dabei richtunggebend für ihr Wirken.

Rudolf Steiner hat in einem am 3. Juli 1906 in Leipzig gehaltenen Vortrag — wovon nur auszugsweise Notizen vorhanden sind — eine weitere Einzelheit aus seiner Geistesforschung erwähnt. Es heißt in den vorhandenen Notizen: „... ungefähr in der siebenten Woche beginnt der Ätherleib mit seiner Wirksamkeit, und vom siebenten Monat ab tritt der Astralleib mit seinen Kräften heran." Das würde bedeuten, daß von der 7. Woche ab der Ätherleib der kindlichen Wesenheit durch das Amnion unmittelbarer gestaltend tätig wird. Das Gleiche tritt vom 7. Monat ab für den Astralleib durch dessen Korrelat ein. Daran ließen sich interessante Betrachtungen knüpfen. Einer der möglichen Aspekte wird im 10. Kapitel dieser Schrift (S. 93) aufgegriffen.

Die kurze Charakterisierung der Aktivität des mütterlichen Organismus zusammenfassend möchten wir sagen: durch die Schwangerschaftssituation wird der mütterliche Organismus zu einer Stätte, wo alles Wirken selbstlos im Dienste des fremden Gedeihens erfolgt. Die Schwangerschaft ist im Grunde das hohe Vorbild für alle spätere Erziehung.

8. Streiflichter auf die Entwicklung des zentralen und peripheren Nervensystems

Im folgenden sollen einige Entwicklungsvorgänge betrachtet werden, welche nach der Bildung des eigentlichen Embryonalkörpers, also nach dem Beginn der vierten Woche ihren Anfang nehmen. Sie können als Beispiele für die wunderbaren plastischen Ausgestaltungen dienen, welche sich bei der physischen Menschwerdung im Kleinen, im Verborgenen ereignen.

Ausgangspunkt für die Themenwahl ist die von Rudolf Steiner entdeckte Dreigliederung des menschlichen Organismus. Er hat diese menschenkundliche Betrachtungsart zum ersten Mal 1917 in der Schrift „Von Seelenrätseln" veröffentlicht. Seitdem hat er sie in zahlreichen Vorträgen für Mitglieder der Anthroposophischen Gesellschaft, vor allem auch für Ärzte, Pädagogen, Heilpädagogen und andere Fachleute weiter ausgearbeitet und vertieft.

Stichwortartig formuliert kann man den menschlichen Organismus, ausgehend von den drei ihn konstituierenden Gliedern betrachten, dem Sinnes-Nervensystem, dem Atmungs-Blutkreislauf- oder rhythmischen System, und dem Stoffwechsel-Gliedmaßensystem. Betont muß werden, daß diese drei Systeme *nicht* etwa in drei Körpergebieten getrennt lokalisiert sind, sondern sich in jedem Körperteil, in jedem Organ durchdringen. Für Einzelheiten sei auf die anthroposophische Literatur verwiesen.

Wir werden sehen, daß die völlige Verschiedenheit dieser drei Glieder des menschlichen Organismus sich auch in der sehr verschiedenen Art ihrer Entstehung und Entwicklung während der Embryonalzeit dartut.

Wir wollen uns in diesem Kapitel der Embryologie des Nervensystems zuwenden. Es soll dieses skizzenhaft geschehen; der Leser der sich für weitere Einzelheiten interessiert, kann sich an Hand der Fachliteratur eingehender orientieren (siehe Literaturhinweise).

Die allerersten Anzeichen der Veranlagung des Nervensystems können etwa am 21. Tag gefunden werden, wenn der Keimschild sich zum Körper wölbt und dieser etwa 2 mm lang ist. Man entdeckt an der Rückenseite in der Symmetrieebene eine Streifenbildung, die zu einer Rinne vertieft wird, vom Kopf- bis zum Steißende verlaufend. Plastisch ausgedrückt: es ist als ob das Lebenswasser des Amnion (dessen Wand ja die Haut des Embryos bildet, siehe die vorigen Kapitel) wie mit einem unsichtbaren Finger der Länge des Rückens nach drückend, diese Eindellung vollzieht. Die Rinnenbildung fängt etwa in halber Länge des Rückengebietes an und schreitet zum Kopfende und zum Steißende fort. Dann wird die Rinne tiefer, und die Ränder beginnen sich von den Seiten her zu nähern, wodurch die Rinne gegen das Amnion zu enger wird, sich schließlich vom Amnion abschließt und dadurch zu einem Rohr wird.

Dieses Rohr befindet sich also bald unter der Rückenhaut des Embryos versenkt. Die Rohrbildung durch Schließung der Ränder der ursprünglichen Rinne beginnt auch in halber Länge des Rückengebietes, von dort fortschreitend zum Kopf- und zum Steißende hin. Der beschriebene Vorgang ist bis zum Ende der 4. Woche vollzogen. Man hat damit unter der Rückenhaut durchschimmernd das vollständig geschlossene sogenannte *Neuralrohr* bekommen (Abb. 11, 12 und 18).

Der Körper hat indessen begonnen, sich namentlich im Kopfgebiet stark bauchwärts zu krümmen und ist über dem gekrümmten Rücken gemessen etwa 10 mm lang geworden. Die „gerade Länge" vom Kopf bis zum Steiß ist dagegen etwa 5 mm (Abb. 16).

Der Vollständigkeit wegen muß erwähnt werden, daß im Stadium des Keimschildes, also bevor der Körper gebildet worden ist, eine Krümmungsbewegung nach rückwärts aufgetreten ist. Diese Krümmung beginnt Ende der 3. Woche, wird Anfang der 4. Woche ziemlich stark, bildet sich dann während des Körperbildungsvorganges rasch wieder zurück und macht der Bauchwärtskrümmung Platz. Es ist als ob der werdende Körper sich zum Beginn der 4. Woche einen Moment aufrichten will (Blechschmidt, Appenzeller).

Was befindet sich nun innerhalb des Hohlraumes des eben gebildeten Neuralrohres im Embryo? Weil das Rohr vom Amnion her abgeschnürt wird, könnte man sagen: Amnionwasser! Aus diesem „Wasser" wird später die Cerebrospinalflüssigkeit (das Gehirnwasser). Die Bildung dieser Flüssigkeit wird von einem Drüsengewebe innerhalb der dann entstandenen Gehirnkammern übernommen. Es wird während der 7. Woche dort erkennbar.

Es ist wichtig sich zu vergegenwärtigen: Amnionbildekraft versenkt sich nach innen in den Embryonalkörper hinein und — Rohr geworden — fängt sie an, innerhalb des Embryos von innen nach außen wirkend das Nervensystem auszuplastizieren. Man soll dabei im Bewußtsein haben, daß das Neuralrohr allseits von dem embryonalen Bindegewebe umgeben ist, von dem Mesenchym, das mesodermaler Herkunft ist. Um das eben geformte Neuralrohr herum bildet das Mesenchym die erste Anlage der späteren Wirbelknochen des Rückgrats und deren Verbindungen.[1])

Wir haben also am Anfang der 5. Woche unter der Rückenhaut das Neuralrohr verlaufend. Es ist im Kopfgebiet schon etwas aufgebläht und konturiert. Die Wand besteht aus Zellen ektodermaler Herkunft. Sie bilden die Stammzellen der Nervenzellen und diejenigen der Stützelemente des Zentralnervensystems (die sog. Gliazellen). Nun teilen sich die beiden Arten von Zellen in der Neuralrohrwand weiter und vermehren sich dadurch rasch. Die Wand wird stellenweise dicker. Das Dickerwerden geschieht im Gebiet des späteren Rücken-

---

[1]) Das Neuralrohr selber ist ektodermalen Ursprungs, somit auch das ganze spätere Nervensystem. Der Leser möge sich erinnern, daß das Amnion das physische Korrelat des Ätherleibes ist. Das Nervensystem entwickelt sich gemäß den Eigenschaften des Ätherleibes des sich verkörpernden Menschen.

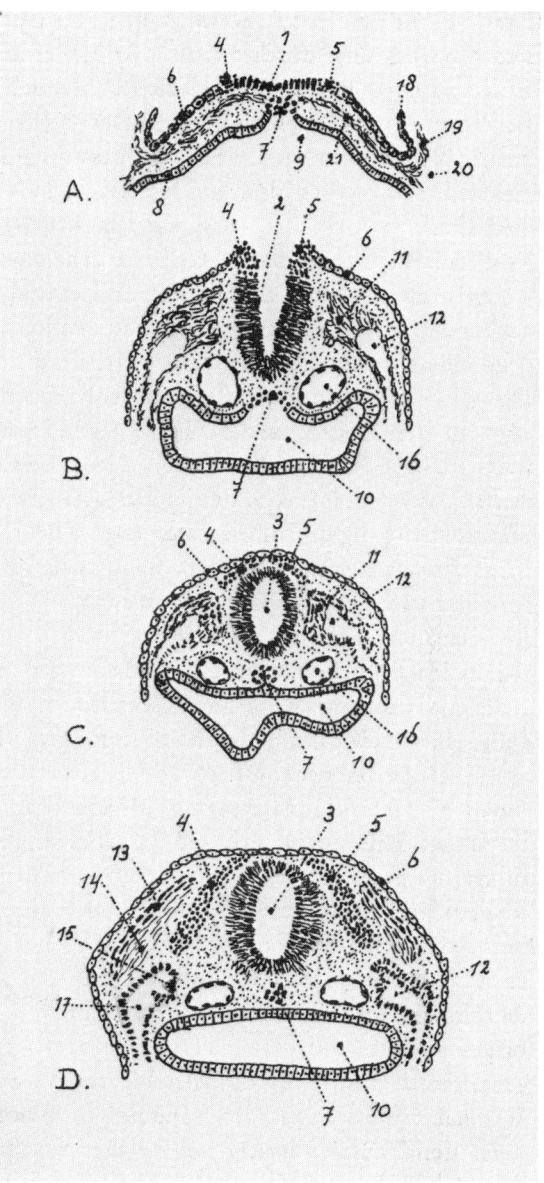

Abb. 18. Querschnitte durch menschliche Embryonen in vier Stadien der Entwicklung: A. Ende 3. Woche; B. 22 Tage alt; C. 23 Tage alt; D. 25 Tage alt. Von unten. Es wird die Bildung des Neuralrohres und der Neuralleisten veranschaulicht.
Fein punktiert: Mesenchym;
1. *Neuralplatte;* 2. *Neuralrinne;*
3. *Neuralrohr;* 4. *linke und*
5. *rechte Neuralleiste;* 6. *Ektoderm = Embryonalhaut;* 7. *Notochord;* 8. *Entoderm;* 9. *Dottersackhöhle;* 10. *Kopfdarm;*
11. *rechte Somit;* 12. *rechtes intra-embryonales Coelom;* 13. *ein linkes Dermatom;* 14. *ein linkes Myotom (Muskelanlage);*
15. *ein rechtes Nephrotom (Vornieranlage);* 16. *rechte Aorta;*
17. *linkes intra-embryon. Coelom;* 18. *Amnionwand;* 19. *extraembryon. Mesenchym;* 20. *Exocoel;*
21. *Keimschildmesoderm.*

marks vor allem an den Seitenwänden des Rohres. Dann bilden die Nervenzellen Ausläufer. Sie verlassen als die zukünftigen Nerven*fasern* die Rohrwand und wachsen in das umliegende Mesenchym hinein. Sie wachsen in die Richtung der Muskelanlagen, die sich inzwischen links und rechts des Neuralrohres auszuformen beginnen.

Im Kopfgebiet sind die Verhältnisse etwas verwickelter. Grundsätzlich trifft die Darstellung jedoch auch dort zu. Nur treten die Wandverdickungen des Neuralrohres dort in anderer Verteilung auf und bilden verschiedene an bestimmten Stellen lokalisierte Zonen, die späteren Nervenzentren des Gehirngebiets. Auch hier wachsen die Nervenfasern aus der Wand des Neuralrohres in die Umgebung, in die Muskelanlagen des Kopfes und des Halses hinein. Man sieht hier die Nervenfasersprossen für die beiden Augen in die Richtung der Kopfhaut (von innen her also) wachsen, dorthin wo die Augen sich bilden werden. Von allen Vorgängen, die bisher beschrieben worden sind, ist mit Nachdruck festzustellen, daß sie sich insgesamt *symmetrisch* vollziehen.

Nun befinden sich die ersten Nervenzellenkonzentrationen und deren Ausläufer nicht ausschließlich in der Neuralrohrwand. Sogleich beim ersten Entstehen der Neural*rinne* zweigen sich symmetrisch links und rechts davon je eine Zellenleiste in der Längsrichtung seitlich ab, die beiden Neural*leisten* (Abb. 18). Das wird namentlich deutlich sichtbar im Gebiet wo das Rückenmark entsteht (obwohl der Prozeß in der Gehirngegend grundsätzlich damit übereinstimmend abläuft). Die Zellen der beiden Neuralleisten vermehren sich stellenweise in rhythmischer Folge, so daß gleichsam zwei Ketten von Zellenanhäufungen beidseitig des Neuralrohres entstehen. Die Ketten haben ebensoviele „Glieder", d. h. Nervenzellenkonzentrationen, wie es später z. B. Wirbelknochen und Zwischenwirbelmuskelpaare geben wird. Auch diese Vorgänge gehen symmetrisch vor sich.

Die Zellen der Neuralleisten bilden auch Ausläufer. Diese wachsen einerseits in die Neuralrohrwand hinein, andererseits wachsen Ausläufer aus denselben Zellen in die Richtung der Muskelanlagen, der Haut und der inneren Organe; immer beidseitig symmetrisch.

Dieses Geschehen ist ebenfalls während der 4. Woche zu beobachten. Auch in diesem Falle setzt sich die Entwicklung anschließend in komplizierter Art differenzierend fort.

Während der 5. Woche bilden sich noch einmal zwei Ketten von Nervenzellenkonzentrationen in unmittelbarer Nähe des Neuralrohres, aber mehr der mittleren Ebene zu. Man nimmt an, daß sie sich von den beiden Neuralleisten abzweigen, also ebenfalls ektodermalen Ursprungs sind. Auch sie schicken Fasern in die Umgebung. Dieses System ist Vorläufer des vegetativen oder sympathisch-parasympathischen Nervensystems.[1]

Was hat sich etwa bis zum Ende der 5. Woche gebildet? Die erste Entwicklungsstufe des Zentralnervensystems, die Vorstadien des Rückenmarkes und des Gehirns, bestehend aus zwei Elementen: dem Neuralrohr und den paarigen Neuralleisten, symmetrisch angeordnet. Sie haben Fasern gebildet, die in die Richtung der Organanlagen des kleinen Körpers streben. Die Neuralrohr-Fasern bilden diejenigen Elemente, die, wie Steiner es formuliert, zu denjenigen Nerven werden, welche „der Wahrnehmung der Stoffwechselvorgänge in den

---

[1] Die Zellenketten der beiden Neuralleisten und die eben genannten des späteren vegetativen Nervensystems kommen nach der Bildung der Wirbelsäule und des Rückenmarkkanals außerhalb derselben zu liegen, eng den Elementen der Wirbelsäule anliegend.

Muskeln dienen" werden. Man kennt sie unter der Bezeichnung „motorische Nerven".²) Die Neuralleisten-Nervenzellen und deren Fasern werden zu den sensorischen Nerven, zu denjenigen, die in verschiedenster Weise der Sinneswahrnehmung dienen werden.

Die Vorgänge des Hinaussprossens der Nervenfasern von dem Neuralrohr und der Neuralleiste aus in die körperliche Umgebung hinein, in die Richtung der Organe, welche sie „innervieren" werden, mutet uns an wie ein „Suchen und Finden". Weil der Körper während der 5. Woche noch klein ist (bis zu 10 mm Gesamtlänge) sind die Wege noch sehr kurz.

Alles dies findet symmetrisch statt.

Das sogenannte *periphere* Nervensystem ist damit in seiner Grundstruktur zustandegekommen! Sowohl was die sensiblen und sensorischen Bahnen wie die sogenannten motorischen Bahnen sowie die sympathisch-parasympathischen Bahnen betrifft, ist dies der Fall.

Ermöglicht wird das, weil während der 4. und 5. Woche *alle* zukünftigen Organe des Körpers ihrerseits veranlagt und in ersten Stadien gebildet worden sind. Das „Suchen" der Fasern hat zum „Finden" führen können. Man kann diese Vorgänge noch dezidierter formulieren: Wenn etwa Organanlagen (z. B. Muskelanlagen) *fehlen,* so bilden die dafür bestimmten Nervenfasersprossen sich *nicht* weiter aus. Es besteht gleichsam ein peripherischer Ansporn für das Hinaussprossen der Nervenfasern, für das „Suchen", *der vom Mesoderm ausgeht.*

Obwohl diese Betrachtungsart sich keineswegs auf restlos geklärte Ergebnisse der Embryonalforschung stützt, gibt es außer dem eben genannten Befund weitere Befunde, die eine Deutung in der formulierten Richtung erlauben, nämlich daß das Richtungsweisende für das Sprossen der Nervenfasern durch die Anlagen der später zu versorgenden Organe gegeben ist.

Nun sei dasjenige, was dabei geisteswissenschaftlich bedeutsam ist und was im vorigen Kapitel ausgeführt wurde, hier noch einmal hervorgehoben. Die Bildungsimpulse für die Elemente des Nervensystems erscheinen uns mit dem Amnion zusammenhängend, als Korrelat des *Ätherleibes.* Dagegen sind die Bildungsimpulse für die anderen Organe des werdenden Körpers, wie Muskeln, Knochen und die sogenannten inneren Organe zurückzuführen auf das mittlere Keimblatt und damit zusammenhängend auf die Allantois und das Exocoelom als Korrelat des *Astralleibes.* Es ist aber der Astralleib, nach dessen Urbildern der Ätherleib seine architektonischen Aufgaben erfüllt (siehe z. B. R. Steiner, „Die Geheimwissenschaft", GA 13. Kap. Schlaf und Tod).

Im ganzen Zusammenhang dieser Ausführungen können nun zwei interessante und wichtige Besonderheiten der Embryologie besprochen werden.

Erstens wollen wir die Entstehung der Gliedmaßen, der Arme und Beine betrachten. Sie findet im Laufe der 5. Woche statt. Da werden die ersten Anlagen

---

²) Rudolf Steiner: „Von Seelenrätseln". GA 21.

als „Knospen" an den entsprechenden Hautgebieten des etwa 5 mm langen Körperchens sichtbar. Sobald diese Gliedmaßensprossen da sind, werden dorthin durch das mesenchymale Gewebe hindurch von dem Neuralrohr und den Neuralleisten her Nervenfasern *gebündelt* geschickt, die jeweils von mehreren Gliedern der Nervenzellenketten stammen. Die Vorgänge finden wiederum symmetrisch statt.

Man spricht in der Embryologie von *Segmentation*. Segmentation ist für die niedere Tierwelt ein bis in die Erwachsenheit hinein bestimmendes Wachstumsprinzip. Beim Menschen tritt sie vorübergehend während der frühen Embryonalzeit, von der 4. Woche an deutlicher hervor. Die Somiten sind in der 4. Woche die ersten Zeichen segmentarer Gliederung des Rumpfgebietes. Durch das Zusammenwirken der Wachstumsimpulse, ausgehend von den Somiten einerseits und dem Neuralrohr und den Neuralleisten andererseits, wirkt sich die Segmentation in der Gliederung der Urelemente des Skeletts, des Muskelsystems und der Haut und entsprechend in der Gliederung des Rückenmarknervensystems aus.

Bei der Veranlagung der Gliedmaßen wird das Segmentationsprinzip verlassen (wir sind eben keine Tausendfüßler oder raupenähnliche Wesen). Die Repräsentationen im Rückenmark, sowohl sensorisch wie „motorisch", umfassen für die Arme bis zu 7, für die Beine bis zu 8 Segmente. Die Nervenfasern, davon ausgehend, sammeln sich beidseitig symmetrisch zu Nervenfaserbündeln und -strängen, den Vorstadien der Arm- und Beinnervenstämme. Es entstehen dabei genaue *Entsprechungen* zwischen den Stufen der Differenzierung der Nervenelemente für die Gliedmaßen und der Ausgestaltung der Gliedmaßen selber. Diese Vorgänge vollziehen sich schon entscheidend während der 5. und 6. Woche.

Eine zweite Besonderheit, welche hier nur erwähnt und im nächsten Kapitel ausführlicher besprochen werden soll, steht im Zusammenhang mit der Entwicklung des Verdauungssystems. Die Anlage des Verdauungssystems als *entodermaler* Abkömmling des Dottersackes ist eine unpaare Bildung. Sie ist in die Symmetrieebene des Körpers eingelagert. Im Verlaufe der 5. Woche beginnt sich im Rumpfgebiet eine Spiraltendenz, sowohl im Bereich der Magenanlage, wie im Bereich der Dickdarmanlagen abzuzeichnen. Die Verdauungsorgane im Bauchgebiet werden zu einer Ausgestaltung im Sinne der *Asymmetrie*. Indem die Nervenfasern des Rückenmarkes und der vegetativen Nervenzellenkettenglieder dorthin wachsen, machen sie diese Entwicklungsbewegungen zu Spiralbildungen, zur Asymmetrie für sich mit.

Für die Brustorgane, Herz und Lungen, gilt die Wachstumstendenz zur Asymmetrie ebenfalls, und damit zusammenhängend das Mitmachen der Nervenfaserbündel aus dem Rückenmark und aus dem vegetativen Nervensystem.

Zusammenfassend: Das Nervensystem hat ein eigenes Bauprinzip: 1. die segmentare Gliederung und 2. die Symmetrie. Es muß sich jedoch für die Gliedmaßen und für die Rumpf-Brustorgane deren respektiven Bau- und Wachstumsprinzipien anpassen. Anders ausgedrückt: Im Zentralnervensystem bleiben die segmentare Gliederung und die Symmetrie aufrechterhalten. Im peripheren Nervensystem herrscht die Anpassung an die Wachstumstendenzen der Rumpf-Gliedmaßensysteme. Wieder anders formuliert: Die *irdischen* Anforderungen des zukünftigen Erdenlebens tendieren zur Asymmetrie. Die *kosmischen* Ursprünge der Embryonalentwicklung haben demgegenüber als Offenbarung die Symmetrie in der Körperbildung.

Relativ spät beginnt sich innerhalb des Zentralnervensystems, der Rückenmark- und Gehirnanlage, etwas Neues zu ereignen. Es wird im Laufe der 7. bis 10. Woche in den Anfängen festgestellt. Diese Vorgänge bestehen darin, daß die segmentar angeordneten Nervenzentren des Rückenmarks und die in anderer Ordnung verteilten Zentren des Gehirns sich untereinander ihre Nervenfaser-Zwischenverbindungen zuzusenden beginnen. Diese Faser-Zwischenverbindungen begeben sich von den Rückenzentren kopfwärts und steißwärts, also der Längsrichtung nach. Sie sprossen und wachsen durch die Rückenmarksubstanz hindurch. Sie sprossen aber auch rechts und links verbindend, also die Mittelebene überkreuzend. Sind die Bauprinzipien dieser Faserverbindungen zwischen Zentren untereinander im Rückenmarksgebiet noch relativ überschaubar, so werden sie im eigentlichen Gehirngebiet unvorstellbar kompliziert. Vom Gehirn zum Rückenmark und umgekehrt, aber außerdem die vielen Gehirnzentren untereinander verbindend, bilden sich die mannigfaltigsten Nervenfaserbahnen innerhalb der Rückenmark- und Gehirnsubstanz. Man muß sich dabei vorstellen, daß es sich um das Entstehen und Weiterentstehen und Differenzieren von Tausenden, ja später von Millionen Nervenfaserelementen handeln wird.

Das endgültige Ergebnis der zuletzt beschriebenen Vorgänge, die sich durch die ganze Embryonalzeit hindurch fortsetzen und zum Teil erst um die Mitte der Kindheit des Menschen zum letzten Abschluß gelangen, ist der Aufbau eines außerordentlich komplizierten, millionenfach differenzierten Organs. Dieses Organ hat als hervorstechendes Merkmal die Symmetrie. Eine weitere Eigenschaft ist die Dauerhaftigkeit, das endgültige Abgeschlossen-Werden seiner Entwicklung und die Erhaltung des Geschaffenen. Was bis zur Geburt entstanden ist, ist da, und was nicht da ist, kann später nicht mehr neu entstehen. Was altert, kann nicht mehr verjüngt werden. Was erkrankt oder geschädigt wird, geht endgültig verloren. Was einmal da sein wird hat seine grundsätzliche Hauptstruktur schon nach drei Monaten Embryonalentwicklung erlangt.

Zum Schluß dieses Kapitels soll noch etwas näher auf die Ausbauvorgänge des eigentlichen Gehirns eingegangen werden. Da herrschen nicht solche auffallend segmentaren Anordnungen wie beim Rückenmark. Schon während der 4. Woche, sogleich nach der Schließung der Neuralrinne zum Neuralkanal im Kopfgebiet, zeichnen sich dort an der Neuralrohrwandung drei symmetrische Er-

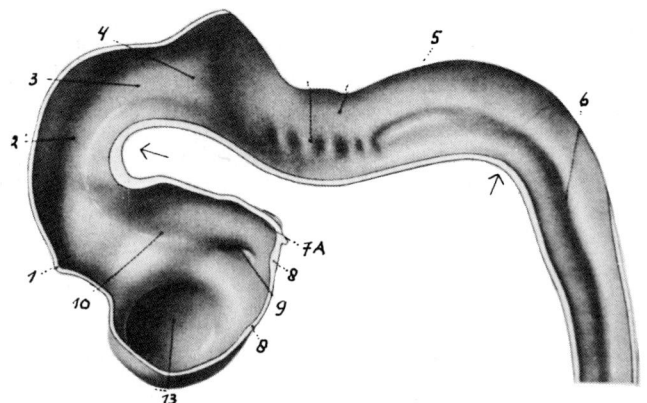

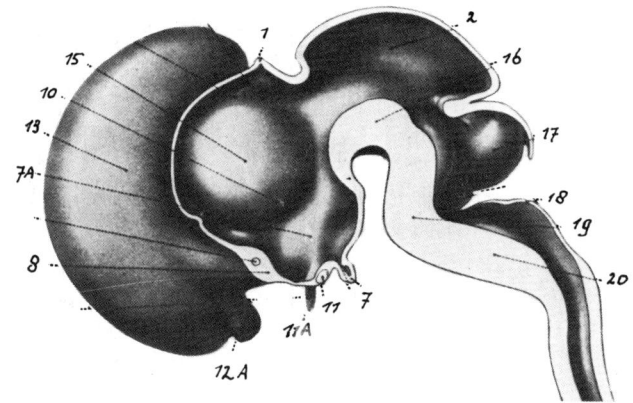

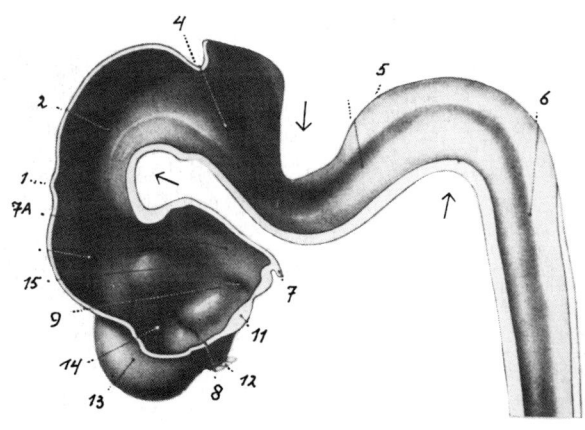

Abb. 19 A, B, C. Schematische Darstellungen der rechten Hälften von Gehirnanlagen menschlicher Embryonen.
A. Alter etwa 38 Tage, Kopf-Steißlänge 11 mm.
B. Alter etwa 42 Tage, Kopf-Steißlänge 14 mm.
C. Alter etwa 2½ Monate, Kopf-Steißlänge 43 mm.
Die Pfeile deuten auf die Krümmungsbewegungen im Wachstum. Von links: Man blickt in das Innere der Gehirnanlagen.
1. *Epiphysenanlage*; 2. *Mesencephalon*; 3. *Isthmus*; 4. *Metencephalon*; 5. *Myelencephalon*; 6. *Sulcus limitans*; 7. *Hypophyse*; 7 A. *Hypothalamus*; 8. *Lamina terminalis*; 9. *Vertiefung der Augenstielanlage*; 10. *Sulcus hypothalamicus*; 11. *Augennervenkreuzung*; 11 A. *Augennerv*; 12. *Riechnerv*; 12 A. *Riechzentrumanlage*; 13. *rechte Großhirnanlage*; 14. *Pforte zur rechten Gehirnkammer*; 15. *Thalamus*; 16. *Boden des Mesencephalon*; 17. *Kleinhirnanlage*; 18. *Dach der vierten Gehirnkammer*; 19. *Brücke*; 20. *Verlängertes Mark.*

weiterungen der Konturen und damit auch der Innenräume ab, die ersten Anlagen des Vorder- Mittel- und Hinterhirnes. Die Vorderhirnanlage bekommt zum Ende der 4. Woche beidseitig blasenförmige Auswüchse, die Großhirnanlagen. Aus dem Mittelhirngebiet entstehen gleichzeitig die ersten knospenhaft sprossenden Anlagen der Augennervenstämme sowie die Ohrennervenstämme — im Zusammenspiel mit den in den entsprechenden Hautgebieten der Kopfanlage sich abzeichnenden Partien der Augen und der Ohren (die Ohrenanlagen werden während der 4. Woche noch eher erkennbar als diejenigen der Augen).

In der Symmetrieebene beginnt für das Neuralrohr in der Gehirnanlagegegend ein komplizierter Prozeß der Krümmungsbildung. Es entstehen zwei konvexe (vom Rücken her gedacht) Krümmungen und dazwischen eine konkave. Die vordere konvexe Krümmung bildet die Gegend des Mittelhirns, die darauffolgende konkave das Gebiet des Kleinhirns und der sogenannten Brücke, die zweite konvexe das Gebiet des verlängerten Marks. Außerdem wachsen die paarigen Großhirnknospen rückenwärts und in die Steißrichtung aus und überdecken schon bald die ganze Hirnstammgegend (7. Woche, Abb. 19).

Diese plastisch-bildnerischen Vorgänge runden sich in der Hauptsache bis in den 3. Monat hinein ab.

Im Innern der Gebilde führen die eher dargestellten Vorgänge der Zellenvermehrung und Faserbildung zu einander folgenden Erweiterungen und Verengungen des ursprünglich einfachen Neuralrohres. Auf diese Weise bilden sich die sogenannten Gehirnkammern. In deren Wandungen entstehen durch Zellteilungen an verschiedenen Stellen Konzentrationen von Zellgruppen. Dadurch gruppieren sich die Anlagen der vielen späteren Stammhirn-, Großhirn- und Kleinhirn*zentren*. Sie zeichnen sich im Gehirn des Erwachsenen als sogenannte *graue Substanz* ab, während die Konzentrationen von Faserbündeln als *weiße Substanz* erscheinen. Die Nervenfaserbündel verlaufen durch das Gehirn- und Rückenmarkgewebe hindurch zu anderen Zentren. Die Gehirnzentren schicken einander auch Nervenfaserverbindungen in unfaßbar komplizierter Vielfalt der Längs- und Querverbindungen zu.

Vereinfacht zusammenfassend kann man sagen: Die Grundbauelemente des Zentralnervensystems sind die Zellgruppenbildungen, die „Zentren". Die Hin- und Herverbindungen der Zentren durch Nervenfasern und Nervenfaserbündel sind auch im *Grundplan* für alle Menschen gleich. Durch die individuellen Ausgestaltungen dieser Verbindungen der Zentren untereinander gibt es jedoch die Möglichkeit der millionenfach individuellen Variationen im Bau. Hierin drückt sich namentlich für den endgültigen Ausbau des Gehirnes aus: der individuelle Stempel, den die Ich-Organisation und der Astralleib vermittels ihres Instrumentes, des Ätherleibes, und dessen Korrelat: des Amnions dem Aufbau aufdrücken. Charakteristisch für diesen Aufbau ist das Dauerhafte, das Unveränderliche, das Endgültige, nachdem die Ausgestaltung ihre Vollendung erreicht hat.

Damit ist zugleich eine der Grundeigenschaften des einen Gliedes des dreigliedrigen menschlichen Organismus, des Nerven-Sinnes-Systems zur Darstellung gekommen. Es kann uns dadurch die fortwährende Identität unseres Selbstbewußtseins vermitteln, die wir als unser kontinuierliches Ich-Bewußtsein erleben.

9. Einige Aspekte der Entwicklung des Stoffwechsel-Gliedmaßensystems des Menschen

Es ist nicht unsere Absicht, in dieser Schrift alle Einzelheiten der Entwicklung des menschlichen Organismus während der frühen Embryonalzeit darzustellen. So sollen vom Stoffwechsel-Gliedmaßensystem hier nur einige besonders charakteristische Vorgänge beleuchtet werden. Wegen der Kompliziertheit müssen wir uns dabei auf wenige Hauptsachen beschränken.
Besonders aufschlußreich ist die Entwicklung des Verdauungssystems. Indem wir uns dessen Entstehung zuwenden, zeigt sich hier, im Gegensatz zu der Ausgestaltung der Elemente des Nervensystems, als ein auffälliges Merkmal die *Variabilität* und als bestimmendes Prinzip für das Rumpfgebiet die *Asymmetrie*.
Wir erwähnten schon im 5. Kapitel die Bildung eines Urdarmrohres durch die Abschnürung eines Teiles des Dottersackes in den Embryonalkörper hinein (besser wäre der Ausdruck: Hereinnehmen in den Körper). Dieses kommt dadurch zustande, daß die Amnionwandungen eine plastische Umstülpungsbewegung machen, wodurch der ursprüngliche Keimschild zu einem körperlichen Gebilde geworden ist. Die „bauchwärts" gelegene Oberfläche des Keimschildes wird zu einer Art „Hohlkuppel", die während der 4. Woche zu einem Rohr verengt wird und sich vom übrigen Dottersack-Innenraum abschließt. Allerdings gibt es während der 4. Woche noch eine relativ geräumige Verbindung mit dem Dottersack, die den inneren Hohlraum des noch relativ breiten Bauchstieles darstellt.
Innerhalb des gebildeten Embryonalkörpers ist die Urdarmanlage entstanden. Im Gegensatz zu der Neuralrohrbildung wird die Darmrohrbildung zuerst an den Enden (Kopf und Steiß) vollzogen, sie setzt sich bis zur Körpermitte hin fort, wo die offene Verbindung zum Dottersack noch erhalten bleibt. Indem der Dottersack nicht mehr weiter wächst, an Größe bis zu 5 mm Durchschnitt erreicht, während der Embryo nach der 4. Woche rascher zu wachsen beginnt, ändern sich die Verhältnisse. Der Urdarm verlängert sich entsprechend schneller. Die offene Verbindung zum Dottersack wird geringer und wächst fast zu (5. Woche). Es verbleibt davon nur noch der sehr enge sogenannte Dottersack-Darm-Gang (Ductus omphalo-entericus).
Der Embryonalkörper ist nach einer kurzen „Aufrichtung", d. h. Rückwärts-

krümmung (S. 74) zu Anfang der 4. Woche in einer immer stärker werdenden allgemeinen Bauchwärtskrümmung begriffen. Er macht während der 5. Woche und danach einen fast „eingerollten" Eindruck. Im Körperinnern macht das Darmrohr die Krümmung mit, bildet also einen Bogen entlang dem entstehenden Wirbelsäulenvorstadium. Die Magengegend zeichnet sich als eine geringfügige Erweiterung des Darmrohres im Innern des Körpers ab.
Schon während der 4. Woche kommt es am Kopfende des Vorderdarmrohres, das der Haut von innen her anliegt, zu einem Durchbruch durch die Haut, wodurch der Urmund zustandekommt. Dagegen findet der entsprechende Durchbruch des Enddarms zur Bildung der Analöffnung erst viel später, im 3. Monat statt (Abb. 20).

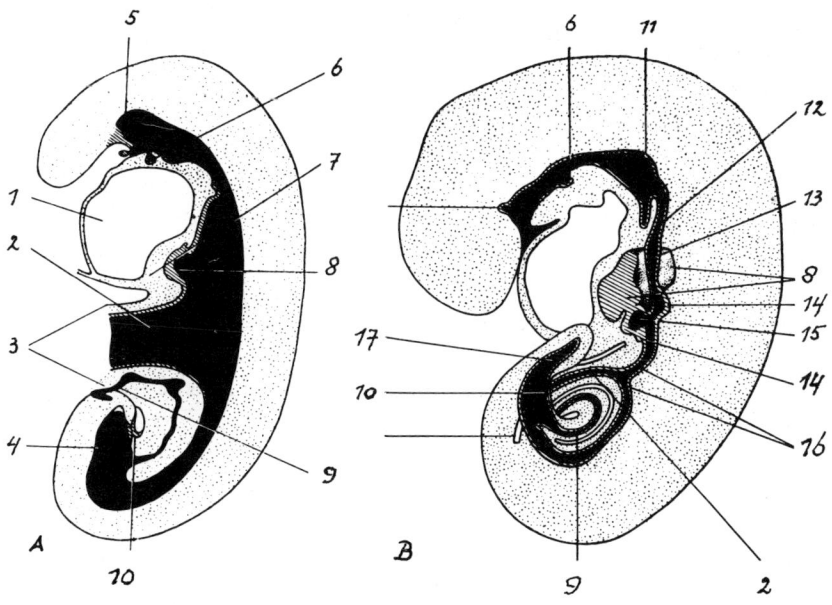

Abb. 20. Schematische Längsschnitte durch den Darmkanal menschlicher Embryonen. A. 4. Woche; B. 5. Woche. Man beachte, daß die Rachenmembran (5 auf Abb. A) auf Abb. B nicht mehr erscheint: die Mundöffnung ist gebildet worden.
1. Herzbeutel; 2. Dottergang; 3. Nabelstrang; 4. Kloake; 5. Rachenmembran; 6. Schilddrüsenanlage; 7. Septum transversum; 8. Leberanlage; 9. Allantois; 10. Kloakenmembran; 11. Luftröhrenanlage; 12. Speiseröhre; 13. Magen; 14. Bauchspeicheldrüsenanlagen; 15. Gallenblase; 16. Nabelschleife des Darmes; 17. Steißdarm.

Rekapitulieren wir: Am Anfang der 5. Woche gibt es einen einfachen Urdarm zu beobachten, mit einer Mundöffnung, mit einem Dottergang, der zum Dottersack hinaus führt. Der Magenabschnitt ist erkenntlich. Am Steißende gibt es noch keine Analöffnung, bzw. Kloakalöffnung. Die Gesamtlänge des Urdarmes, über seine Krümmung gemessen, wäre etwa 7 mm.

Inzwischen bilden sich (5. Woche) einige zarte Ausstülpungen des Urdarmes in die Umgebung, d. h. in das umgebende Mesenchym hinein (Abb. 20).
Wir werden von der Beschreibung dieser Ausstülpungen im Kopfgebiet, den sogenannten Schlundtaschen, hier absehen (siehe Fachliteratur).
Im Rumpfgebiet bilden die Ausstülpungen die Uranlagen der Lungen, der Lebergänge, der Gallenblase und der Bauchspeicheldrüse (Abb. 21). Auch muß

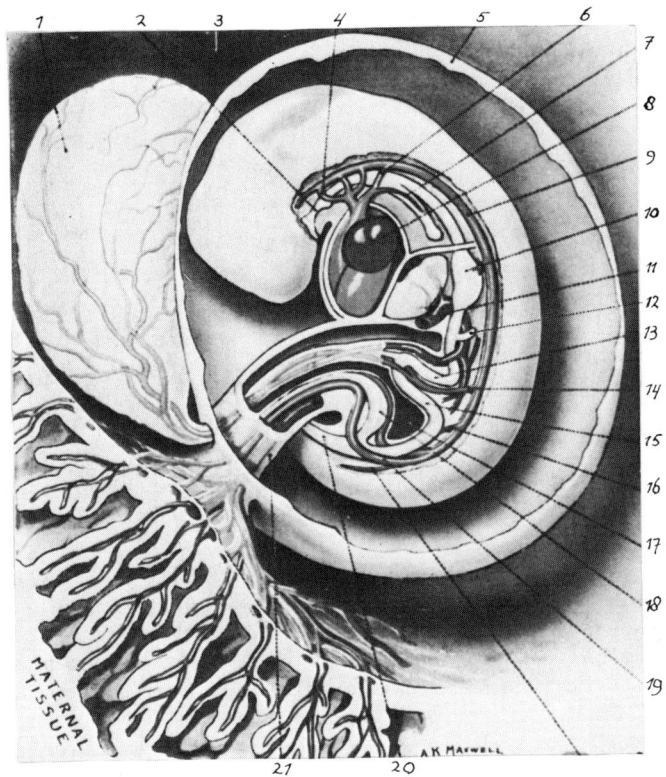

Abb. 21. Schematisiertes Bild eines Embryos der 5. Woche innerhalb seiner Hüllen. Links unten im Bild die Chorionzotten, im übrigen blickt man in die Chorionhöhle. Amnionwand teilweise entfernt. Rumpfteil des Embryos und Nabelstrang geöffnet zu denken.
1. Dottersack; 2. Rachenhöhle; 3. Chorionhöhle; 4. linke Bogenarterien; 5. Schnittlinie Amnionwand; 6. Ductus arteriosus; 7. Luftröhre und linke Lungenarterie; 8. linker Vorhof; 9. linke Aorta; 10. Magen und Art. coeliaca; 11. linke Nabelvene; 12. Bauchspeicheldrüsen-Sproß; 13. oberer Darmschleifenast; 14. Art. mesenterica superior (Achse der Schleife); 15. unterer Darmschleifenast; 16. untere Darmarterie; 17. Bauchhöhle; 18. Allantois; 19. linke Nabelarterie; 20. Steißdarm; 21. Nabelstrang.

daran erinnert werden, daß die *Allantois* als Ausstülpung des Dottersackes (3. Woche) mittlerweile teilweise in den gebildeten Embryonalkörper hineingenommen wurde. In dem jetzt zu betrachtenden Stadium erscheint dieser Allantoisteil daher als eine Ausstülpung des *Enddarmes,* der in den Bauchstiel hineinführt, wo die übrige Allantois zu finden ist. Der mit dem Enddarm zusammenhängende Teil der Allantois wird zu der Anlage der Urinblase und des Harnleiters. Die genannten Sprossen des Urdarmes verzweigen sich bald zu hohlen feinen „Ästchen", den zukünftigen Drüsengängen z. B. der Lungen, der Leber. Das umliegende Mesenchym reagiert darauf mit der Bildung der

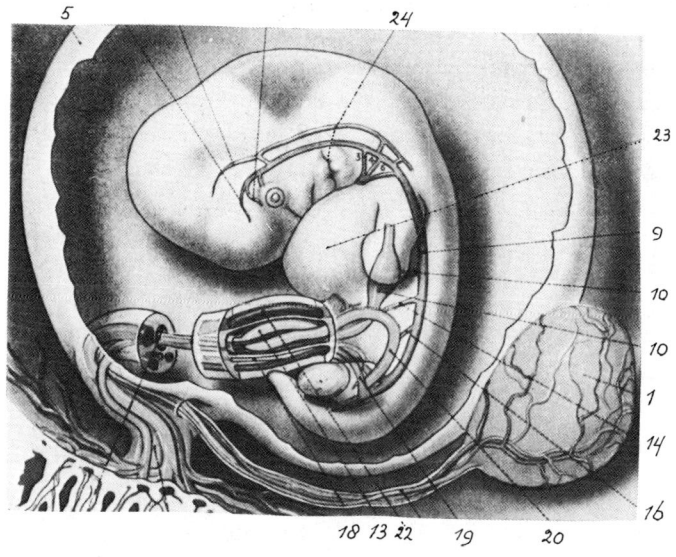

Abb. 22. Schematische Darstellung eines Embryos vom Anfang der 6. Woche. Erläuterung siehe Abb. 21. Das Rumpfgebiet ist hier nicht geöffnet gezeichnet, sondern Darmrohr und Blutgefäße sind auf die Haut projiziert dargestellt. Der Nabelstrang ist teils durchgeschnitten (links auf dem Bild), teils geöffnet gezeichnet worden: die schraubenzieherartige Drehung der Darmschleife, die sich bis zu 90° vollzogen hat, ist sichtbar gemacht worden. Gliedmaßensprossen eingezeichnet.
Für Zeichenerklärung siehe Abb. 21. — *Außerdem: 22. linke Nabelvene; 23. Herz-Leber-Wulst; 24. Ohranlage.*

dazu gehörigen Drüsen-Gewebearten (Lungen-, Leberparenchym). Oder sollte man dies etwa umgekehrt ausdrücken: das Mesenchym (Mesoderm) verursacht seinerseits das Hinaussprossen der Darmsprossen? Wir erinnern daran, daß das Mesoderm Träger der Impulse des Astralleibes ist, dahingegen das Entoderm „Erdenorgan". Diese Tatsache würde die zweitgenannte Auffassung stützen, ähnlich wie es im vorigen Kapitel (S. 68) dargelegt wurde. Es ist schwierig, hier an Hand der Forschungsdaten Stellung zu beziehen, da man dafür auf Experimente an lebenden Embryonen, also aus dem Tierreich angewiesen wäre.
Kehren wir zu der Entwicklung des eigentlichen Darmtraktes zurück. Zum Ende der 5. Woche (etwa nach 35 Tagen) greift hier ein neuer Wachstumsimpuls ein. Es kommt zu einer *Spiralbildung.* Damit wird das Symmetrie-

prinzip für die Rumpforgane aufgegeben. Durch diesen Vorgang verläßt das Darmrohr die Position in der Mittelebene, in der Symmetrieebene.

Woher stammt die richtunggebende Kraft für die Spiralbildung? Es ist, als ob sie vom Bauchstiel (den man mittlerweile Nabelschnur zu nennen berechtigt ist) ausgeht, als ob dieser der „Schraubenzieher" für die Drehung wäre. Wie ist das zu verstehen?

Das Darmrohr wird erstens in die Richtung des Nabelstranges, also nach vorne, wie hingezogen. Das geht so vor sich, daß dieser Teil des Urdarmes, sich zu einer Schleife verlängernd, auswächst. Die Schleife wird mit ihrer Spitze in die Nabelschnur wie hereingezogen. An der Spitze mündet nämlich der Darm-Dottersack-Gang. Es ist, als ob dieser Gang sich zur Achse der Drehung bildet.[1]) Zunächst liegt die Schleife noch in der Symmetrieebene nach vorne gelagert. Dann fängt die Drehung an und zugleich ein Hereinziehen in die Nabelschnur: eine echte Schraubenbewegung der Schleife! In welcher Richtung geschieht diese Spiralbildung? Hält der Beobachter im Gedanken den Embryo mit der Bauchseite ihm zugewendet, so geschieht die Drehung entgegen dem Uhrzeiger (Abb. 22).

Der ganze Rumpfteil des Darmrohres wird in diesen Prozeß miteinbezogen. Mundwärts von der Schleife schwenkt der Urdarm nach links, nach unten und dann nach rechts. Der Darmabschnitt steißwärts von der Schleife schwenkt dagegen nach rechts, dann nach oben, dann nach links.

Würde man diese Bewegungen gedanklich bei sich selber nachvollziehen und dabei die gewohnte Bezeichnung für seine rechte und linke Körperhälfte beibehalten, so heißt das: Der Urdarmabschnitt oberhalb der Schleife schwenkt nach *rechts*, dann nach unten, dann nach *links;* der Abschnitt unterhalb der Schleife (d. h. dessen oberes Ende) bewegt sich zuerst nach *links,* dann nach oben, dann nach *rechts*. Die Stellen die am weitesten „schwenken", „schweifen", sind zugleich die Basispunkte der Schleife; sie „schleifen" den oberen resp. unteren Darmabschnitt in ihrer Drehung mit. Die Drehachse ist die teils in die Nabelschnur hereingezogene Schleife selber.

Diese Bewegungen sind möglich, weil zu gleicher Zeit das ganze Darmrohr ein relativ sehr rasches Längenwachstum vollzieht. Man kann fragen: Welches sind wohl die Basisstellen der Schleife, projiziert auf den Darmtrakt des Neugeborenen? Der obere Punkt befand sich dort, wo der Zwölffingerdarm (oder Duodenum, wie wir ihn in der Folge nennen werden) endet. Der untere Basispunkt der Schleife ist dort, wo Dünndarm in Dickdarm übergeht und sich der Blinddarm entwickeln wird.

Wenn man den Prozeß gedanklich nachvollzieht, kann man verstehen, daß das Ergebnis dieses Vorganges sein wird, daß das Ende des Duodenum nach der Drehung links oben in der Bauchhöhle liegen wird, die Blinddarmstelle aber

---

[1]) Die Drehungsachse wird von einem wichtigen Blutgefäß für die Darmversorgung gebildet. Es entstammt der Bauchaorta an der Rückenseite der Bauchhöhle und ist dort unbeweglich am Bindegewebe „verankert" (Arteria mesenterica superior, Abb. 21, 22, 24 A).

rechts unten in der Bauchhöhle. Dazwischen befindet sich was aus der Schleife wird: der gesamte Dünndarm (Abb. 23 A und B).

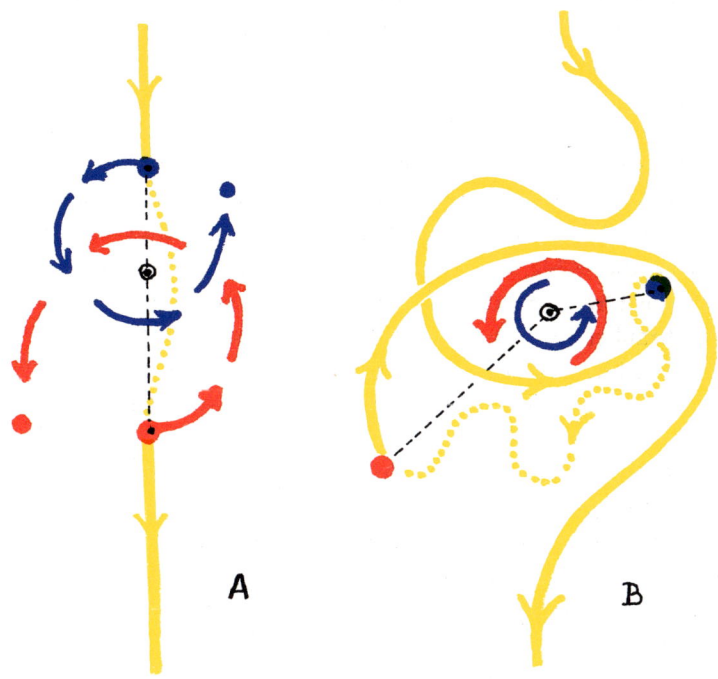

Abb. 23. Schema der doppelspiralig-schraubenzieherförmigen Darmdrehung im Bauchgebiet. A. vor der Drehung. B. nach der Drehung.
schwarz: Drehungsachse; gelb: Darmrohrabschnitte;
gelb punktiert: bei A: Darmrohrschleife, bei B: werdendes Dünndarmkonvolut;
blau: oberer Basispunkt der Schleife und Drehungsrichtung;
rot: unterer Basispunkt der Schleife und Drehungsrichtung;
Die gelben Pfeile bezeichnen die künftige Richtung des Nahrungsstromes während der Verdauung;
schwarz gestrichelt: Drehungsradien.

Die Drehung macht insgesamt etwa ³/₄ eines Kreises aus.
Weitere Ergebnisse dieser außerordentlich eindrucksvollen Vorgänge sind: Der Magen wird eine Querlage einnehmen, der Eingang oben nach links und der Ausgang mehr nach unten rechts (alles gedacht als Bezeichnungen des Beobachters am eigenen Leibe). Das Duodenum verläuft von oben rechts mit einem unteren Bogen nach oben links, spiralig. Dort schließt sich der Dünndarm an. Er endet beim Dickdarmanfang rechts unten im Bauch, dort wo auch der Blinddarm ist. Der Dickdarm verläuft von rechts unten nach rechts oben, von dort nach links oben, und dann über links unten zur Mittellinie, ebenfalls spiralig. So sind die Verhältnisse beim Neugeborenen.

Wie wird sich der Speisebrei später im Darmtrakt fortbewegen? In einer *Doppelspirale:* im oberen Darmgebiet die erste, nämlich links (Magen) → rechts, dann Duodenumanfang und rechts → nach unten → links oben; im unteren Darmgebiet die zweite, nämlich rechts unten → nach oben → nach links → nach unten → zur Mitte. Zwischen den beiden Spiralen, die *in entgegengesetztem Sinne verlaufen,* befinden sich die vielen Schlingen des Dünndarmes, die ein großes Maß freier Beweglichkeit in der Bauchhöhle aufweisen, obwohl sie am Gekröse „aufgehängt" sind, wodurch die Blutversorgung stattfindet. Das Gekröse ist seinerseits auch locker bemessen und beweglich. Es wurzelt an der Rückenseite der Bauchhöhlenwand. Die Wurzellinie ist aus der Verbindungslinie der Basisstellen der Schleife herzuleiten, verläuft also zwischen Duodenumende oben links und Dickdarmbeginn unten rechts. Die Blutgefäße[1]) für den Darmtrakt treten in der Wurzellinie in das Gekröse ein und verlaufen darinnen zu den entsprechenden Dünndarmabschnitten.

Es war erforderlich, den Gedankensprung zum Zustand beim Neugeborenen zu machen, damit man die Vorgänge mit einer aktiv-beweglichen exakten Phantasie mitvollziehen kann. Kehren wir nun wieder zur 6. Woche (nach dem 35. Tag) zurück. Da beginnt also 1. das schnelle Längenwachstum des Darmrohres, 2. die dadurch ermöglichte Schleifenbildung und 3. die dadurch ebenfalls ermöglichten Drehungen um die (gedachte) Achse der Schleife. Der Kopfteil des Darmrohres und der Teil, der später zum Enddarm wird, machen die Drehbewegungen nicht mit, sondern verbleiben in der Symmetrieebene des Körpers fixiert.

Der Zusammenhang dieser Schilderung mit den Vorgängen, die andererorts in dieser Schrift zur Sprache kamen oder noch kommen werden, macht es erforderlich hier zu betonen, daß diese Prozesse *innerhalb der Bauchhöhle* platzgreifen. Die Bauchhöhle wird von dem innerhalb des Rumpfgebietes eingeschlossenen Teil des Coeloms gebildet (intra-embryonales Coelom). Das Darmrohr ragt darin der Länge nach von der Rückenseite her hinein und ist seinerseits durch das es umgebende Mesenchym mit dem Rückenmesoderm verbunden. In dieses Mesenchym begibt sich, ausgehend von der rückwärts sich befindenden Bauchaorta, ein Hauptast (Arteria mesenterica superior) zur Blutversorgung des Dünndarmes (Abb. 22, 24 A und B).
Aus diesem Mesenchym mit seinen Blutgefäßen wird das soeben beschriebene Gekröse, eine Art Aufhängeschleier für die Dünndarmschlingen.

Wir führten aus, daß der Drehungsvorgang sich vollzieht, indem die drehende Schleife schraubenartig in die Nabelschnur hinausgezogen wird und könnten empfinden, wie dort gleichsam eine göttliche Hand die Drehung bewirkt. Welches Gewebe ist es, das diese Drehung vermittelt? Mesoderm ist es, Gewebe, von den ursprünglichen Exocoelomwänden (Mesenchym) herzuleiten, Sonnengewebe also oder auch: Korrelat des Astralleibes. Es ist der Astralleib, woraus die Tendenz zur endgültigen Doppelspiralbildung urständet!

Anschließend an diese Vorgänge geschieht etwas Erstaunliches.

---

[1]) Es sind die mittlere Hauptarterie für den Dünndarm (Art. mesenterica superior) und die entsprechende Vene.

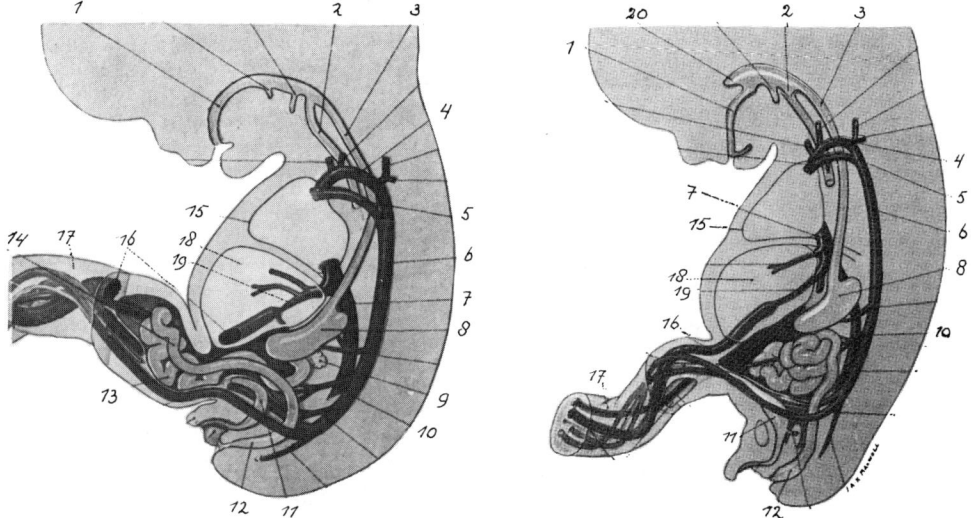

Abb. 24 A und B. Schematische Darstellungen des Rumpfgebietes menschlicher Embryonen; *A:* im Stadium des „physiologischen Nabelbruches", zirka 7 Wochen alt; *B:* nachdem die Darmschlingen in die Bauchhöhle zurückgeführt worden sind, Alter etwa 11 Wochen.
1. *Mundhöhle;* 2. *Luftröhre;* 3. *Speiseröhre;* 4 *Aortabogen;* 5. *Ductus arteriosus;* 6. *Aorta;* 7. *untere Hohlader;* 8. *Magen;* 9. *Bauchspeicheldrüse;* 10. *Art. mesenterica superior;* 11. *Urinblase;* 12. *Enddarm;* 13. *oberer Darmschleifenast;* 14. *unterer Darmschleifenast;* 15. *Herzbeutel;* 16. *(linke) Nabelvene;* 17. *Nabelstrang;* 18. *Leber;* 19. *Ductus venosus;* 20. *Nasenrachenraum.*

Nachdem die geschilderten Drehungen in der Bauchhöhle richtig in Gang gekommen sind, und inzwischen die eigentliche Schleife durch rasches Längenwachstum auch innerhalb der Nabelschnur zu dort verknäuelten Darmschlingen ausgewachsen ist, indem weiter die Drehung etwa bis zum Halbkreis gelangt ist, werden die sich in dem Nabelstrang befindenden Dünndarmschlingen ziemlich plötzlich in die Bauchhöhle zurückgedrängt! Dieser rasche Vorgang findet etwa während der 11. Woche statt. Es ist, als ob sich auch hier wieder die Schöpferhand kundtut. Für die Fachwelt ist es ein rätselvoller Vorgang — gerade in seiner Unvermitteltheit und Bestimmtheit und Geschwindigkeit. Damit ist dann das Zwischenstadium des sogenannten „physiologischen Nabelbruches" vorbei (Abb. 24 B).

Die gesamten Vorgänge — Doppelspiralbildung und Gestaltung des zwischen den beiden Spiralen sich befindenden Dünndarmabschnittes — spielen sich zwischen der 6. und der 12. Woche ab. Infolge eines verhältnismäßig stärkeren Wachstums des Dünndarmes erlangt dieser in dem immer noch sehr kleinen Körper eine relativ beträchtliche Länge.

Dabei gilt es hier mit allem Nachdruck festzustellen, daß die geschilderten Geschehnisse Anlaß sind zu sehr zahlreichen, innerhalb der Grenzen des Normalen möglichen, *Variationen* der endgültigen Gestalt des Darmtraktes.

Das andere am Anfang dieses Kapitels genannte Grundprinzip der Gestaltung ist die *Asymmetrie*.

Wir erwähnten die Entstehung von Sprossen aus dem Darmrohr, die Anlagen der Lungen, Leber, Gallenblase und Bauchspeicheldrüse. Diese Sprossen wachsen anfangs innerhalb der Symmetrieebene rückenwärts (Bauchspeicheldrüse), resp. bauchwärts (Lungen, Leber, Gallenblase). Infolge der Drehung des Darmes verlagern sich diese Organanlagen: Leber und Galle nach rechts, Bauchspeicheldrüse nach links. Der Magen bekommt seine schräge quere Lage, das Duodenum bildet seine Spirale, wie auch der Dickdarm in umgekehrtem Sinne. Damit ist die Welt des Bauchhöhlengebietes zu einem Zentrum der Asymmetrie geworden.

Interessant ist nun, daß der Kopfteil des Darmes sowie der Enddarm dieser Tendenz *nicht* folgen. Der Kopfdarm verbleibt in der Symmetrieebene: Mund und Speiseröhre befinden sich in der Mitte und sind symmetrisch gebaut. Die in diesem Abschnitt sich bildenden Sprossen (die Schlundtaschen u. a.) sind zumeist paarig. Was daraus entsteht, z. B. die Taschen der Halsmandeln, die Paukenhöhlen der Mittelohren, ist ebenfalls paarig und symmetrisch im Bau. Am anderen Ende des Darmtraktes liegt der Enddarm ebenfalls in der Mittellinie fixiert.

Hier wird ein wichtiges Prinzip offenbar: Kopf- und Enddarm dienen weniger der eigentlichen Verdauung, um so mehr der bewußten *Wahrnehmung* der Verdauungsprozesse. Dazu folgen sie den Bauprinzipien des ihnen polarischen Gliedes des dreigegliederten menschlichen Organismus, des Sinnes-Nerven-Systems. Kann es sein, daß umgekehrt die eigentliche Verdauung als Funktion des menschlichen Lebens gerade das Doppelspiral-Prinzip als Bauprinzip ihrerseits braucht?

Fassen wir die Ausführungen dieses Kapitels zusammen: Wir betrachteten die embryonale Entwicklung desjenigen Abschnittes der Verdauungsorgane, welcher beim Erdenmenschen unterhalb des Zwerchfelles gelagert ist. Er ist in den ersten Anfängen ein in der Symmetrieebene verlaufendes einfaches Rohr. Beginnend während der 5. Woche, ereignen sich eine Reihe von Vorgängen, welche führen zu:

1. relativ starkem Wachstum,
2. spiralbildenden Prozessen des oberen und des unteren Darmabschnittes,
3. einem dazwischen gelegenen relativ frei beweglichen Knäuel von Darmschlingen von relativ beträchtlicher Gesamtlänge,
4. Variabilität, und
5. Asymmetrie.

Der Leser wird beim Vergleichen dieses Kapitels mit dem vorigen erstaunt sein über den tiefgehenden Unterschied der beschriebenen beiden Glieder des menschlichen Organismus was deren Entwicklung betrifft. Die Gegenüberstellung kann dazu führen, im Sinne Goethes auch bezüglich der Entwicklungsvorgänge von einer echten Polarität zu sprechen (siehe Anmerkung S. 157 f.). Es wird sich bei der Schilderung des mittleren Systems zeigen, daß dieses die polarischen Aspekte der beiden Pole in sich vereinigt, auch insoweit es seine Entwicklungsgeschichte betrifft. —

10. Zusammenklang der Pole im Werdeprozeß aus geisteswissenschaftlicher Sicht

In den beiden vorhergehenden Kapiteln haben wir die Pole des dreigliedrigen menschlichen Organismus in ihren Werdegängen besprochen. Das geschah an Hand von Beispielen.
Im Verlauf der Darstellungen wurde an einigen Stellen ausgeführt, daß die Entwicklungsvorgänge der beiden Systeme trotz ihrer Gegensätzlichkeit aufeinander abgestimmt sind.
In diesem Kapitel wollen wir die gemachten Andeutungen weiter ausführen. Während man früher gemeint hat, die Wachstumsvorgänge des Nervensystems würden einen beherrschenden Einfluß auf die Entwicklung der übrigen Systeme ausüben, hat man, veranlaßt durch Forschungsergebnisse der letzten Jahrzehnte, heute weitgehend Abstand davon genommen.
Die Abstimmung der Systeme aufeinander beruht auf Gegenseitigkeit. Im Nervensystem ist die Fähigkeit veranlagt, bestimmte Nervenfasern zu bestimmten Organen zu schicken. Fehlt ein Organ, so kann man konstatieren, daß ein anfängliches Hinaussprossen von Nervenfasern, die für das Organ bestimmt sind, zwar stattfindet, das weitere Wachstum aber bald aufhört.
Nun hat man umfangreiche Experimente mit jungen Embryonen verschiedener Tierarten, insbesondere von Fischen und Amphibien vorgenommen.
Man hat z. B. Veranlagungen gesunder Organe in frühen embryonalen Stadien entfernt. Dabei konnte man bezüglich der entsprechenden Nerven dasselbe Phänomen beobachten. Meistens nahm man Experimente mit Gliedmaßenanlagen der betreffenden Tiere vor. Man ging jedoch weiter: Man fing an, bei frühen Embryonalstadien Gliedmaßenanlagen eines jungen Embryos in eine andere Körperstelle zu transplantieren, nach einer anderen Stelle zu verpflanzen. Nun wuchsen nicht etwa die ursprünglich für eine solche Gliedmaße vorbestimmten Nervenfasern in die Richtung der neuen Einpflanzungsstelle, sondern diese Fasern veröдеten. Statt dessen wuchsen in dem *entsprechenden segmentaren Gebiet der neuen Einpflanzungsstelle* der Gliedmaße, *neue* Nervenfasern dorthin (aus dem entsprechenden segmentaren Rückenmarksteil). Mehr noch: Die Gliedmaße wurde — den veränderten Umständen gemäß — bis zu einem bestimmten Grade funktionsfähig, d. h. das Nervensystem ist in der Lage, in der völlig neuen unnatürlichen Situation die Gliedmaße doch in ein Gesamtkörperschema zu integrieren.

Es ist ergreifend, was auf diesem Gebiet experimentierend zustandegebracht worden ist. So konnte man z. B. bei Molchen eine Vorderpfote zum Rücken hin verpflanzen, Gliedmaßen austauschen usw. Je nach Zeitpunkt der Maßnahme wurde eine Anpassung des Nervenfaserzuwachses und entsprechende Funktionsfähigkeit mehr oder weniger möglich.
Hieraus läßt sich für die Tierwelt eine Regel ableiten: Das Nervensystem schickt seine Ausläufer in die verschiedenen Körpergebiete zu den Organen. Es paßt sich dabei den Bedingungen, die durch die Eigenart des Organs und dessen Lage gegeben sind, weitgehend an.
Das Nervensystem bestimmt nicht die Gestaltung des übrigen Organismus, sondern es sucht die Integration der autonomen Organsysteme zu einem Gesamtorganismus zustandezubringen. Und doch ist das Nervensystem unerläßlich für das richtige Funktionieren eines jeden einzelnen Organs. Bekommt ein vorhandenes Organ keine Nervenversorgung, so kann es u. U. gut veranlagt und ausgebildet sein, funktioniert jedoch nur mangelhaft, „sinnlos" und degeneriert bald nach der Geburt.

Der Leser möge sich daran erinnern, daß die Nervenfasern immer ins *Mesenchym* hineinwachsen, und *alle* Organe — außer dem Nervensystem — für ihre Gestaltung einen mesodermalen (also mesenchymalen) Anteil brauchen. Es gibt allem Anschein nach eine mit dem Mesenchym verknüpfte richtunggebende Kraft für die Nervenfaserlenkung.
Wir haben gesehen, daß von den höheren Wesensgliedern der Menschenwesenheit der Astralleib und die Ich-Organisation deren Korrelate im Mesenchym haben. Sie sind es, die die Gestaltung der Organe des Stoffwechselgliedmaßensystems und des rhythmischen Systems schöpferisch vorbereiten. Deren Korrelat, das Mesenchym, „ruft die Nerven herbei". Das geschieht indem der mütterliche Organismus es als Instrument für sein gestaltendes Wirken benutzt, damit aus den vielen Einzelgestaltungen ein Gesamtorganismus wird.
Das heißt: die geistigen Urbilder für die Gestaltungskräfte jedes Organs sind als Wesenszüge im Astralleib und in der Ich-Organisation vorhanden. Sie bedienen sich des Ätherleibes bzw. dessen Korrelates, des Amnion, zur physischen Verwirklichung der geistigen Urbilder — wieder durch die Kraft des mütterlichen Organismus.
Für das Zusammenstimmen der einzelnen Organe zu einem Gesamtorganismus brauchen die höheren Wesensglieder ebenfalls den Ätherleib als Instrument (S. 64). Der Ätherleib als „eine Art Architekt des physischen Leibes" (Rudolf Steiner) soll den Baugedanken in seiner Gesamtheit ausführen, zu einem Ganzen durchgestalten. In dieser Beziehung hat der Ätherleib entscheidenden Anteil an der Bildung des Zentralnervensystems. Dessen Gestaltung erfolgt auf andere Art als diejenige des anderen Leibespols. Charakteristisch für die Strukturierung des Zentralnervensystems ist das Schaffen der Verbindungen zu den Teilen (des Körpers), die Gesamtkonstruktion, die Abstimmung der Glieder aufein-

ander — auch im Hinblick auf deren eigene Entwicklungsprozesse während der Embryonalzeit. Durch das Amnion als Korrelat des Ätherleibes erfolgt die Ausgestaltung des gesamten Zentralnervensystems und der peripheren Nerven zu einem zusammenfassenden Organ, das Instrument zur Beherrschung und Lenkung des ganzen Organismus werden soll.

Bedenken wir was am Ende des 8. Kapitels dargestellt wurde. Das Nervensystem besteht aus Zellenkonzentrationen (Nervenzentren) und deren Faserverbindungen zu den Organen, außerdem aus Faserverbindungen zwischen den Zentren untereinander.

Vermittels nervenphysiologischer Tierexperimente hat man weitgehend bestimmen können, wie jede Nervenzellenkonzentration, jedes Nervenzentrum durch seine Faserverbindungen zu einem bestimmten Organ für eine bestimmte Funktion dieses Organs „zuständig" ist. Anders ausgedrückt: Jeder Funktion, jedem Organ *entspricht* ein bestimmtes Zentrum im Zentralnervensystem.

Die *Faserquerverbindungen* aber schaffen die Grundlage für den Gesamtzusammenhang, für den *Organismus,* der in seinem vielfachen organischen Aufbau ein einheitliches Ganzes bilden wird. Das Nervensystem schafft auf diese Weise die Grundlage. Es sind auch hier Astralleib und Ich-Organisation, deren Wesenheit richtungweisend ist. Demgemäß wird der Ätherleib vorgeburtlich konstituiert; und insbesondere beim Menschen der Individualität gemäß.

An dieser Stelle kann es interessant sein, zwei Tatsachen, die in den vorhergehenden Abschnitten ausgeführt wurden, zusammenzuschauen.

Wir führten aus (Kap. 8), daß das periphere Nervensystem schon früh — während der 5. bis 6. Woche — in seinen Grundelementen veranlagt wird. Bis zu dieser Zeit ist das eigentliche Gehirn (abgesehen vom Hirnstamm) beim menschlichen Embryo noch nicht viel mehr als eine dünnwandige mehrkammerige Blase. Im Vergleich zu den übrigen Organen setzt das beschriebene Auswachsen der die Zentren verbindenden Faserquerverbindungen und die weitere Ausgestaltung der Zentren an sich später ein: um die 7. bis 8. Woche.

An anderer Stelle wurde ein Hinweis Rudolf Steiners erwähnt (S. 72), der besagt, daß um die 7. Woche der eigene Ätherleib der zur Verkörperung hinstrebenden Individualität sich intensiver mit dem werdenden physischen Leib verbindet, d. h. unmittelbarer durch sein eigenes Korrelat, das Amnion, auf den physischen Leib Einfluß nimmt. Zugleich wird der mütterliche Ätherleib in seiner bisherigen Wirksamkeit allmählich zurückgedrängt.

Wir sehen also, daß der eigene Ätherleib nach der 7. Woche vom „oberen Pol" her durch das Amnion die Ausgestaltung der unvorstellbar komplizierten Differenzierung des Zentralnervensystems übernimmt, wodurch das Gehirn zu dem „großen Zusammenfasser"[1]) aller einzelnen Organfunktionen werden kann, wenn das Erdenleben beginnt.

---

[1]) Rudolf Steiner, „Heilpädagogischer Kursus" GA 317

Dahingegen verläuft die Entwicklung am „unteren Pol" so, daß die mütterliche Ich-Organisation und der mütterliche Astralleib mit Hilfe des Chorions und des Mesenchyms (Allantois) weiter an den einzelnen Organen als getrennten Einheiten bilden und damit den Stoffwechselpol zu einem „analytischen System" ausgestalten.

Jedoch war der Gesamtplan von Anfang an da! Beweis: Fehlt ein Organ, findet das Auswachsen der dafür bestimmten Nervenfasern im Ansatz doch statt.

Man kann immer mehr zu ahnen beginnen, nach welchen erhabenen Aufbauprinzipien die Gestaltung des menschlichen physischen Leibes während der frühen Embryonalzeit vor sich geht. Zuerst: Gesamtkonzept im Geistigen; dann physische Einzelerarbeitung der Teile; sodann physische Verwirklichung der Zusammenfassung.

Der Ätherleib ist schon ein Architekt im eigentlichen Sinne: Was der Bauherr sich wünscht, führt der Architekt, alle Details koordinierend, sie in eigener Regie verwirklichend, den architektonischen Grundprinzipien gemäß, künstlerisch aus.

Es könnte die Frage entstehen: Ist der Ätherleib nicht ebenso an der Ausgestaltung der Organe des Stoffwechsel-Gliedmaßensystems und des rhythmischen Systems beteiligt?

Der Ätherleib tritt immer in Aktion, wenn es gilt, Geistiges in einem Lebewesen physisch zur Gestaltung zu bringen. Er ist also auch bei der Veranlagung und der weiteren Bildung des „unteren Menschen" tätig. Diese Tätigkeit ist dort jedoch unmittelbar derjenigen von Astralleib und Ich-Organisation untergeordnet. Embryologisch ausgedrückt: Chorion und Mesenchym sind dort dem Amnion übergeordnet.

Nach der Geburt haben Ich-Organisation und Astralleib weiterhin unmittelbaren Einfluß auf Bilden und „Funktionieren" des „unteren Menschen". Dadurch ist es möglich, daß die Organe des Stoffwechsel-Gliedmaßen-Systems und des rhythmischen Systems sich unablässig neuen, auch „unvorherzusehenden" Anforderungen des Erdenlebens anpassen können. Den Elementen dieser beiden Glieder ist es eigentümlich, den wechselnden Anforderungen des grundsätzlich nicht vorauszubestimmenden zukünftigen Erdenlebens gerecht werden zu können. (Hier liegt ein wesentlicher Unterschied gegenüber der tierischen Wesenheit vor).

Das hier Angedeutete drückt sich von Anfang an in der gegensätzlichen Richtung der Gestaltung beider Pole des dreigliederigen Organismus aus.

Daraus kann der omnipotente Charakter des *Mesenchyms* verständlich erscheinen. Auch nach der Geburt kann das Bindegewebe des Organismus immer wieder plastisch tätig werden und schafft dadurch die Möglichkeit der Heilung nach Beschädigung oder Krankheit.

Ganz anders verhält sich der andere Pol! Das Nervensystem bekommt seine ihm eigentümliche Struktur nicht im Hinblick auf zukünftige Anforderungen.

Es trägt ausschließlich den Stempel der „verarbeiteten Vergangenheit". Dasjenige, was Ich-Organisation und Astralleib karmisch an Fähigkeiten aber auch an Unvollkommenheiten mitbringen, wirkt sich insbesondere ins Nerven-Sinnessystem konstitutionsbildend aus. Die Aufgaben zur Ausgestaltung dieser Wesenseigenschaften in das Nervensystem werden dem Ätherleib während seiner Bildung aus dem Weltenäther einverwoben. Er knüpft nach der dritten Woche an die Arbeit an, welche bis dahin der Geistkeim am physischen Keim geleistet hat. Er hat die Aufgabe, alle individuellen Errungenschaften der vorigen Erdenleben, aber auch die individuellen Unvollkommenheiten, welche daraus verblieben sind, in den physischen Leib einzuverweben. Das tut er vorzugsweise im Nervensystem.

Dadurch kommt ein Organsystem des physischen Menschen zustande, das wie ein getreues *Abbild* der Individualität gestaltet ist (S. 81). Weil es ein organisches Abbild ist, kann es während des Erdenlebens zum organischen *Maßstab* der Individualität werden. Das Nervensystem gibt die Grundlage für das persönliche Eigenbewußtsein ab, für die persönliche Eigenart, die auf die wechselnden Anforderungen des Lebens dieser Persönlichkeit entsprechend reagieren wird.

Dementsprechend verläuft der Aufbau des Nerven-Sinnessystems während der Embryonalzeit in bestimmten Bahnen, hinzielend auf einen Endpunkt: möglichst vollkommener Spiegel der umfassenden Vergangenheit der Individualität zu sein. Das Nervensystem soll die physische Widerlage für das Ich-Bewußtsein sein. Solange die Embryonalzeit — und die erste Kindheit — währt, ist während des Stadiums des Aufbaues noch eine Auseinandersetzung mit dem Stoffwechselpol gegeben und möglich; obwohl sie beim Menschen nur innerhalb gewisser Grenzen erfolgen kann — ganz im Gegensatz zu der Plastizität des Nervensystems während der Embryonalentwicklung niederer Tierarten.

Wir fassen zusammen: Das Nervensystem wird ein Fertiges, in seiner Entwicklung Abgeschlossenes, Endgültiges. Dagegen wird das Stoffwechsel-Gliedmaßensystem zu einem bleibend Plastizierbaren, Metamorphosierbaren, das sich immer neuen Anforderungen des Erdenlebens gewachsen zeigen kann. Diese Polarität wirkt sich vom Beginn der Embryonalzeit in der gegensätzlichen Gestaltungsrichtung aus aber so, daß die Pole auch in deren Gestaltung einander fortwährend entsprechen.

Wir erwähnen an dieser Stelle, daß Rudolf Steiner in den beiden ersten Vorträgen des Kursus für Heilpädagogen (GA 317), womit er Juli 1924 die anthroposophisch-heilpädagogische Arbeit begründete — ausführlich auf die Gegensätzlichkeit der beiden Pole des dreigliedrigen Organismus einging, gerade aus den Gesichtspunkten heraus, die wir in diesem Kapitel, aber hier im Rahmen der Embryologie, erörterten.

Für die Praxis der Heilpädagogik hat sich die Kenntnis dieser Dinge als entscheidend wichtig erwiesen, wenn es darauf ankommt, ein Verhältnis zu den tieferen Aspekten der Behinderungen Seelenpflege-bedürftiger Kinder (und Erwachsener) zu bekommen. Aus ihm kann sich sicheres Handeln für die Heilerziehung (und für die Sozialtherapie) ergeben.

11. Über die Embryologie des Blutkreislaufes

Das rhythmische System wird in der Darstellung Rudolf Steiners als dasjenige betrachtet, das sich in seiner Funktion rhythmisch abwechselnd den Polen zuwendet. Es hat aber auch ein Eigenwesen mit zwei Komponenten: Atmung und Blutkreislauf.

Die Atmung ist während der Embryonalzeit ein rein peripherisches Geschehen. Sie spielt sich durch die Tätigkeit der Embryonalhüllen ab. Der physische Körper hat da noch keine Funktion; die Lungen werden für die späteren Erdenaufgaben nur bereitgemacht (siehe Anmerkungen S. 159 f.).

Wir wollen uns in diesem Kapitel auf die Besprechung der Entwicklung von Blutkreislauf und Herz beschränken und dabei einige besonders charakteristische Aspekte herausgreifen.

„Das Gefäßsystem des Embryos wird außerordentlich früh angelegt und ist das Organsystem, welches zuerst in Funktion tritt". So beginnt das Kapitel „Entwicklung der Organe des Kreislaufes" in dem ausgezeichneten Handbuch der Embryologie von D. Starck (1965).

Die beiden Phänomene haben wir schon kurz gestreift (S. 36 ff.). Wir erinnern daran, daß die erste Veranlagung außerhalb des Körperbereiches stattfindet. Dazu Starck: „Die ersten Gefäßanlagen entstehen auf dem Dottersack und dem Haftstiel" (ebenda). Er erwähnt zusätzlich, daß in neuerer Zeit behauptet wird, die allerersten Vorstadien von Blutzellen stammen vom Chorion (also äußerster Umkreis) und kommen hereingewandert.

Wie tritt das Blutkreislaufsystem in Funktion? Wir erwähnten, daß mittels Filmaufnahmen an lebenden Embryonen (vom Huhn) sichtbar wird, daß das Strömen des Blutes vom Umkreis zum Zentrum beginnt. Dieses Strömen beginnt, bevor es einen Embryo in der üblichen Bedeutung des Wortes gibt!

Uns wurde durch diese beiden Phänomene bestätigt, daß alles embryonale Werden der ersten 3 Wochen ein Sphärengeschehen ist, auf ein Zentrum hinzielend, welches erst während der 4. Woche sichtbar und abgrenzbar in Erscheinung tritt.

Wir legten dar, daß die erste Veranlagung und das erste Funktionieren des Blutkreislaufes noch Offenbarung der Wirksamkeit des Geistkeimes ist.

Nun sind die beiden in dem Zitat genannten Tatsachen, einmal konstatiert, für den Naturwissenschafter ohne weiteres einleuchtend: nachdem der Keim in die Gebärmutterschleimhaut eingenistet ist, kommt alles was er braucht vom Umkreis her. Man findet es daher nicht weiter verwunderlich, daß schon so früh dafür gesorgt wird, daß der Stofftransport zum Embryonalkörper im Zentrum von Anfang an stattfinden kann, nachdem die bloße Diffusion nicht mehr zureichend sein würde. Wir sollten uns jedoch die Frage stellen: ist diese Erklärung, die auf Zweckdenken beruht, die einzig mögliche? Lenkt sie nicht von wesentlichem ab?

Wir erwähnten als *dritte* auffällige Tatsache, daß es einen Blutkreislauf gibt, bevor ein Herz gebildet worden ist. Die Blutbewegung braucht offenbar keinen „Motor" im technisch-mechanistischen Sinne! (Allerdings braucht sie unter den verschiedenen Bedingungen des Lebens oft einen *Stimulator,* und als solcher funktioniert das Herz, sei es bei physischer Belastung, sei es bei krankhaften Zuständen). Man kann es vorwegnehmend so formulieren: das Herz wird als Organ durch das strömende Blut und am strömenden Blut, aus der Blutdynamik heraus geformt.

Nun wollen wir uns für den Aufbau dieses Kapitels von den drei genannten Tatsachen bestimmen lassen. Wir fangen mit einer Besprechung der Embryologie des Venensystems an, des zum Zentrum hinströmenden Blutes also. Dann wird die Besprechung des Arteriensystems folgen. Der dritte Teil wird der Entstehung des Herzens gewidmet sein.

Die Reihenfolge ist also umgekehrt als sonst üblich. In allen Darstellungen geht das Herz voran, dann folgen die Arterien und zum Schluß die Venen.

Dem liegen vorgefaßte Meinungen zugrunde! Man betrachtet das Blut als ein passives Element und das Herz als Motor. Daraus folgt die Überbewertung der Arterien als Träger der Energie und die Beurteilung der Venen als gleichsam zweitrangiges Element der Reihe. Denn: Der Sauerstoff sei das Entscheidende des Kreislaufgeschehens. Infolgedessen hätte das arterielle-sauerstoffreiche Blut Hauptrang, das venöse-sauerstoffarme sei das weniger wertvolle, abgenutzte. Wolfgang Schad formuliert es treffend: „In der Schulbiologie findet sich „wie eine ewige Krankheit" die schiefe Anschauung, daß das venöse Blut das verbrauchte, das mit Schlacken beladene, und das arterielle Blut das gute, empfehlenswerte Blut sei."[1])

Während der Embryonalzeit ist die Situation offenbar unterschiedlich! Das Venenblut führt auch im rein materiellen Sinne *alles* Wertvolle von der Plazenta her zum Embryo hin. Hier ist das Venenblut eindeutig das Entscheidende. Und doch lehnt man sich, was das Methodische betrifft, in der Embryologie den Gepflogenheiten der Darstellungsart der Anatomie und der Physiologie vom Erwachsenen an!

Für die Betrachtung des erwachsenen Menschen ist jedoch ebenfalls ein anderer Ausgangspunkt zu erwägen, der uns von der Einseitigkeit der Sauerstoffüberbewertung befreien kann. Schad führt dazu wohlbekannte Tatsachen aus der Biologie ins Feld.[1]) Ein weiterer Gesichtspunkt wurde von Rudolf Steiner 1911

---

[1]) Wolfgang Schad, „Dynamische Morphologie von Herz und Kreislauf", Sonderveröffentlichung 1977

im Vortragszyklus „Eine okkulte Physiologie" (GA 128) in Prag dargestellt. Er läßt sich folgendermaßen zusammenfassen: Das strömende Blut *exponiert* sich den Organen; es nimmt deren Einflüsse in sein Wesen auf. Das geschieht, indem der arterielle zuführende Strom sich in jedem Organ in ein unermeßlich ausgedehntes feines Netz von Haargefäßen ausbreitet. Auf diese Weise sickert das Blut ganz langsam durch den Organbereich (es gibt dabei allerdings den Sauerstoff ab). Es hat dabei Zeit, die Organeinflüsse und -Impulse wahrzunehmen und in sein Wesen aufzunehmen. Wenn es dann die Organe in den Venen verläßt, ist es *verändert,* nicht abgewirtschaftet, sondern *erfüllt* von den Wirkungen der Organe, unterschiedlich je nach der Eigenart des jeweiligen Organs, aus dem es hinausströmt. Auch mit Bezug auf den Lungenkreislauf muß man es so betrachten. Hier sieht es jedermann als selbstverständlich an! Dort sind es die Lungen*venen,* deren Blut von der Lungenwirkung beeindruckt ist, nämlich Sättigung mit Luft, also auch mit dem erfrischenden, energiespendenden Sauerstoff.

Sämtliche verschieden beeindruckte Blutarten strömen durch die Venen dem Zentrum des Kreislaufes, dem Herzen zu. *Das Herz nimmt die Gesamtheit des mannigfaltig differenzierten organischen Geschehens durch das Blut wahr.* So betrachtet trifft es ohne weiteres zu, daß für den geborenen Menschen die Aufgabe des arteriellen Systems ist, das Lungenvenenblut dem ganzen übrigen Leib zuzuführen, anders ausgedrückt: das Ergebnis des kleinen Kreislaufes dem großen Kreislauf zu vermitteln.

Zusammenfassend: Was für den Embryonalkreislauf uneingeschränkt gilt, daß das Venenblut das „wichtigere" ist, kann man für den Kreislauf des Menschen im Erdenleben ebensogut geltend machen.

In Anbetracht dieser Argumente mag es dem Leser verständlich erscheinen, daß wir unsere Besprechung des Kreislaufes mit derjenigen des Venensystems beginnen.

Erinnern wir uns noch einmal an die Situation zu Beginn der 4. Woche. Der ganze Bereich des Embryos hat einen Umfang von etwa 15 mm. Der werdende Körper ist etwa 2 bis 3 mm „lang". Vorher haben sich aus den Blutinseln Blutstränge gebildet, in deren Achsen es zu strömen beginnt. Es strömt vom Umkreis zum Zentrum hin. Dort staut es sich und sickert zurück. Bald wird diese Umkehr des Blutstromes rhythmisiert und das Herz beginnt sich zu bilden.

Man sollte sich stets bewußt sein, daß dies alles in sehr kleinem Maßstab vor sich geht. So sind die hier zu besprechenden „Blutgefäße" — sicherlich während der 4. Woche — in der Wirklichkeit Haargefäße (Kapillaren): Sie bilden Kapillargeflechte, d. h. Netze vielverzweigter Haargefäße, streckenweise erweitert oder auch zusammenfließend. Die Blut-"bahnen" sind äußerst kurz, im werdenden Körper der hier zu betrachtenden Stadien nur millimeterlang.

Eine wesentliche Eigenschaft des Kreislaufes der frühen Embryonalzeit ist die außerordentliche Wandelbarkeit der Stromläufe.

Zum Vergleich diene ein Beispiel aus der Natur:
Man stelle sich im Hochgebirge auf einer Sommerwiese eine alte Schneekuppe vor. Sie ragt in die Bergwiese hinunter. Am unteren Ende tropft und sickert es im Sonnenschein. Das Schmelzwasser fließt ins Gras hinunter. Kleine Rinnsale entstehen. Winzige Strombetten bilden sich. Der Sonnenstand ändert sich mittlerweile. Andere Stellen der Schneekuppe werden erwärmt. Die bisher erwärmten kühlen durch die Winkeländerung der Sonnenstrahlen wieder ab. Die bestehenden Rinnsale versiegen teilweise, andere bilden sich neu. Es bilden sich vielleicht neue Strombetten. Am anderen Tag wiederholt sich das Spiel. Allmählich entstehen an der Quelle der Wasserbildung mehr oder weniger *bleibende* Rinnsale und deren Betten, während andere nach einem zeitweiligen Bestand endgültig versiegen. — Zwei Tage später seien die atmosphärischen Umstände ganz andere, dementsprechend die Schmelzverhältnisse. Da kann es dann sein, daß die ganze beobachtete Stelle ihre „Struktur" ändert: Neue Sickerstellen, neue Strombetten, und die „alten" versiegen nun doch, obwohl wir sie schon als dauerhaft betrachtet hatten.
Ähnlich geht es — in kleinem Maßstab und in kurzen Zeiträumen — beim Blutkreislauf des werdenden Körpers.

Hier sind es die gegenseitigen Beziehungen der entstehenden Organe, welche in den Anfangsstadien jeden Tag andere Blutzufuhrbedürfnisse schaffen, welche die Blutströme zu Modifikationen veranlassen.
Da gibt es ein rasch wachsendes Organ, wie die Leber. Es zieht viel Blut zu sich heran und gibt vieles ab. Eine Weile später bekommt ein benachbartes Organ im Wachstum ein zeitweiliges Übergewicht. Der Blutstrom ordnet sich neu, bekommt in der Hauptachse einen etwas abgeänderten Verlauf; oder die Gefäße ändern ihre gegenseitigen Beziehungen, usw.
Trotz dieser ausgesprochen starken Wandelbarkeit im Werden lassen sich bestimmte Entwicklungsstadien im Venensystem festhalten, vor allem im Hinblick auf die Hauptgefäße. Im Verlaufe des dritten Monats kann man schon von einem Venensystem sprechen, das grundsätzlich fixiert ist, und sich nur noch dem räumlichen Wachstum des Embryos anzupassen hat.
Diese Metamorphosenfähigkeit ist auch deshalb einleuchtend, weil der Blutkreislauf zwischen den beiden Polen des dreigliedrigen Organismus eingespannt ist. Die Pole haben völlig verschiedene Bildungs- und Wachstumseigenschaften. Wir führten sie in den Kapiteln 8, 9 und 10 aus. Diesen entgegengesetzten Eigentümlichkeiten paßt sich das Kreislaufsystem jederzeit an.

Nun wollen wir einige Hauptlinien der frühen Entwicklung des Venensystems schildern.
Am Anfang der 4. Woche sickert und strömt das Blut vom Chorion durch den Haftstiel und von der Dottersackwand durch die Dottergangwand zum werdenden Körper. Dort sammelt es sich in zwei Paaren Hauptvenen, die Nabelvenen und die Dottervenen, die zusammen kopfwärts zu der Herzgegend führen. Es münden also 4 Venen (es sind in diesem Stadium noch Haargefäße) in das werdende Herz (Abb. 31).
Sodann entstehen die Uranlagen der Organe (Kap. 5, 8 und 9). Entsprechend bilden sich innerhalb des Körpergebietes neue Kapillaren, die von den Organ-

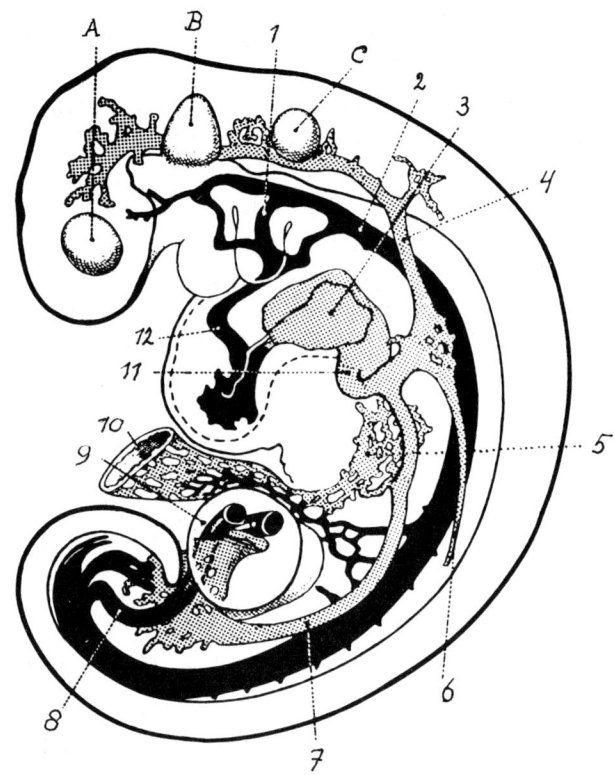

Abb. 25. Schematische Darstellung des Blutkreislaufes eines Embryos im Alter von 28 Tagen. Von links: man blickt auf linke Gefäße. Grau punktiert: Venen; schwarz: Arterien. Zur Orientierung sind eingezeichnet: linkes Augenbläschen (A), Zentrum des linken Gesichtsnervs (B) und linkes Ohrenbläschen (C).
Man beachte die Kapillarnetze der oberen Leibesvene, diejenigen an der Dottersackwand und am Dottergang. Die zum Dottergang verlaufende Arterie ist ebenfalls als Kapillarnetz skizziert. Deutlich sind die drei ins Herz (Sinus venosus) mündenden Hauptvenenströme angegeben. Es gibt schon 3 Paare Bogenarterien, die 2. linke ist bezeichnet.
1. linke Bogenarterie; 2. Aorta; 3. linker Vorhof; 4. linke obere Leibesvene; 5. Leberkapillarnetz; 6. linke untere Leibeshauptvene; 7. linke Nabelvene; 8. linke Nabelarterie; 9. Bauchstiel; 10. Dottersack; 11. linkes Horn des Sinus venosus; 12. Bulbus cordis.

anlagen kommen. Sie bilden zusammen ein weiteres Paar Hauptgefäße, die ebenfalls zu dem werdenden Herzen hinführen. In die primitive Herzanlage münden nun 3 Paar Hauptströme ein, womit die Situation zum Anfang der 5. Woche der Hauptsache nach gekennzeichnet ist. Die Venen heißen Nabelvenen, Dottervenen und Leibes-Hauptvenen (VV. cardinales), (Abb. 25, 26 A).
Das Stadium der Paarigkeit der Venenstämme und deren Symmetrie dauert nur kurz. Bald fängt eine Strömungsänderung im Rumpfgebiet an. Die Haupt-

ströme streben nach *rechts*. Daraus resultiert Asymmetrie. Die Paarigkeit der Hauptvenenstämme wird aufgegeben.
In der Nähe des Sinnesnervensystems und der paarigen Nieren- und Nebennierenanlagen z. B. und der paarigen Extremitäten herrscht selbstverständlich Paarigkeit und Symmetrie der Blutgefäße. Die Rechtsneigung tritt dort auf, wo das von überall herkommende Blut sich in den Hauptgefäßen *sammelt*. Das geschieht im Brust- und Bauchgebiet.
Zu gleicher Zeit hat die Drehung der Bauchorgane angefangen (Kap. 9). Offensichtlich besteht hier eine gegenseitige Beeinflussung. Die Leber ist nun nach rechts gelagert worden. Die Hauptströme des Venenblutes führen dorthin, also von links nach rechts hinüberschwenkend (Abb. 26 A bis C). (Die Herzanlage folgt dieser Tendenz, indem das rechte Einstromgebiet im Herzen ein Übergewicht gegenüber dem linken bekommt, siehe Kap. 12.) Die linken Hauptvenenstämme, wohin kein Blut mehr fließen will, veröden! Diese Situation ist im Übergang der 6. zur 7. Woche anzutreffen, also recht bald. Der gesamte venöse Blutstrom der unteren Körperhälfte ist in diesem Prozeß einbezogen (Abb. 26 C).

Zum Beispiel strömt das Blut der links situierten Bauchspeicheldrüse scharf nach rechts, zur Pfortader, die alles Blut der Verdauungsorgane sammelt und selbst auch rechts gelagert ist. Die Pfortader ergießt ihr Blut in die Lebervenen. Die Venen der Nebennieren, diejenigen der verschiedenen Bildungsstadien der Nieren, die Venen die das Blut aus den untersten Bauchgebieten, den Beinanlagen, den Bauchmuskeln und der Bauchhaut sammeln, ergießen ihr Blut in *rechte* Sammelvenen. Die vorherigen linken Venen versiegen. Die Hauptsammelvene, die auch das Blut der ebengenannten Pfortader aufnimmt, heißt untere Hohlader. Sie liegt rechts (Abb. 26 D).

Die Venen der oberen Körperhälfte sind anfangs auch paarig-symmetrisch angeordnet (von der 4. bis 5. Woche ab gerechnet). Das bleibt so bis zum Anfang der *achten* Woche, d. h. bis zu dieser Zeit münden von oben her zwei Hauptvenenstämme in das Herz (obere Kardinalvenen). Dann aber, also später wie beim Venensystem der unteren Körperhälfte, will hier das Blut, das links strömt *auch* nach *rechts*. *Es sucht sich dafür eine ganz neue Bahn!* (Sie bekommt von den Embryologen einen eigenen Namen: Vena brachiocephalica (Starck); englisch: left innominate vein[1]) (Hamilton). Demzufolge entsteht in der oberen Brusthöhle eine Direktverbindung von links zur rechten Hauptvene, der oberen Hohlvene, (V. cava superior). Die ursprüngliche linke Direktverbindung von oben zum Herzen verödet! (Abb. 26 C, D.)
Aus diesem Verhalten der oberen Hauptstämme kann hervorgehen, daß die Rechtstendenz des Venensystems im ganzen Rumpfgebiet nicht nur eine Folge der Dreh- und Spiralbewegungen der Bauchorgane ist, sondern die Rechtstendenz als selbständige Eigenschaft hat.
Es gibt aber *eine* Ausnahme im Hinblick auf die Rechtsneigung!

---

[1]) linke namenlose Vene

Abb. 26 A—D. Reihenfolge schematischer Darstellungen aus der Entwicklung des Venensystems im Rumpfgebiet des menschlichen Embryos. A: 4. Woche; B: 5. Woche; C: Ende 6. Woche: D: 8. Woche. Von vorne (frei nach Hamilton, Boyd und Mossman).
Alle Farben bezeichnen Venen. Punktiert: in Rückentwicklung befindliches, bzw. verödetes Gefäß.
Orange: Nabelvenen. Man soll sie sich vom Betrachter her kommend verlaufend denken: sie treten vom Nabelstrang her in den Rumpf hinein (nur auf Abb. A paarig auftretend).
Gelb: Dottervenen, auch von vorne her, von der Dottergangwand kommend. Daraus entwickelt sich das *Pfortadersystem.*
Schwarz: obere Leibes-Hauptvenen, vom Kopf und Oberkörper.
Blau: untere Leibes-Hauptvenen. Deren Abkömmlinge werden zu den Venen des Rumpfmuskelsystems usw. und zu den Venen der Gliedmaßen (Abb. D).
Grün: Leibes-Nebenvenen. Daraus werden die Venen der Nieren, Nebennieren und Keimdrüsen.
Rot: Venen der Rückengegend.
Braun: Darmkanal (in A und B). Auf Abb. A schaut man in die weite Öffnung des Dotterganges (braun punktiert).
Vom Herzen ist nur der Umriß der Vorhöfe wiedergegeben und die Pforte zum Kammerteil. Die blau punktierten Teile bezeichnen die Sammelstellen der oberen und unteren Leibes-Hauptvenen = Ductus Cuvieri.

Aus dieser Darstellungsreihe kann ersichtlich werden:
Erstens: Die rechts gelagerte untere Hohlader (V. cava inf.) ist aus fünf Abschnitten verschiedener Herkunft aufgebaut. Vier Venensysteme tragen dazu bei, jeweils auf der rechten Seite ein Teilstück liefernd. Vom Herzen zum Steißgebiet hin: 1. Anteil vom rechten Dottervenennetz; 2. Anteil vom rechten Lebervenennetz; 3. Anteil aus dem rechten Leibes-Nebenvenennetz; 4. Verbindungsglied (Anastomose) zwischen 3 und 5; 5. Anteil aus dem rechten Rückenvenennetz.
Zweitens: die Rechtstendenz der Stammvenen der oberen Körperhälfte. Auf den Abb. A, B und C gibt es Symmetrie; allerdings hat sich auf Abb. C der Vorhofkomplex des Herzens schon nach rechts verlagert, daher Verlängerung des linken Ductus Cuvieri (Pfeil). Auf Abb. D hat sich die *linke* obere Leibes-Hauptvene den direkten Weg zur *rechten* hin gesucht, vermittels der „namenlosen Vene" (Pfeil in D). Der Zusammenfluß von der „namenlosen Vene" und der rechten oberen Leibes-Hauptvene ist die obere Hohlader (V. cava sup.), rechtsliegend.

Das ist die *Nabelvene!* Denn es versiegt nicht die linke, sondern die rechte Nabelvene, und der Nabelstrangblutstrom übernimmt das linke Hauptgefäß als Strömungsbett. Infolgedessen mündet die unpaar gewordene linke Nabelvene in den rechten Hauptvenenstamm, in die schon genannte untere Hohlvene (Abb. 26 B). Das Nabelblut wählt damit einen gleichsam möglichst unabhängigen Kurzweg. Die Nabelvene erfaßt in den frühen Embryonalstadien die weitaus größte Menge Venenblut überhaupt, denn die Hüllorgane überwiegen in der Masse gewaltig gegenüber dem kleinen eigentlichen Körper des Embryos. Bis zur Geburt ist die Plazenta noch immer ein relativ mächtiges Organ. Es hat am Ende der Schwangerschaft ein Siebentel des Gewichtes des Neugeborenen.

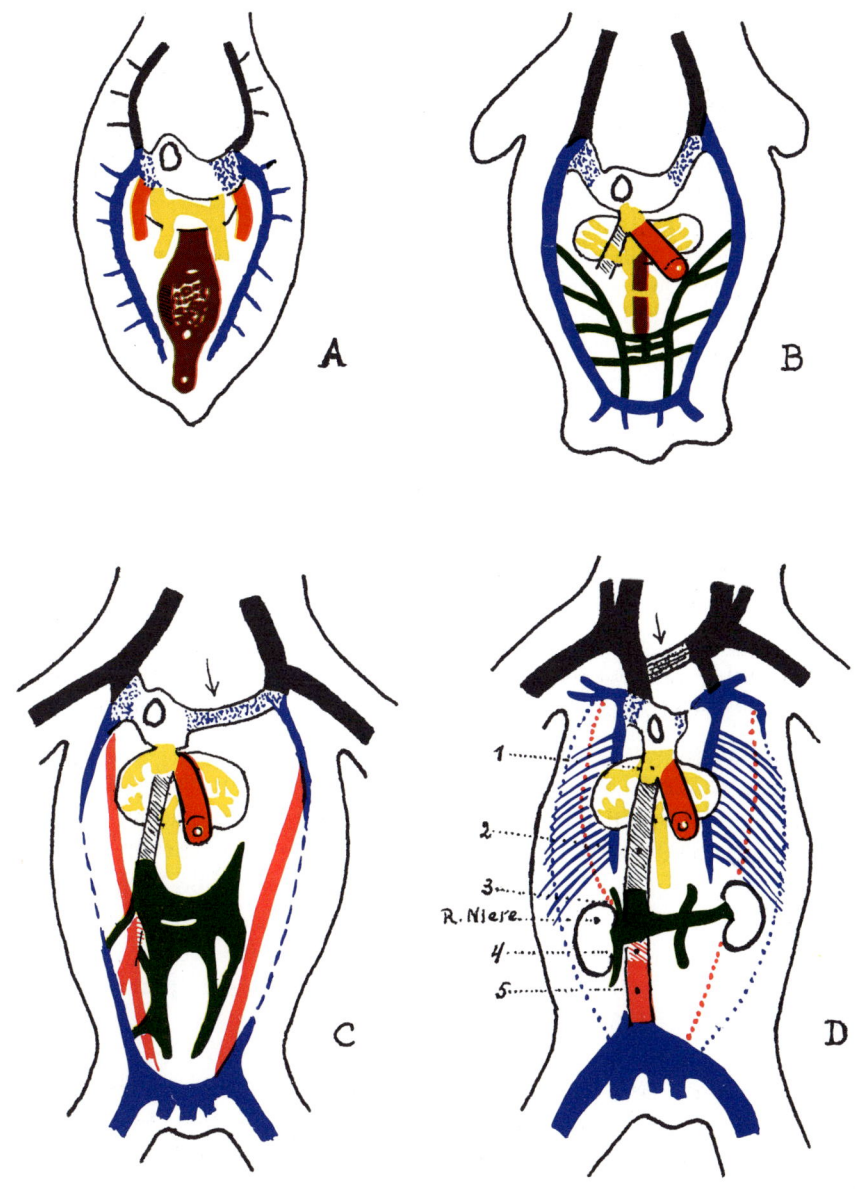

Man hat berechnet, daß durch die reife Plazenta (gegen Ende der Schwangerschaft) pro Minute etwa 400 ccm embryonales Blut ein- und ausströmen, das alles durch die Nabelschnurgefäße transportiert wird.

103

Die Tatsache, daß die Nabelvene einen Kurzweg sucht, genügt nicht zum Begreifen des völlig abweichenden Verhaltens. Technisch wäre auch eine Rechtsneigung ohne weiteres möglich gewesen. Man hat es hier wieder mit einem Phänomen zu tun, das Fragen aufwirft. Wir kommen darauf zurück.

Fassen wir das Geschilderte zusammen:
Während der 4. Woche münden 3 Paar venöse Gefäße in die Herzanlage (Abb. 25 und 26 A):
1. die Bauchstiel- oder Nabelvenen (VV. umbilicales),
2. die Dottersackvenen (VV. omphalo-entericae),
3. die Leibesvenen (VV. cardinales).
Während der 5. Woche ändern sich die Verhältnisse: Die Nabelvenen münden nun in die letzten Abschnitte der Dottervenen, die dort eigentlich Lebervenen sind, weil sie das Lebergewebe durchströmen. Das Leibesvenenpaar hat sich links und rechts in obere und untere Venen aufgegliedert, die getrennt in die Herzanlage münden. Die oberen sind die genannten oberen Hohlvenen.
Es münden also ins Herz:
1. ein Nabel-Dottersack-Lebervenenpaar,
2. ein Venenpaar der unteren Körperhälfte,
3. ein Venenpaar der oberen Körperhälfte.
Dann folgen die beschriebenen Metamorphosen mit Rechtsbevorzugung, mit Ausnahme der Nabelvene.
Dabei gibt sich die linke Nabelvene einen extra Durchweg durch die Leber (ductus venosus Arantii), mit welchem sie dann in die (rechte) untere Hohlader einmündet.

*

Hiermit schließen wir die Beschreibung des Venensystems vorläufig ab.
Wir beginnen die Besprechung des *Arteriensystems* mit der Darstellung seiner frühesten Entwicklungsstadien.
Zu Beginn der 4. Woche strömt das Blut, das sich am Kopfende des werdenden Körpers an der Herzschleife staut, wieder zu seinem Ursprung zurück. Das Strömen wird bei der Herzstelle bald rhythmisiert: es entsteht ein Arterienpuls. Die „Urarterien" sind paarig veranlagt. Man kann sie schon gleich die *Aorten* nennen. Sie haben zwar zunächst noch „Plexuscharakter", d. h. sie sind noch zwei Netzwerke vielverzweigter Haargefäße, Kapillargeflechte.
Indem die Herzschleife bauchwärts hinunterschwenkt (siehe später) wirkt deren Lageveränderung so, daß die beiden Kapillargeflechte beim Ursprung aus der Herzanlage noch eine kurze Strecke weiter hinaufführen zu dem späteren Halsgebiet, nämlich dort wo die Schlundtaschen sich bilden, um dann nach rückwärts umzubiegen. Von dort führen sie entlang des Neuralrohres steißwärts. Dort werden sie zu den Bauchstielarterien und führen das Blut zu seinem Ursprung, dem Chorion zurück (Schema I und II).

Indem das untere Körperende zu einem zeitweiligen „Schwanzteil" auswächst, verlängern die Aorten sich dorthin. Die Bauchstielarterien (später Nabelschnurarterien) zweigen sich dann als paarige Äste davon ab und führen zum Chorion (Abb. 25, 27 und 29).

Schon während der 4. Woche verschmelzen die beiden Leibesaorten zu einem unpaaren Hauptgefäß. Nur oben im Halsgebiet und unten im Steiß-

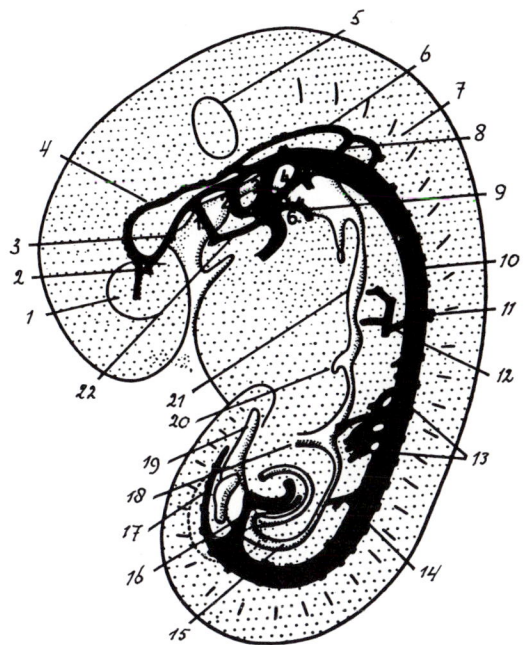

Abb. 27. Schematische Darstellung des Arteriensystems eines Embryos im Alter von etwa 4½ Wochen. Das mit A. omphalomesenterica bezeichnete Gefäß wird zur Art. mesenterica superior, welche die Achse für die Darmdrehung bildet (Seite 86).
1. Augenblase; 2. Art. ophthalmica; 3. Art. carotis interna; 4. Art. vertebralis cerebralis; 5. Labyrinthbläschen; 6. Art. vertebralis cervicalis; 7. erste Hals-Somit; 8. Hypoglossusarterie; 9. Art. pulmonalis; 10. Aorta; 11. Art. subclavia; 12. Art. coeliaca; 13. Art. omphalomesenterica; 14. Art. mesenterica inferior; 15. Enddarm; 16. linke Nabelart.; 17. Art. caudalis; 18. Dottergang; 19. Schwanzdarm; 20. Gallenblase; 21. Magen; 22. Aufsteigende Aorta.

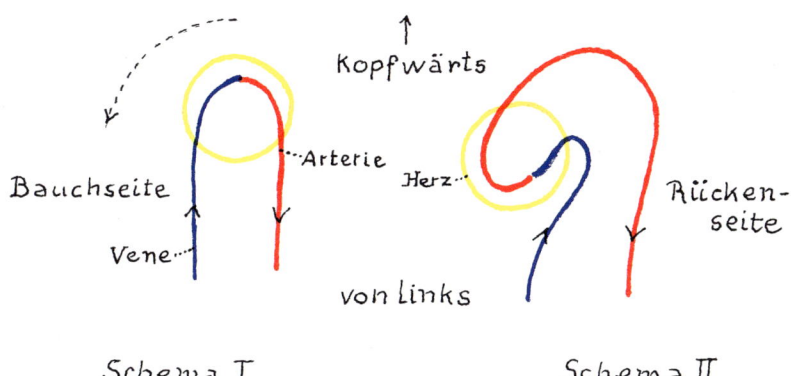

(„Schwanz"-)Gebiet bleibt die Paarigkeit erhalten. Beim Ursprung aus der Herzschleife findet ebenfalls Vereinigung zu einem unpaaren Hauptgefäß statt.

Etwa um die Mitte der 4. Woche findet man infolgedessen vor: ein unpaares Ursprungsgefäß bei der Herzschleife, dann Paarigkeit im Halsgebiet und beim Umbiegen zum Rücken, anschließend eine unpaare Leibesaorta, die sich schließlich im unteren Körpergebiet paarig aufgliedert. Die Leibesaorta liegt bis zur 9. Woche in der Symmetrieebene, an die Wirbelsäule angelehnt. Sie rückt dann etwas nach *links* hinüber.

Auch hier soll betont werden, daß die Strecken äußerst kurz sind: die ganze Körperlänge ist ja zu Beginn der 5. Woche max. 5 mm!

Indem während der 4. Woche die Leibesorgane veranlagt werden (Kap. 5), zweigen sich dort Arterienäste ab.

Es sind:
1. Äste zum Darmrohr und dessen Organsprossen: anfangs Kapillargeflechte, die sich bald zu drei unpaaren Hauptarterien bilden. Die obere wird zum Magengebiet führen (A. coeliaca); die mittlere wird zur Achse der Darmschleife, die in die Nabelschnur führt, und wird das Dünndarmgebiet versorgen (A. mesenterica superior); die untere versorgt den Dickdarm und den Enddarm (A. mesenterica inferior), s. Kap. 9, Abb. 21, 22, 24, 27.
2. Paarige Äste zu den Nebennieren-, Nieren- und Keimdrüsenanlagen. Während der weiteren Entwicklung der Organe und des Wachsens des ganzen Körpers passen diese Arterien sich in ihrem Verlauf den fortwährend sich ändernden Anforderungen an. Das gesamte von diesen Arterien geführte Blut strömt, nachdem es sich den Organen exponiert hat, durch die Pfortader und die Untere Hohlader wieder zum Herzen.

Im Gebiet des Ursprungs aus dem Herzen und im Halsgebiet, dort wo die paarigen Aortenbogengeflechte sich befinden, werden die Verhältnisse kompliziert.

Anfangs bilden sich aus den paarigen Arteriengeflechten insgesamt 6 Paar Bogenarterien, den Schlundtaschenpaaren entsprechend. Jedes Bogenarterienpaar kann das Blut zur Leibesaorta führen (bei den Wasserwirbeltieren werden daraus die Kiemenblutgefäße). Von diesen 6 Paaren versiegen das 1., 2. und 5. Paar ganz (Schema III und IV, und Abb. 27 und 28).

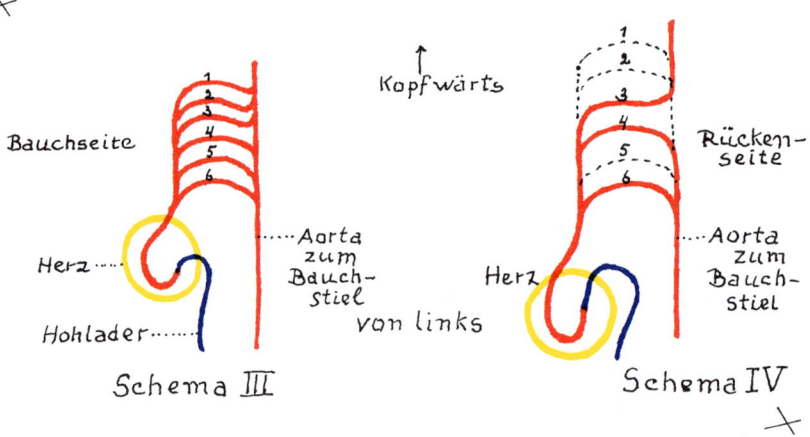

Aus dem 3. Bogenarterienpaar werden die Gefäße, die mit ihren Ästen den Kopf versorgen werden. Sie bleiben paarig und symmetrisch. Aus dem 4. Bogenarterienpaar entstehen: *rechts*

der Arterienstamm für die Versorgung des rechten Armes, *links* wird daraus der eigentliche Aortenbogen (zur Leibesaorta), der einen Ast zum linken Arm abgibt. Aus dem 6. Bogenarterienpaar werden die rechte und die linke Lungenarterie. Bis zur Geburt führt das rechte Gefäß sehr wenig Blut zu der noch nicht funktionierenden rechten Lunge, *das linke läßt die Hauptmenge seines Blutes in die Aorta fließen* (Schema V und VI, Abb 28, siehe weiter unten).

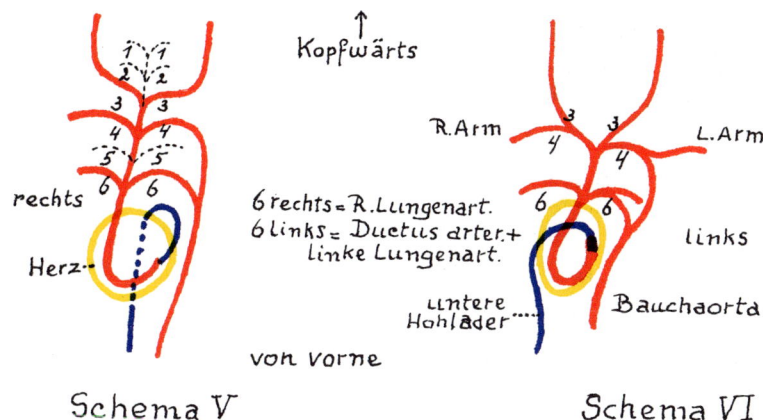

Von diesem komplizierten Sachverhalt möchte man besonders betonen:
a) Der rechte Arm sowie das angrenzende Gebiet der Brust- und der Schultergegend bekommen einen eigenen Arterienstamm aus der *rechten* 4. Bogenarterie.
b) Die *linke* 4. Bogenarterie wird zum Aortenbogen (arcus aortae). Er versorgt außerdem mit einem Ast den linken Arm.
c) Die *linke* 6. Bogenarterie wird zum Hauptstamm der Lungenarterien, der aber bis zur Geburt sein Blut hauptsächlich in die Leibesaorta fließen läßt (die *rechte* 6. Bogenarterie wird zu seinem rechten Hauptast, zur rechten Lunge führend (Abb. 29).
Die beschriebenen Vorgänge haben sich insgesamt bis zur 7. Woche endgültig vollzogen. Das Embryo ist dann nur 20 mm lang.
Der Leser hat wohl bemerkt, daß das Arteriensystem während seiner Entwicklung an den Ausgangsgebieten in der Nähe des Herzens eine ausgesprochene Linkstendenz bekommt. Das hat sich bei der Umwandlung des 4. und 6. Bogenarterienpaares in der Halsgegend gezeigt; aber auch das 3. Bogenarterienpaar wird davon berührt, indem die *linke* spätere Kopfarterie unmittelbar aus dem Aortenbogen abzweigen wird, die *rechte* aber ein aus dem Aortenbogen zuführendes Gefäß erhält, die Metamorphose des früheren rechten Aortastammes.
Dagegen liegen die Aorta-Äste im Bauchgebiet anfangs in der Symmetrieebene und verlagern sich erst später in ihren Ursprüngen seitwärts; dann ebenfalls nach *links*.

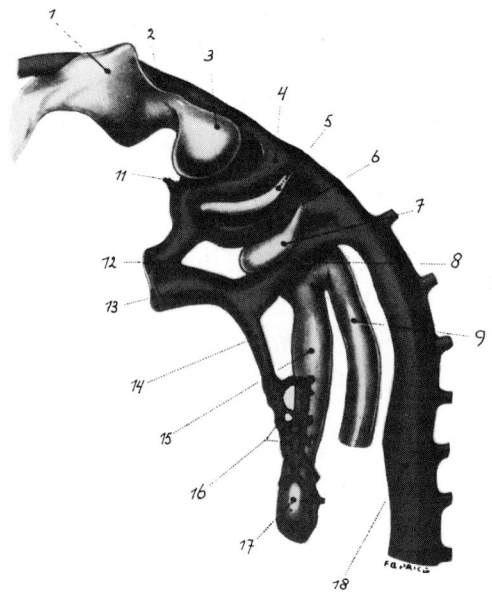

Abb. 28. Plastische Darstellung von Elementen des Halsgebietes eines Embryos im Alter von etwa 6 Wochen. Von links. 1. erste Schlundtasche; 2. Aorta; 3. zweite Schlundtasche; 4. dritte Bogenarterie; 5. dritte Schlundtasche; 6. vierte Bogenarterie; 7. vierte Schlundtasche; 8. sechste Bogenarterie (Ductus arteriosus); 9. Speiseröhre; 11. Rest einer Kopfarterie; 12. Aortenstamm; 13. Lungenarterienstamm; 14. Lungenarterie; 15. Luftröhre; 16. Lungenkapillarnetz; 17. Lungenknospe; 18. Aorta.

Sonst gibt es für den Kopf und für Rücken und Gliedmaßen begreiflicherweise symmetrische Verhältnisse.

Hiermit ist die Polarisierung von Venen- und Arteriensystem deutlich geprägt worden. Auf diese auffällige Tatsache wollen wir im 13. Kapitel zurückkommen.

Des weiteren hat man ohne Zweifel den Eindruck bekommen können, daß die Ausgestaltung des Arteriensystems einfacher und zielstrebiger vor sich geht als diejenige des Venensystems. Die einfachere Gestaltung des Arteriennetzes wird erklärlich, wenn man die Verschiedenheit der Funktionen von Venen und Arterien ins Auge faßt. Beim Venennetz ist die Frage entscheidend: Wo kommt das Blut her, das zum Herzen strömt? Dagegen beim Arteriennetz: Wo will das Blut hin, das aus dem Herzen strömt? Das Arterienblut soll dort hin, wo es *gefordert* wird, d. h. wo es sich den Organen (inkl. dem Chorion!) exponieren wird. Es tut dieses auf eindeutig kurzem, gezieltem Wege. An Hand der obigen Schilderungen der Venen und Arterien lassen sich diese Fragen auch im Einzelnen beantworten.

Das Blut strömt aus der Peripherie der Hüllenorgane (Chorion) zum Herzen, es sammelt sich in der *rechts*-führenden unteren Hohlader. Im Herzen schwenkt es von *rechts* nach *links* hinüber. Es strömt dann als Arterienblut zum Kopf und zu den Armen: Aortastamm links, Aortenbogen nach links, paarige Äste zum Kopf und je einen Ast zu den Armen.

Ein Teil des Aortablutes strömt vermittels der Bauchaorta durch den Aortenbogen hinunter in den Leib zu den Organen des Unterleibes (Abb. 29).

Auf diese Weise kann Aortablut unmittelbar durch die Nabelstrangarterien wieder zum Chorion zurückströmen. Das könnte unverständlich, „unlogisch" erscheinen. Es wird sich zeigen, daß dieses *Bauch*aortablut kein „unvermischtes" nur vom Chorion her kommendes Blut ist. Davon gleich mehr.

Was geschieht mit dem Blut, das vom Kopf und von den Armen zurückkommt? Es sammelt sich in der *oberen Hohlader, rechts*-liegend, und strömt wieder in den rechten Herzteil. Das Herz verlassend fließt es als Arterienblut in den *links*führenden Lungenarterienstamm und durch einen extra Weg (ductus arteriosus Botalli) größtenteils in die . . . Bauchaorta! Es kann damit denselben Weg wie das unmittelbar aus dem Aortenbogen zur Bauchaorta hinunterströmende Blut nehmen. Die beiden Blutarten: Blut *vom Oberleib her*, und Blut *zum Unterleib* hin vermischen sich also (Abb. 29).
Hiermit ist aber gewährleistet, daß die relativ große Menge Kopf- und Armblut, oder Oberleibblut den kurzen, „geraden" Weg wieder zurück zum Ursprung, zum Chorion nehmen kann.

Denn: Die Entwicklung des Kopfes (Gehirn) und des Oberleibes mit den Armen eilt der Entwicklung des Unterleibes während der ersten Hälfte der Embryonalzeit weit voraus. Der Oberleib fordert deshalb auch die Hauptmenge Blut vom Chorion zu sich her.

Aber: Diese große Menge Blut soll auch wieder den Oberleib verlassen können. Die obere Hohlader führt es zum Herzen. Von dorther soll es leicht und ausgiebig zur Plazenta zurückströmen können. Das wird ermöglicht durch den kurzen Weg: Lungenarterienstamm → ductus Botalli → Bauchaorta → Nabelarterien.

So betrachtet ist der Kreislauf im Unterleib, insbesondere im Bauchgebiet, eine Art *Nebenkreislauf*. Sowohl was die Arterien als auch die Venen betrifft, bildet er sich „ruhiger" unter mehr Verwandlungen zu dem endgültigen Zustand aus. Das könnte aus den vorangegangenen Ausführungen hervorgehen.

Man kann die Gesamtsituation des frühembryonalen Kreislaufes noch etwas anders formulieren:

Es gibt eigentlich zwei Kreisläufe (Abb 29):
A. einen Hauptkreislauf, Chorion → Oberleib → Chorion usw.
B. einen Nebenkreislauf:
Chorionblut + Oberleibblut → Unterleib → Oberleib → Chorion → Oberleib → Chorionblut + Oberleibblut usw.
Über den Hauptkreislauf A ist zu sagen: Weitaus die größte Blutmenge kommt während der ersten Hälfte der Embryonalzeit aus der Peripherie (Chorion-Plazenta). Die Nabelvene ist eine Zeitlang die mächtigste Vene. Die weitaus größte Blutmenge im Körpergebiet des Embryos fließt zum Oberleib (Kopf, Gehirn, Arme). Es ist ohne weiteres anzunehmen, daß es hierdurch bedingt ein unmittelbares Hin und Her zwischen den beiden Gebieten gibt. Der Nebenkreislauf zeigt eine Art Pendelbewegung! Es ist als ob das Blut sich erfüllen lassen will von den Bildungsvorgängen des Oberleibes, namentlich des Zentralnervensystems; und als ob es die Impressionen den sich entwickelnden Organen des Unterleibes mitteilen will;

während es, von den Organen des Unterleibes kommend, noch einmal rückwirken möchte auf die Bildungsvorgänge des Oberleibes.

Auf jeden Fall zeigt sich aus dieser morphologischen Eigentümlichkeit schon für die Embryonalzeit die Vermittlerrolle des Kreislaufes zwischen den beiden Polen des dreigliedrigen Organismus.

In der Embryologie spricht man von Induktion (Kap. 5), von sich gegenseitig bedingenden Entwicklungsvorgängen.

Hier wäre anzunehmen, daß das Blut des Nebenkreislaufes (B) induzierende Funktionen haben könnte für die Abstimmung der Entwicklung des Nervensinnessystems und des Stoffwechsel-Verdauungssystems aufeinander. Es scheint uns geboten, dieses Problem an dieser Stelle einmal auszusprechen.

Zum Schluß dieses Abschnittes wollen wir noch die Strömungs*arten* des Venen- und des Arterienblutes betrachten.

Das Venenblut sickert während der frühesten Stadien, nur in den Hauptgefäßen strömt es — gleichmäßig. Die Strömungsgeschwindigkeit nimmt von der Peripherie zum Zentrum zu. Das Arterienblut hingegen hat beim Verlassen des Herzens die größte Strömungsgeschwindigkeit. Sie nimmt zur Peripherie hin ab. Außerdem fängt es bald (4. Woche) zu pulsieren an. Es hat ein deutlich aktiveres, aktivierendes Wesen. Dies bietet eine zusätzliche Erklärung zur Gestaltungsart des Arteriennetzes, die wir als zielgerichteter im Vergleich zum Venennetz charakterisierten.

12. Der Werdegang des Herzens

Die Erforschung der Vorgänge, welche die Entstehung und Entwicklung des Herzens begleiten, und die Ergründung von deren Ursachen und Bedingungen gehören zu den schwierigen Kapiteln der Embryologie. Mehr denn je handelt es sich hier um ein dynamisches Geschehen, das aber auf der Grundlage von fixierten Zwischenstadien ebenso dynamisch im Gedankenprozeß erfaßt werden muß (wie es im 1. Kapitel über die Methodologie erörtert wurde).

Die Gestaltungsstufen der Blutwege innerhalb des werdenden Herzens — der Vorhöfe und deren Scheidewände, der Kammern und deren Scheidewände, der beiden Paare Herzklappen, der Mündungen der Venen in die Vorhöfe, der Austritte der Arterien aus den Kammern — alles dies verläuft während der ersten zwei Monate in fortwährenden Metamorphosen, in Umstrukturierungen über viele Zwischenstufen. Die hier aufgeführten Gestaltungsprozesse ereignen sich in genauer wechselseitiger Abstimmung aufeinander.

Die Ansichten über die Herzdynamik sind im allgemeinen noch zu sehr von der irrigen Anschauung des Herzens als Pumpe, als motorisches Organ geprägt. Innerhalb dieser Situation sind die in letzter Zeit stärker werdenden Bestrebungen, die gestaltenden Vorgänge am werdenden Herzen als *Ergebnisse der sich wandelnden Blutströmungen* der frühen Embryonalzeit zu betrachten, noch ziemlich seltene Erscheinungen. Eine eindeutige diesbezügliche Stellungnahme

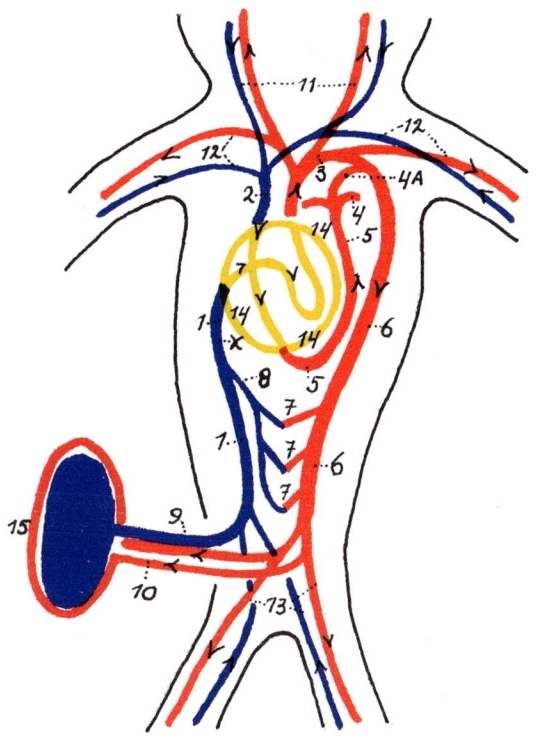

Abb. 29. Schema des embryonalen Blutströmungsverlaufes. Zu beachten: a. die Lungenarterie (5) entspringt in Wirklichkeit *oben* aus der rechten Kammer (neben dem Ursprung der Aorta (3) aus der linken Kammer); b. Die Nabelvene (9) hat im Embryonalkörper einen selbständigen Verlauf und mündet bei x in die untere Hohlvene. — Venen blau, Arterien rot. *1.* untere Hohlvene; *2.* obere Hohlvene; *3.* Aortenbogen; *4.* linke Lungenarterie; *4 A.* Ductus arteriosus Botalli; *5.* Lungenarterienstamm; *6.* Bauchaorta; *7.* Bauchgefäße; *8.* Pfortader; *9.* Nabelvene; *10.* Nabelarterien; *11.* Kopfgefäße; *12.* Armgefäße; *13.* Beingefäße; *14.* Umriß des Herzens; *15.* Chorion.

ist für die Interpretation der Befunde der Herzembryologie jedoch von entscheidender Wichtigkeit. Man kann das Problem der Ausgangsposition für weitere Forschungen auf diesem schwierigen Gebiet folgendermaßen in Frageform stellen:

1. Bestimmen die einander nachfolgenden Gestaltungsmetamorphosen des Herzens jeweils die Strömungswege des Blutes, die Strömungsintensitäten und die Blutmengenverhältnisse auf diesen Wegen? Oder
2. Sind es die Blutströmungen, deren Richtungen, Mengenverhältnisse (die Mengen per Zeiteinheit in den verschiedenen Richtungen), und Strömungsintensitäten (Geschwindigkeit z. B.), welche sich *formend* auf die sich stetig wandelnden Stufen der Herzanlagen auswirken?

Bisher wurde der zweite Fragenkomplex, auf solch eine dezidierte Weise for-

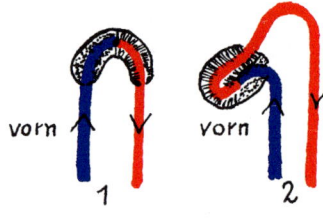

Schema VII. Zu S. 114
Die Herzstelle
(von links)

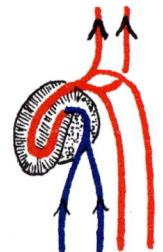

Schema VIII. Zu S. 114
Das Herz nach der
Bauchwärtsschwenkung
(von links vorne)

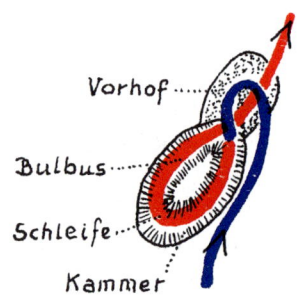

Schema IX. Zu S. 115
Die Schlängelung der Blutwege
in der Herzgegend
(von links vorne)
Vorhofteil punktiert.
Kammerteil schraffiert

muliert, selten ernsthaft erörtert. Höchstens wurde das in Betracht Kommende als mitspielender Faktor beim Entwicklungsgeschehen gewertet.

Jedoch mehren sich die Stimmen derjenigen, die die Embryologie des Herzens aus der Embryologie des Kreislaufgeschehens heraus verstehen möchten, was einer positiven Stellungnahme zur zweiten Frage gleichkommt.

Vom Anfang dieses Jahrhunderts an kritisierte Rudolf Steiner die Herzpumpentheorie bei den verschiedensten Anlässen als eine auf vorgefaßten Meinungen beruhende mechanistische Erklärungsweise der Herzfunktionen. Er charakterisierte das Herz immer wieder als *Wahrnehmungsorgan für den gesamten Blutkreislauf* — allerdings als *tätiges* Wahrnehmungsorgan —, das auf die Wahrnehmung der stofflichen, dynamischen und formgemäßen Qualität des ihm zuströmenden Blutes sogleich mit entsprechender pulsierender Aktivität antwortet. Wir behandelten im 11. Kapitel schon manches, das für diese Auffassung spricht, insbesondere wenn man die embryonale Entwicklung des Herzens und des Kreislaufs unbefangen betrachtet.

Wir setzten uns im vorigen Kapitel des weiteren mit der Tatsache auseinander, daß von allen Organsystemen der Blutkreislauf zuerst veranlagt wird, und daß er während der Entstehung zugleich in Funktion tritt.

Letzteres ist als Begleiterscheinung der Veranlagung anderer Organsysteme nicht der Fall. Wohl hat man allen Grund zur Annahme, daß der physische Embryonalkörper durch seine Organe und Organsysteme *mitschwingt* mit den Wirkungen der Lebenserscheinungen und seelischen Regungen, sowohl der werdenden Mutter, als auch des zur Inkarnation strebenden Kindes. Jedoch handelt es sich hierbei vielmehr um eine Art Resonanzerscheinungen, nicht aber um echte Funktionen in der Art und Intensität, wie sie gleich nach der Geburt des Kindes ihren Anfang nehmen.

Ein Beispiel: Man ist der Meinung, die embryonalen Nieren scheiden — in späteren Embryonalstadien — Stoffwechselschlacken aus. Das ist aber sehr fraglich, höchstwahrscheinlich ein Irrtum. Denn: Abbauprozesse gibt es als notwendige Begleiterscheinung des Lebens während der Entfaltung von Bewußtseinsvorgängen. Sie sind der Tierwelt und dem Menschen eigentümlich. Vor der Geburt geht die Seele aber noch nicht eine solche Verbindung mit dem Körper ein, daß tagwaches Bewußtsein eine Offenbarung dieser Verbindung bildet. Nun bewirkt jeder Bewußtseinsvorgang im Seelischen als Begleiterscheinung Abbau im organisch-Leiblichen. Während der Embryonalzeit wird aber nur aufgebaut. Also funktionieren die Nieren keineswegs als Ausscheidungsorgane von Stoffwechselabbauprodukten, so wie es nach der Geburt der Fall sein wird. Wenn trotzdem vor der Geburt Urinproduktion stattfindet, dann in existenzbedrohenden Situationen wie z. B. schwerer Krankheit oder Unfall der werdenden Mutter, oder einer abnormal verlaufenden Entbindung. Daß dabei eine Art unzeitige Bewußtseinsverstärkung auftritt, kann in solchen Situationen auch an anderen Symptomen abgelesen werden, die der Geburtshelfer zu überwachen hat. Hierbei findet tatsächlich Abbau statt, und die Nieren treten in ihre eigentliche nachgeburtliche Funktion ein.

Sonst funktionieren die Nieren aber nur als vegetative Durchströmungszentren. Das ist ein grundlegender Unterschied gegenüber der nachgeburtlichen Situation.

Beim Kreislauf und beim Herzen hat man es jedoch ganz eindeutig mit einem Zusammengehen von formenden Vorgängen vom allerersten Anfang an und einem Funktionieren zu tun; ja stärker noch: Hier geht die Funktion der Gestaltung voran. Wir streiften dieses Phänomen einige Male bei der Besprechung der Embryologie des Venen- und Arteriensystems.

Für die Darstellung der frühen Entwicklung des Herzens stellen wir es also an den Anfang der Betrachtung. Wir gehen von der Voraussetzung aus: Der Blutstrom bedingt den Werdegang des Herzens. Sie wird die Methode der Beschreibung bestimmen.

Auch hier werden wir uns wieder auf einige Hauptsachen beschränken müssen. Wir müssen es dem Leser anheimstellen, sich für ein eingehendes Studium an der Fachliteratur zu orientieren.

*

Der Blutkreislauf funktioniert, bevor es ein Herz gibt. Wohl ist die Herz-Stelle genau bestimmt. *Sie ist eine Umkehrstelle des Blutstromes.* Lebenslang wird das Herz die Umkehrstelle des Blutstromes bleiben.

Im allerersten Anfang des Blutkreislaufes befindet sich die Umkehrstelle am äußersten Kopfende des Keimschildes. Zu Beginn der 4. Woche führt die pla-

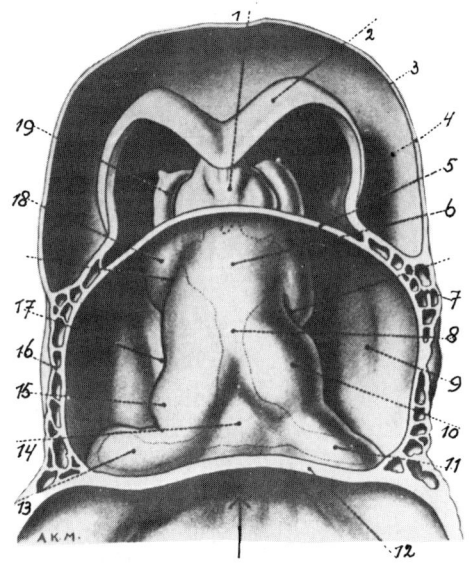

Abb. 30. Vorderansicht einer schematisierten plastischen Darstellung des Herzgebietes eines Embryos im Alter von etwa 22 Tagen. Der Pfeil zeigt auf den Zugang (vom hier offenen Dottersackgebiet her) zum vorderen Abschnitt des Urdarmes.
1. *vorderes blindes Ende des Urdarmes;* 2. *Gehirnplatte;* 3. *Amnion-Schnittlinie;* 4. *Amnionhöhle;* 5. *Schnittlinie Herzbeutelwand;* 6. *Bulbus cordis;* 7. *Körperhaut;* 8. *Übergang der Kammer zum Bulbus cordis;* 9. *linke Hälfte des Herzbeutels;* 10. *Kammerwand;* 11. *linker Vorhof;* 12. *Septum transversum;* 13. *rechter Vorhof;* 14. *Herzkammer;* 15. *Herzkammerwand;* 16. *Körperhaut;* 17. *rechte Hälfte des Herzbeutels;* 18. *Bulbus cordis-Wand;* 19. *rechte erste Bogenarterie.*

stische kuppelbildende Wachstumsbewegung des Amnion dazu, daß am Kopfende eine Art Einrollung des Keimschildes zur Bauchseite hin erfolgt. Infolgedessen wird die Herzstelle verlagert. Sie schwenkt um etwa 180° bauch- und steißwärts um. In diesem Stadium besteht die Herzstelle aus einem Hauptgefäßpaar, das von einem Venenpaar mit zuströmendem Blut und einem Arterienpaar mit hinwegströmendem Blut gebildet wird. Den Übergang bildet die Spitze der Schleife, die Umkehrstelle also (Abb. 25). Nach der Bauchwärtsdrehung zeigt die Spitze der Schleife nicht mehr nach oben, sondern nach vornunten (Schema VII, S. 112).

Das zuströmende Blut stößt an die Schleifenspitze an und setzt seinen Weg als arterielles Blut fort, indem es noch eine kurze Strecke kopfwärts strömt und dann erst zur Rückenseite umbiegt, um seinen Weg zum Steiß hin zu nehmen (siehe Kap. 11 und Abb. 8 A und C, Abb. 25). Wieder müssen wir betonen, daß diese Vorgänge sich in sehr kleinem Maßstab abspielen. Wir befinden uns zeitlich am Anfang der 4. Woche.

Im Schleifenbereich vereinigen sich die beiden Blutgefäße zu einem unpaaren Herzschlauch. Daraus geht der ebenfalls unpaar gewordene Arterienanfang hervor (S. 104). Aus dem die Schleife unmittelbar umgebenden Mesenchym bilden sich nun Muskelfasern, und *am strömenden Blut* beginnen diese Fasern rhythmisch zu kontrahieren. Das Herz fängt zu schlagen an; besser ausgedrückt: Nun ist aus der Herzstelle ein eigenständiges rhythmisch pulsierendes Organ entstanden (Schema VIII, S. 112).

Wir betonen, daß das Herz nun die Stelle bildet, wo das zuströmende Venenblut in hinwegströmendes Arterienblut verwandelt wird. Das Venenblut hat kontinuierliches Strömen als Grundeigenschaft, das Arterienblut pulsierendes Strömen.

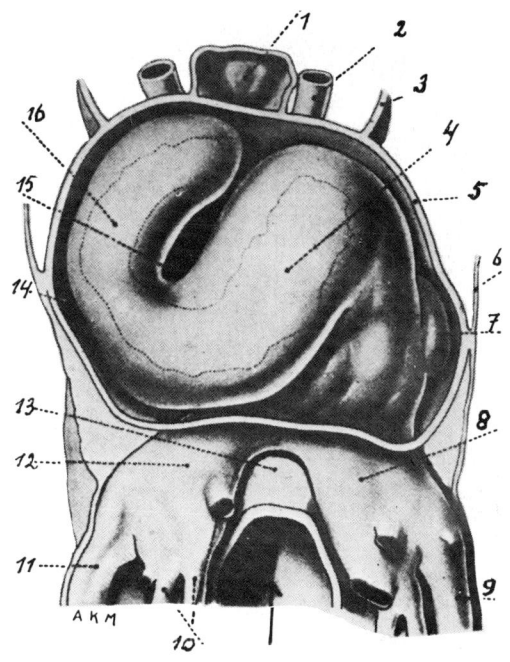

Abb. 31. Schematisierte plastische Darstellung des Herzgebietes eines menschlichen Embryos, von vorne. Alter etwa 26 Tage.
1. Entoderm des Vorderdarmes; 2. erste (linke) Bogenarterie; 3. Ektoderm-Schnittlinie; 4. Herzkammer; 5. Herzbeutelwand; 6. Schnittlinie Amnionwand; 7. linker Vorhof; 8. linker Sinus venosus; 9. linke Nabelvene; 10. rechte Dottervenen; 11. rechte Nabelvene; 12. rechter Sinus venosus; 13. Septum transversum; 14. Herzbeutelhöhle; 15. Herzschleifenwinkel; 16. Bulbus cordis.

An der Einströmungs- und an der Ausströmungsstelle des Herzens erfolgen Strömungsabwandlungen, die wir bei der Beschreibung des Venen- und Arteriensystems erläutert haben. Der venöse Blutstrom hat die Neigung nach rechts zu drängen, der arterielle die Neigung nach links. Diese Neigungen haben Formänderungen der Herzschleife zur Folge. Sie wird S-förmig. Wir befinden uns zeitlich in der 5. Woche. Die Lage wird folgendermaßen: Das Venenblut, das sich in den drei Paar Hauptvenen gesammelt hat, begibt sich nach rechts, weitet demzufolge die Einströmungsstelle im Herzschlauch nach rechts aus. Diese Einströmungsstelle, welche man hier schon als einen Teil des Vorhofes bezeichnen kann[1]), wird dadurch breiter. Eine linke und eine rechte Partie werden gebildet. Das Venenblut strömt also von unten über rechts nach vorn, rechts in den Vorhof hinein. Dann strömt es nach links unten (im Herzschlauch), macht unten eine scharfe Wendung in der Schleifenspitze — mit einem Rechtsdrall nach *oben*. Diese Stelle heißt Kammer-Bulbuswinkel. Weiter strömt es nach links oben in die Hauptarterie. Die Stelle der Schleifenspitze — der Kammer-Bulbuswinkel — wird später zur Herzspitze. Es ist, als ob das Blut hier „anstoßen" *will* — die Richtung abrupt abändern will — statt wie irgendwie sonst im Gleichmaß fortzuströmen (Schema IX, S. 112; Abb. 32).

Ein ähnliches Phänomen kann man in der unberührten Natur bei Flußläufen beobachten. Dort können sich sog. Mäander bilden. Es ist dort auch so, als ob diese gebildet sein wollen;

---

[1]) Man nennt sie Sinus venosus, d. h. venösen Teil des Vorhofes, weil ihre Wand eine ähnliche Struktur wie die der Venen aufweist.

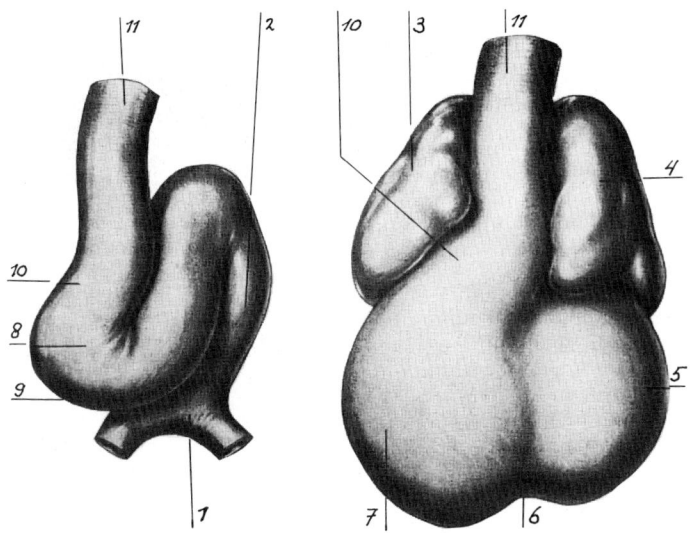

Abb. 32. Modelle zweier Stadien der Entwicklung des Herzens während der vierten Woche. *1. Sinus venosus; 2. Vorhof; 3. rechter Vorhof; 4. linker Vorhof; 5. linker Kammerschenkel; 6. Grenze zwischen linkem und rechtem Kammerschenkel; 7. rechter Kammerschenkel; 8. Herzkammer; 9. Scheitel der Herzschleife; 10. Bulbus cordis; 11. Hauptarterienstamm.*

denn sie erhalten sich gegen künstliche Eingriffe. Nur ganz radikale technische Begradigungsmaßnahmen können die Mäanderbildung zum Verschwinden bringen. Das kann u. U. katastrophale Folgen zeitigen, wie es in solchen Fällen von der Natur wiederholt demonstriert worden ist. Denn die Mäander bilden lebendige Überlaufbecken; dort kann es . . . pulsieren! (siehe auch Th. Schwenk, „Das sensible Chaos").

Dem fließenden Blutstrom stellt sich hier ein anderes Prinzip entgegen: eine Unterbrechung des Fortfließens, ein Anhalten und — infolge des Rückstoßes — ein neues Impulsieren, das außerdem von der schon erwähnten Muskelbildung unterstützt werden wird.

Im weiterführenden Ast der Schleife strömt das Blut kopfwärts und etwas nach links und verzweigt sich zu den Bogenarterien (S. 106 f.).

Zum Anfang der 5. Woche ist das Herz noch ein unpaarer, nun vielfach gebogener Schlauch mit der angedeuteten komplizierten Form. (Das ganze Gebilde befindet sich in dem aus dem intraembryonalen Coelom gebildeten *Herzbeutel.* Darinnen kann das Herz „frei" systolisch-diastolisch pulsieren. Denn es ist und bleibt nur an der Stelle, wo die Hauptgefäße ein- und austreten mit der inneren Herzbeutelwand fest verbunden. Diese Stelle befindet sich an der Herzbasis, d. h. in diesem Fall oben.)

Nun beginnt eine Aufteilung des unpaaren Herzschlauches. Es bilden sich aus den Schlauchwänden heraus die Anlagen der *Scheidewände,* Septen genannt. Diesbezüglich haben sich die Auffassungen in letzter Zeit tiefgreifend geändert. Man weiß jetzt, daß die eben benutzte Formulierung unrichtig ist.

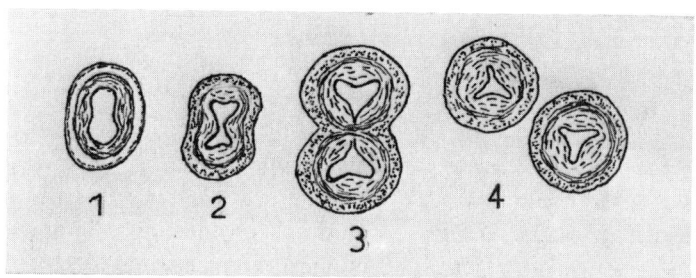

Abb. 33. Schematisierte Querschnitte der Bulbus-Gegend des Herzens, die Zweiteilung in vier einander folgenden Stadien darstellend. Bildung der Klappen zwischen den Kammern und den Hauptarterienstämmen.

Es ist nicht so, daß die Septen aus den Wänden in die Innenräume hineinwachsen, sondern dort, wo die Septen entstehen findet, verglichen mit den angrenzenden Wandgebieten, *langsameres* Wachstum der Wandgewebe des Schlauches statt. Die Septenpartien bleiben also mehr oder weniger im alten Zustand, während die angrenzenden Partien *ausgeweitet werden.* Das lebendige strömende Blut dehnt stellenweise den Innenraum aus, so daß neben den *relativ* engeren Stellen Ausweitungen gebildet werden. Die Schlauchwände geben aktiv nach, indem sie mit starker Zellenvermehrung reagieren und demzufolge im Umfang wachsen. Dazwischen gibt es eben die Stellen mit verzögertem Wachstum, die dann als Septen, als Scheidewände stehen bleiben.
Auf diese Weise entstehen aus dem einen ungeteilten Vorhof zwei Vorhöfe, rechts und links.
Man hat experimentierend die Verhältnisse mit Strömungsmodellen nachzubilden versucht, den Herzschlauchformen genau entsprechend, und die Richtigkeit dieser neueren Auffassung so prüfen können. Also kommt die Zweiteilung als Antwort auf Strömungsaktivität zustande. Dort wo die Strömungsaktivität gering ist, bilden sich die „Dämme" durch verlangsamtes Wachstum, bilden sich schließlich die Scheidewände.
Nicht nur im ursprünglich unpaaren Vorhofsgebiet des Herzschlauches finden diese Vorgänge statt, sondern sie treten auch in der Kammerschleife auf. Der ursprünglich zylindrische Durchgang vom Vorhof in die Kammerschleife wird ebenfalls — einseitig sich erweiternd — zweiteilig und bildet somit eine Scheidewand in seinem Innenraum (Abb. 33).
Wo das Blut nicht mit seiner Strömungsform Wanddruck ausübt, kann die Scheidewandbildung fortschreiten und schließlich zu einer völligen Trennung, Aufteilung der Räume führen! Ist aber ein solcher Verschluß einmal zustandegekommen, so ist völlige Trennung der Blutströme das bleibende Ergebnis.
Es folgt nacheinander:
1. getrennt verlaufende Blutströme in *einem* Rohr,
2. Ausweitung der Stromläufe,
3. sekundäre Entstehung von Zwischenwänden,

4. Festlegung der Blutstromtrennung durch endgültige vollständige Scheidewandgestaltung.

Es entstehen auf diese Weise zwei Vorhof-Kammer-Pforten und zwei Herzkammern.

Es ist beachtenswert, daß man mehr und mehr zu der Auffassung neigt, daß die Zweiteilung Ergebnis von der Neigung des Blutstromes ist, zwei nebeneinander verlaufende Blutströme zu bilden. Wir möchten an dieser Stelle noch einmal auf die wichtigen Untersuchungen von Theodor Schwenk an Flußläufen hinweisen, wobei sich gezeigt hat, daß freie Wasserströme diese Neigungen ebenfalls haben. Das läßt den Rückschluß zu, daß auch die Blutströmungstheorie ihre Richtigkeit hat.

Was bisher dargestellt wurde, fängt während der 5. Woche an sich zu bilden. Es wird während der 7. Woche bis zu einem gewissen Grade zu einem Abschluß gekommen sein.

Jetzt sollen weitere komplizierte Vorgänge beschrieben werden, die während derselben Zeit geschehen.

In den rechten Vorhof-Teil münden nämlich Blutströme von unten (untere Hohlvene) und von oben (obere Hohlvene), s. S. 101; Abb. 26 D und 29). Nun werden sich diese Blutströme *nicht zusammenmischen,* sondern im Vorhof aneinander vorbeiströmen! Diese verwickelten Verhältnisse werden vermittels einer komplizierten Plastizierung des Vorhofinnenraumes mit Septenbildung verwirklicht.

Was geschieht?

Das vom Chorion kommende Blut strömt durch die Nabelvene in die untere Hohlader und von dort ins Herz — in den Vorhof. Es hat sich auf diesem Wege in Herznähe nach rechts geneigt (S. 102). Durch den rechten Vorhofteil strömend, wird es nachher nach links zu strömen gefordert. *Das kann es aber auf zweierlei Wegen tun.*

Wir müssen das genauer betrachten. Was wird während der 5. Woche (am 32. Tag etwa) sichtbar? Es entsteht eine Scheidewand zwischen rechtem und linkem Vorhofteil (das Septum primum). Sie bildet sich aber nicht vollständig abschließend aus! Nach wenigen Tagen — man schätzt etwa drei — wird das Septum primum wieder teilweise durchlöchert, nachdem es sich fast zu einer richtigen Scheidewand bildete.

Was könnte das heißen? Man könnte schlußfolgern, daß während ganz kurzer Zeit *alles* Blut (siehe später) das im rechten Vorhofteil angelangt ist, rechts *bleibt,* den Weg hinunter in den *rechten* Kammerschleifenteil nimmt. Deshalb besteht die Möglichkeit, daß das Septum primum sich bis soweit bilden kann! (Vom rechten Kammerschleifenteil gelangt es dann in die Hauptarterienstämme und von dort in die Bogenarterien, zum Kopf und zum Leibe, siehe S. 106).

Dann aber erfolgt die Durchlöcherung des Septum primum! Das Blut will offenbar einen anderen Weg strömen: *Im Vorhof schon* will es von jetzt ab *nach*

Abb. 34. Schematische Darstellung der Scheidewand-(Septen-)Bildungen zwischen den Vorhöfen und zwischen den Kammern, von der fünften bis zum Ende der siebten Woche; in 4 Stadien A, B, C und D. Die Herzinnenräume sind in der Zeichenebene projiziert dargestellt worden.
1. Sinus venosus; 2. Septum primum; 2 A. oberes Überbleibsel vom Septum primum; 3. Foramen primum; 4. Septum secundum; 4 A. Anheftung des Septum secundum an der unteren Vorhofinnenwand; 5. Foramen secundum; 6. rechter und 7. linker Vorhof; 8. Foramen ovale = Ovales Fenster; 9. rechte und 10. linke Vorhof-Kammer-Pforte; 11. Vorhof-Kammer-Scheidewand-Anlage; 12. Kammerscheidewand-Anlage; 13. Lücke in Kammerscheidewand; 13 A. sich schließende und 13 B. geschlossene Kammerscheidewand; 14. rechte und 15. linke Kammer.

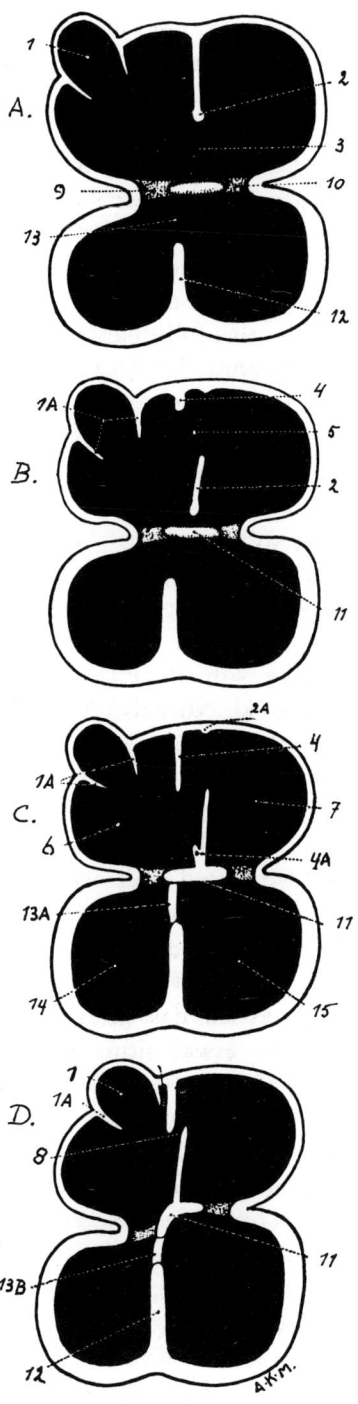

links strömen, und von dort in den *linken* Kammerschleifenteil — und von dort ebenfalls in die Bogenarterien. Wir wollen noch einmal hervorheben, daß es das Nabelvenenblut — von unten her kommend — ist, das nun diesen Weg nehmen will. Wir brauchen diese Feststellung zum besseren Verständnis der sich nun abspielenden Tatsachen.

Während der 6. bis 7. Woche, also deutlich später, entsteht nämlich eine *zweite* Rille im rechten Vorhofraum, ein ganz klein wenig rechts vom Septum primum. Diese Rille wird zu einer Art Wall; es wird keine echte Trennwand daraus. Er wird Septum secundum genannt (Abb. 34 B, C, D). Die beiden „unvollständigen Trennwände" bilden zusammen eine *Pforte* von der rechten zur linken Vorhofhälfte, das allbekannte *Ovale Fenster* (Abb. 34 D). Nun kann man im eigentlichen Sinne von einem rechten und einem linken Vorhof sprechen, die allerdings durch das ovale Fenster in offener Verbindung stehen. Durch dieses ovale Fenster sucht sich das Nabelvenenblut den Weg in den linken Vorhof usw. Diesen Weg hält sich das Nabelvenenblut bis zur Geburt frei (Abb. 35 A, B).

Nun müssen wir uns daran erinnern, daß in den nunmehr rechten Vorhof noch ein anderer Blutstrom einfließt, nämlich derjenige, der *von oben her* in die obere Hohlvene strömt. Dieses Blut strömt nun — rechts bleibend — an der rechten Seite des Septum secundum vorbei zum rechten Kammerschleifenteil. Das tat dieses Blut schon als sich das Septum primum bilden konnte, aber es bleibt dabei (auch nach der Geburt). Damit haben wir erläutert, was wir oben (S. 118) schon aussagten (Abb. 35).

Man kann den Eindruck haben, daß, indem die beiden Blutströme im rechten Vorhof die beschriebenen Wege *aneinander vorüber* nehmen, die Möglichkeit zur Entstehung der zweiten unvollständigen Trennwand, des Septum secundum, gegeben ist. Jedoch, der Rand dieses „Walles" erhält Muskelfasern und bekommt kontraktile Eigenschaften. Der Wall ist möglicherweise aktiv beweglich. Kann er vielleicht seine Position nach Bedarf ändern? Man kann ahnen, daß das aneinander Vorüberströmen der beiden Blutströme im rechten Vorhof dadurch gelenkt werden könnte (Abb. 35 B).

Hiermit ist zum Teil geklärt, was bei der Darstellung der Kreisläufe im Kapitel 11 noch rätselhaft erscheinen konnte: Wir ließen dort den Strömungsverlauf im Herzen dahingestellt sein (Seite 108 f.). Wir kommen darauf noch zurück.

Wenden wir uns nun den Prozessen im Kammerteil des Herzens zu. In der Kammerschleife des Herzens vollzieht sich ebenfalls Scheidewandbildung, die sich spiralig (!) in den Hauptarterienstamm hinein fortsetzen wird. Das will doch heißen, daß das Blut das Herz verlassend, den Willen zum spiraligen Strömen in sich hat! (Beide Schenkel der Spirale haben — dem Prinzip des Arteriellen getreu — Linkstendenz). Das Blut aus der rechten Kammer wird den Weg nach links unten nehmen, hauptsächlich durch die linke 6. Bogenarterie, die spätere Lungenarterie, die bis zur Geburt ihr Blut in die Bauchaorta ergießt (vermittels des Ductus arteriosus). Das Blut aus der linken Kammer wird den Weg nach links oben nehmen zu den linken und rechten 3. und den linken und rechten 4. Bogenarterien (S. 106, Schema V und VI, Abb. 28). Der Schenkel der Spirale, durch den es strömt, heißt (aufsteigende) Aorta. Der andere Schenkel der Spirale, der das Blut aus der rechten Kammer hinunterführt, heißt aus verständlichen Gründen Lungenarterie.

Wir haben dem Leser schon viel zugemutet. Wir wollen hier nur hervorheben, daß die Scheidewandbildung in der Herzkammerschleife nach denselben Prinzipien vor sich geht, wie es bei den Vorhöfen beschrieben wurde. Auch hier geht es verwickelt zu.

Auf eine Beschreibung der Prozesse, die zur Bildung der Herzklappen führen, werden wir ebenfalls verzichten. Nur soviel sei erwähnt, daß es ein Paar Vorhof-Kammerklappen und ein Paar Kammer-Arterienklappen geben wird, und daß diese Klappen zu gleicher Zeit mit den Kammerscheidewänden gebildet werden. Wie das im strömenden Blut vor sich gehen kann, ist für die Embryologen wieder ein sehr interessantes Problem! (Abb. 34, 35 B).

Abb. 35 A und B. Schematisierte Modelle von Herzen menschlicher Embryonen im Alter von etwa 8 Wochen (A) und 4 Monaten (B). Man blickt in die geöffnete rechte Herzhälfte. Vorhof links, Kammer rechts. Die Pfeile bezeichnen die Blutströmungsrichtungen. Man beachte, daß der Strom aus der unteren Hohlader nach dem Durchgang durch das Ovale Fenster in den linken Vorhof, von dort in die unsichtbare linke Kammer, und erst dann in die Aorta führt.

Auf Abb. 35 B zeigen die Wände des Vorhofs, der Kammer und die Klappengewebe ein stark differenziertes Relief. Das ermöglicht ein intensives „Abspüren" der Qualitäten des durchströmenden Blutes von seiten des Herzens.

1. Obere Hohlvene; 2. Aorta; 3. rechter Vorhof; 3 A. rechtes Herzohr (vom Vorhof); 4. Lungenarterie; 5. Scheidewandbildung zwischen Aorten- und Lungenarterien-Stamm; 6. rechte Kammer; 7. untere Hohlader; 7 A. Klappensegel der Hohladereinmündung in den Vorhof; 8. Mündung der Kranzvene in den Vorhof; 9. geschlossene Vorhof-Kammer-Scheidewand; 10. oberer Rand des Septum primum; 11. Ovales Fenster; 11 A. Blutströmungsrichtung untere Hohlader → Ovales Fenster → linken Vorhof; 12. unterer Rand des Septum secundum; 13. Limbische Bänder; 14. Klappensegel der rechten Vorhof-Kammer-Klappe.

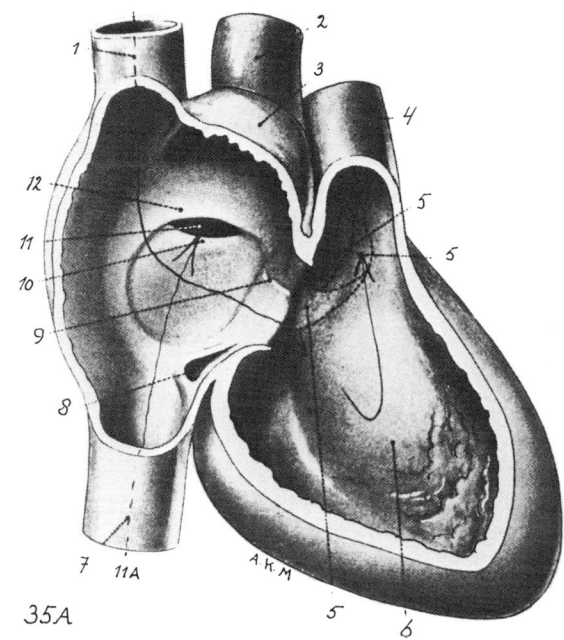

35 A

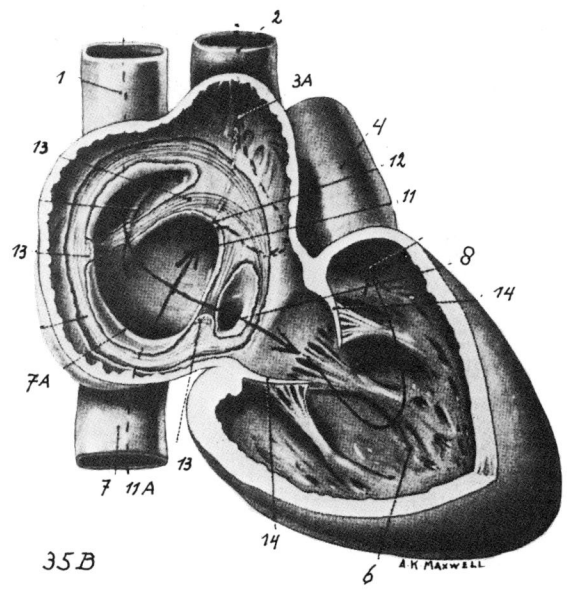

35 B

Zu den geschilderten Vorgängen ist noch zu bemerken, daß sie alle in Abstimmung aufeinander zu gleicher Zeit erfolgen. Bestimmt findet gegenseitige Bedingung und Förderung statt. Primär sind die Blutströmungen, sekundär die daran angepaßten plastischen Bildungen im Innern des Herzens. Damit entsteht im wahrsten Sinne ein zentrales Organ des gesamten Blut-Kreis-Laufes. Wir mögen staunend bedenken, wie die außerordentlich kompliziert verlaufenden, mit mannigfaltig sich abwandelnden und metamorphosierenden Stadien ablaufenden Bildungsvorgänge des Herzens von der vierten bis zum Ende der siebenten Woche, also während etwa vier Wochen zum Abschluß gelangen! Das Herz ist vor dem Ende des zweiten Monats ein voll und ganz funktionstüchtiges Organ geworden und in seiner Dynamik imstande, den vielfach wechselnden Anforderungen durch das Wachstum des Embryos während der noch folgenden 7 Monaten zu entsprechen!

Wir müssen wieder festhalten, daß die räumliche Ausdehnung in der sich das alles abspielt, sehr gering ist. Das ganze Embryo hat am Ende der 7. Woche eine Kopf-Steiß-Länge von etwa 17 mm. Allerdings nimmt der Herzbeutel und das Herz im Körper gerade während dieser 4 Wochen, denen unsere Ausführungen gegolten haben, einen relativ sehr großen Raum ein. Der „Herzwulst" wölbt sich während der 4. und 5. Woche ganz beträchtlich bauchwärts hervor. Später wird dieser Wulst von Herz und Leber zusammen hervorgerufen. Am Ende der 8. Woche fängt er schon an, in die ganzen übrigen Rumpfkonturen aufgenommen zu werden. Immerhin spielen sich die dargestellten Bildungsvorgänge mit den vielen Strömungsmetamorphosen des Blutkreislaufes im sehr kleinen Raum ab, jedoch trotz der erstaunlichen Wandelbarkeit mit genau bestimmter Präzision. Die Herzbildung ist wahrhaftig ein ehrfurchtgebietendes Geschehen.

Wir können die Strömungsordnungen, die am Ende der 7. Woche zustandegekommen sind, nun noch einmal zusammenfassend betrachten, indem wir sie mit den Ergebnissen unserer Beschreibung des Venen- und Arteriensystems zusammenschauen.

Fangen wir mit dem Nabelblut an. Es kommt vom Chorion her. Es strömt durch die linke Nabelvene in die rechte untere Hohlvene und kommt in den rechten Vorhof. Vor dort strömt es durch das ovale Fenster zum linken Vorhof und kommt in die linke Kammer. Dann nimmt es den Weg durch den Aortenbogen zum Kopf und Oberleib.

(Ein Teil dieses Blutes kann durch den Aortenbogen aber auch den Weg hinunternehmen in die Bauchaorta.)

Vom Kopf und Oberleib zurückkommend, nimmt das Blut den Weg zur oberen Hohlvene und strömt wieder in den rechten Vorhof. Nun aber geht es zur rechten Kammer und von dort in den anderen Hauptarterienstamm, in die Lungenarterie. Diese ergießt das Blut in die Bauchaorta. Von dort strömt es zum größten Teil zum Chorion zurück.

Ein kleinerer Teil des Bauchaortenblutes strömt zu den Organen des Unterleibes. Nachdem es sich diesen Organen exponiert hat, nimmt es den Weg zur Pfortader, fließt in die untere Hohlader, und kann dann den oben beschriebenen Weg weiter machen. Wir charakterisierten diesen Kreislauf als Nebenkreislauf (Seite 109).

Vom Standpunkt des Herzens betrachtet, gibt es *drei* Kreisläufe: 1. den Nabelstrang-Chorion-Kreislauf, 2. den Kreislauf zum Kopf und zum Oberleib und zurück, und 3. den Nebenkreislauf zum Unterleib und zurück, der — auch mengenmäßig — während der späteren Embryonalzeit an Bedeutung zunehmen wird.

Im Herzen selber haben wir im rechten Vorhof den sehr komplizierten Strömungsverlauf. Dort kreuzen sich zwei Ströme.

Es wird dem aufmerksamen Leser nicht entgangen sein, daß sich die drei Blutströme an *drei* Stellen vermischen können:
a) im rechten Vorhof. Hier scheint das Septum secundum für die eventuelle Mischung bzw. Nicht-Mischung eine aktive Rolle spielen zu können (es heißt in der Fachsprache mitunter „Verteilseptum"). Infolgedessen kann Chorionblut gegebenenfalls auch den Weg durch das Herz hindurch zum Unterleib nehmen, nämlich: rechter Vorhof → rechte Kammer → Lungenarterie → Übergang zur Bauchaorta → Unterleib. Der Übergang zur Bauchaorta heißt, wie wiederholt erwähnt, Ductus arteriosus Botalli.
b) dort wo die Lungenarterie in die Bauchaorta mündet, eben vermittels des Ductus Botalli. Meines Erachtens wird der kräftige Blutstrom durch den Ductus Botalli in die Bauchaorta an der Stelle des Zusammenfließens zu einer Art Stau-Hemmnis für das aus der 4. linken Bogenarterie heranströmende Blut (Schema VI, Abb. 28, 29), so daß vielleicht nicht viel Blut, das eigentlich den Weg zum Oberleib hin nehmen sollte, dann doch hinunterströmt. Doch muß dieser Durchgang: Herz → Aortenbogen → Bauchaorta auf jeden Fall funktionsbereit sein, d. h. in der Sprache des Blutes: es muß dort ständig Blut durchströmen. Die erforderliche Funktionsbereitschaft hängt mit den Anforderungen zusammen, die die Geburt dem Kreislauf stellen wird (siehe später).
c) dort wo die Nabelvene mit der Pfortader in die untere Hohlader zusammenfließt. Auf diesem Wege kann das Blut von den Organen des Unterleibes auf kurzem Wege zum Oberleib gelangen: Pfortader → untere Hohlader → r. Vorhof → l. Vorhof → l. Kammer → Aortenbogen → hinauf zum Oberleib. Damit kann das von den Organen des Unterleibes erfüllte Blut (S. 98) den Weg zum oberen Körper nehmen, um sich dort zu exponieren.

Diese Verhältnisse ermöglichen theoretisch viele Variationen der Blutströmungsrichtungen. Im Sinne der einleitenden Betrachtungen zu dem vorigen Kapitel über den Blutkreislauf überhaupt können wir annehmen, daß diese Variationsmöglichkeiten für den harmonischen Verlauf der embryonalen Entwicklungsprozesse erforderlich sind. Denn es ist ganz offensichtlich, daß während der Embryonalzeit die Beziehung zwischen dem Oberleib (Kopf), dem Unterleib und der Peripherie (Plazenta, mütterlichem Organismus) jeweils andere Schwerpunkte erlangen.

Jetzt obliegt es uns, eine Tatsache zu erwähnen, die zu dem Aufregendsten auf diesem Gebiet gehört, wenn man sie erkenntnismäßig betrachtet. Sie erscheint zunächst rätselhaft. Dann aber scheint es so zu sein, als ob sie uns einen Schlüssel zum Durchschauen bestimmter Geheimnisse der Gesamtblutkreislaufdynamik überhaupt bieten wird, d. h. sowohl im Embryonalstadium wie nach der Geburt.

Es betrifft die *Hauptlungenvene*. Dieses für das Erdenleben höchst wichtige Blutgefäß (es befördert ja das „frische Lungenblut", das sauerstoffgesättigte)

ist, was seine Entstehungsart betrifft, noch geheimnisumwoben. So heißt es in einem modernen Lehrbuch (Hamilton 1972): „Die Entstehung der Vena pulmonalis ist noch nicht restlos geklärt".
Es gibt zwei Theorien für die Entstehung:
1. In den Lungenanlagen bilden sich Kapillaren, die zu einem Hauptgefäß zusammenfließen. Das Hauptgefäß sucht die Verbindung unmittelbar mit dem linken Vorhof, um dort einzumünden.
2. Das Gefäß sproßt *aus der linken Vorhofwand hinaus* und sucht die Verbindung mit den Lungen, indem es sich dorthin nach links und rechts gabelt.
Den äußerst schwierigen minuziösen Untersuchungen entsprechend, scheint manches für die 2. Theorie zu sprechen.
Damit aber würde dieses Blutgefäß eine höchst eigenartige Sonderposition im Hinblick auf seine Formung bekommen![1])
Und weiter: Indem diese Lungenvene in den *linken* Vorhof mündet, wird sie zu einer Vene mit *Links*neigung, der einzigen des geborenen Erdenmenschen. Der Leser wird sich aber daran erinnern, daß es noch eine solche Vene gibt, allerdings für die Embryonalzeit. Es ist ... die Nabelvene!
Was haben die beiden gemein? Sauerstoffsättigung; die Nabelvene vor der Geburt, die Lungenvene nach der Geburt. Sie schließen sich aber funktionsmäßig gegenseitig aus. Die Lungenvene „ruht" vor der Geburt, die Nabelvene verliert ihre Funktion sofort nach der Geburt (siehe unten S. 131).
Ob die Linksneigung etwas mit Sauerstoffsättigung zu tun hat? Denn die Hauptarterien, die ja alle sauerstoffgesättigt sind, haben ihren anfänglichen Verlauf auf der linken Seite. Es gibt *eine* Arterie, die eine Ausnahme bildet, indem sie ausgesprochene Rechtstendenz hat: die Lungenarterie. Sie ist sauerstoffarm!

*

Wenn man, zurückblickend auf die vorangehende Darstellung, die außerordentlich komplizierten Wachstums- und Stromteilungsvorgänge in dem sich in zwei Hälften teilenden Herzen bedenkt, zugleich erwägt, daß außerdem die Anschlüsse an den sich ebenfalls teilenden Hauptarterienstamm auch zustandekommen sollen, so kann es nicht Wunder nehmen, daß Fehlbildungen möglich sind. Das wirkt sich nach der Geburt in den angeborenen Herzfehlern aus. Die Bedingungen dazu werden zwischen der 5. und 8. Embryonalwoche veranlagt. Aber wie entstehen sie? Indem während jener frühen Embryonalzeit die Blutströme nicht von vornherein die „normalen" Richtungen nehmen oder einhalten können, indem links-rechts, vorn-hinten, oben-unten nicht im Sinne des Idealen als Richtungen eingehalten werden können. Das heißt: Die Formierung des dreigliedrigen Organismus ist schon in den Anfängen gestört. Der dynamische Bauplan ist gestört. Das schlägt sich in eine gestörte Herzbildung nieder.

---

[1]) Das würde auch der Fall sein, wenn die erste Theorie zuträfe.

Das Herz bildet — dies zeigt auch das mögliche Fehlverhalten — Knotenpunkte der Bildungsprozesse. Es nimmt auch in dieser Beziehung die Gesamtheit des Blutkreislaufes wahr, d. h. auch in dieser Beziehung tritt es sofort beim Entwicklungsbeginn in seine Funktion ein. Das Herz ist der Mittelpunkt des ganzen Körpergeschehens, vom ersten Anfang der Körperbildung an: Ende der dritten und Anfang der vierten Woche!

13. Geisteswissenschaftliche Gesichtspunkte zur Entwicklung des Blutkreislaufes und des Herzens vor und nach der Geburt

In den beiden vorangehenden Kapiteln lag den Ausführungen eine Voraussetzung zugrunde, nämlich: Die sehr frühzeitig zur Erscheinung kommende Blut*bewegung* sei Ursache und Bedingung für die Ausgestaltung der *Formen*, welche bei der Entwicklung des Blutkreislaufes und des Herzens zustandekommen. Die Funktion geht der Gestalt voran.
Diese Voraussetzung war bestimmend für die Methode der Darstellung. Sie gab Veranlassung zu Formulierungen wie: das Blut „will" in diese oder jene Richtung strömen; der Blutstrom „strebt" nach links oder nach rechts, hinauf oder hinunter; es ist als ob das Blut anstoßen „will" und dergleichen. Das mag befremdend geklungen haben und macht eine nähere Erläuterung erforderlich.
Es wird dem Leser auch aufgefallen sein, daß sich bei der Gestaltung des Venen- und des Arteriensystems gegensätzliche Tendenzen aufzeigen ließen. Es gab die Rechtstendenz für die Venenstämme, die Linkstendenz für die Arterienstämme. Aus den Beschreibungen konnte hervorgehen, daß die Bildungsvorgänge des Venensystems besonders differenziert und kompliziert sind im unteren Körpergebiet, während ähnliches für das Arteriensystem im oberen Körpergebiet festgestellt werden mußte.
Des weiteren kann aus den Betrachtungen als Ergebnis hervorgehen, daß der Blutkreislauf mit seinem Zentrum, dem Herzen, ein allumfassendes System darstellt. Man möchte eigentlich gar nicht entscheiden, inwieweit etwa das Nervensystem oder der Blutkreislauf das Umfassendere ist! Daß man sich meistens für das erstere entscheidet, sollte nicht selbstverständlich sein.

In diesem Kapitel wollen wir nun die geisteswissenschaftlichen Betrachtungen, die wir im Kapitel 10 bis zu einem bestimmten Punkt führten, wieder aufgreifen. Damit wollen wir den Versuch machen, Gesichtspunkte für die Erläuterung der oben aufgeworfenen Probleme zu erlangen.
Im 3. Kapitel stellten wir die Frage: Welche Instanz ist es, die die rätselvollen, im Kleinsten verlaufenden Vorgänge der ersten Wochen und Monate eines menschlichen Embryos beherrscht und lenkt? Die Antwort lautete: der Geist. Durch die Anthroposophie läßt sich diese Antwort im Einzelnen vertiefen.

So ließ sich im Rahmen unserer Darstellungen an Hand der Ergebnisse der Geistesforschung Rudolf Steiners die Tatsache schildern, daß vom Ende der dritten Embryonalwoche an das geistig-seelische Wesen der zur Verkörperung strebenden Individualität die gestaltende Macht seines werdenden physischen Körpers ist. Dieses geistig-seelische Wesen formt den Leib gemäß seinem Urbilde. Es hat sich unter der Führung höherer geistiger Mächte seinen Ätherleib herangebildet, der als „Architekt" Gestaltungsvorgänge im Physischen vollziehen soll. Wir führten im 10. Kapitel aus, wie die Ausgestaltung des peripheren und zentralen Nervensystems als Ergebnis der zu einer gewissen Vollendung gelangenden Gestaltungsarbeit des Ätherleibes angeschaut werden kann, als Frucht einer „verarbeiteten Vergangenheit".

Nun wollen wir hier feststellen, daß der Blutkreislauf, obwohl er den rhythmischen System angehört, doch — in Übereinstimmung mit dem Wesen des dreigliedrigen Organismus — weitgehend im Zusammenhang mit dem Stoffwechsel-Gliedmaßensystem betrachtet werden muß. Dazu können wir bemerken, daß, was in den Organen des Stoffwechsels in Einzelgestaltungen getrennt auftritt — vermittels deren verschiedenen Strukturen mit deren verschiedenen Aufgaben zusammenhängend — vom Blutkreislauf dynamisch zu einer Ganzheit emporgehoben wird.

Der Blutkreislauf ist das den einzelnen Stoffwechselorganen und Stoffwechselvorgängen übergeordnete umfassende Organsystem. Als solches ist es während des Erdenlebens das Instrument für das jeweils unmittelbare Eingreifen der Ich-Organisation und des Astralleibes. Diese beiden Wesensglieder übertragen ihre formende Tätigkeit während der Embryonalzeit nicht in dem Maße auf den Ätherleib, wie es für das Nervensystem beschrieben wurde, sondern sie bleiben durch ihre Korrelate Chorion und Mesenchym mit Bezug auf die Funktion und die Gestaltung des Blutkreislaufes intensiver mit ihm verbunden. Infolgedessen wird der Blutkreislauf nicht zu einem physischen *Abbild* der höheren Wesensglieder, das erst nach der Geburt eine Funktion erhalten würde, sondern er beginnt während der ersten Veranlagung sogleich zu funktionieren. Wir haben es einige Male als Tatsache konstatiert.

An anderer Stelle (S. 112 f.) wiesen wir darauf hin, daß die Organe des Stoffwechselsystems während der späteren Embryonalzeit mit den Wirkungen der Lebenserscheinungen und Seelenregungen des zur Geburt strebenden Kindes (und der werdenden Mutter) mitschwingen. Darin kommt die soeben angedeutete intensivere unmittelbare Beziehung der Ich-Organisation und des Astralleibes zum Ätherleib und zu dem werdenden physischen Leib — insoweit es den Stoffwechsel-Gliedmaßenpol betrifft — zum Ausdruck. Beim Blutkreislauf ist die Beziehung eine besonders intensive. Infolgedessen kommt ein echtes Funktionieren desselben zustande.

Worin besteht nun dieses Funktionieren?

Eine wesentliche Eigenschaft der Wirkung des Astralleibes im Lebendigen ist die Erscheinung des *Tonus*, Spannung. Tonus oder Muskelspannung tritt im

Tierreich auf. Im Pflanzenreich fehlt der Tonus (dort gibt es nur Turgor). Durch Tonus wird aktive Eigenbeweglichkeit möglich. Diese ist ebenfalls eine Offenbarung des Eingreifens des Astralleibes in den lebenden Organismus.

Die individuellen Unterschiede im Hinblick auf Rhythmus und Intensität des Tonus, im Tonuswechsel, sind beim Menschen nicht nur Phänomene der Aktivität des Astralleibes für sich, sondern hier greift die dem Astralleib übergeordnete Instanz ein. Im Tierreich kann man die Gleichheit dieser Qualitäten innerhalb sämtlicher Exemplare einer einzelnen Tierart beobachten. Jede Tierart kann man durch die Gesamtheit ihrer Bewegungsmuster erkennen und bestimmen. Man kann da von einer Gruppenseelenhaftigkeit sprechen. Die Tiergruppenseele steht aber auf derselben geistigen Stufe wie das Ich eines einzelnen Menschen. „In geistiger Beziehung ist jeder Mensch eine Gattung für sich" (Steiner, „Theosophie"). Die Offenbarung des Menschen-Ich wirkt sich als Tätigkeit der Ich-Organisation aus. Die Ich-Organisation hebt die allgemeine Eigenschaft des Astralleibes: Tonus und Eigenbeweglichkeit, durch eine individuelle Prägung auf eine höhere Stufe empor.

Damit haben wir die Möglichkeit bekommen, die Ausdrucksweise: das Blut „will" dies oder das, der Blutstrom „will" in diese oder jene Richtung, näher zu präzisieren.

Natürlich ist es nicht das Blut selber, das „will", sondern es sind die Ich-Organisation und die ihr untergeordneten Wesensglieder, der Astralleib und der Ätherleib, die „wollen". Es ist der Geist, der sich im Stofflich-Leiblichen offenbaren will. Wer bringt also das Blut ins Strömen, wer bildet die Strömungswege usw.?: das Ich des Menschen, durch seine Ich-Organisation.

Es ist aber nicht jenes Ich, das wir im Selbstbewußtsein als „unser Ich" erleben, sondern die geistige Wesenheit des Ich, die sich in uns offenbart, uns selber größtenteils unbewußt. Es ist das Ich der früheren Inkarnationen, das sich auf dem Wege zur neuen Verkörperung in die leiblich-organischen Funktionen hineingeheimnist. Das (höhere) Ich des Menschen ist der Beweger des Blutes von Anfang an. Das Ich ist es, das Richtung, Intensität, Geschwindigkeit der Blutbewegung bestimmt.[1])

Wenn das Ich den Ätherleib unmittelbar impulsiert, so führt dieses zur kontinuierlichen Bewegung, vergleichbar mit den Bewegungen der Pflanzensäfte. Läßt es aber den Astralleib über den Ätherleib dominieren, so wirkt ersterer auf den anderen tonisierend. Hiermit ist in Andeutung begründet, daß das venöse System mit seinem kontinuierlichen Strömen mehr Ergebnis des Zusammenwirkens von Ich und Ätherleib ist, das arterielle System mit seinem pulsierenden Strömen mehr Ergebnis der kombinierten Tätigkeit des Ich mit seinem Astralleib im Ätherischen.

Die Venen werden mehr zu Trägern des Lebens, die Arterien mehr zu Trägern

---

[1]) Siehe dazu: R. Steiner, „Anthroposophie, eine Einführung", 6. Vortrag, 3. 2. 1924, GA 234

der Impulsivität. Letztere sind Träger des Stoffes, der Bedingung dazu ist: des Sauerstoffs.
Die Nabelvene ist in dieser Hinsicht dem Astralleib zuzuordnen.
Wir haben besprochen, daß die Hauptstämme des Venensystems Rechtstendenz haben, diejenigen des Arteriensystems dagegen Linkstendenz. Es kann daraus gefolgert werden, daß die Rechtstendenz Resultat überwiegender Ätherwirksamkeit darstellt, die Linkstendenz dagegen ein Ergebnis überwiegender astralischer Wirksamkeit ist.[1])
Wie kann man nun verstehen, daß im oberen Körpergebiet des Embryos arterielle Bildungsvorgänge stark differenziert hervortreten, während im unteren Körpergebiet die Differenzierung beim Venensystem stärker hervortritt?
Im oberen Körpergebiet gibt es im Erdenleben drei wichtige Funktionskreise: die Gehirntätigkeit, die Atmung und die Tätigkeit der oberen Gliedmaßen.
Das Sinnesnervensystem ist während des Erdenlebens Träger des wachen Tagesbewußtseins. Während desselben herrschen im Nervensystem Abbauprozesse vor. Sie bilden die organische Grundlage für die Bewußtseinsvorgänge. Hierdurch wird der hohe Sauerstoffbedarf des Zentralnervensystems bedingt. Bekanntlich sind nur wenige Minuten Sauerstoffmangel schon verhängnisvoll für das Gehirn.
Das Arteriensystem trägt den Sauerstoff zu den Organen. So ist es begreiflich, daß die arterielle Blutzufuhr zum Gehirn besonders ausgeprägt sein wird. Außerdem kommt hier dasjenige in Betracht, was oben über den Tonus gesagt wurde. Entsprechend den wechselnden Anforderungen der Bewußtseinsprozesse teilt sich der bewegliche Blutrhythmus dem Gehirn und den Sinnesorganen mit. (Jeder kann das unter gewissen Umständen bei sich konstatieren, als „Hämmern im Kopf", als Augenflimmern, als Ohrensausen usw.) Wir finden zum Kopf hin also einen besonders stark geprägten Ausbau der arteriellen Gefäße vor. Dazu gibt es noch eine interessante Besonderheit, nämlich die Bildung arterieller Querverbindungen (Anastomosen) zwischen den Hauptarterien, namentlich an der Gehirnbasis. Dadurch ist eine ungestörte zureichende Blutzufuhr zum Gehirn jederzeit gewährleistet. (Die Anastomosenbildung ist sonst ein typisches Formelement für das Venennetz des Körpers.)
Aktive Beweglichkeit ist eine Haupttätigkeit der Gliedmaßen. Die Ich-Organisation und der Astralleib sind dabei überwiegend aktiv. Der *Tonus* tritt am Muskelsystem besonders hervor (nur im Tiefschlaf läßt er nach). Während der Gliedmaßenaktivität ist der Stoffwechsel abbauend, und es besteht ein hoher Sauerstoffbedarf. Demgemäß sind die Hauptarterien zu den Gliedmaßen wichtige Gefäße in der Gesamtheit des Kreislaufsystems. Dazu kommt, daß die Arme und namentlich die Hände als spezifisch menschliche Instrumente für die Erdentätigkeit ein besonderes individuelles Gepräge durch die gestaltende Wirksamkeit der Ich-Organisation und des Astralleibes bekommen. Dieses

---

[1]) Siehe dazu: A. Rohen, 1974 und 1978 (Literaturliste)

bedingt vom Anfang der embryonalen Entwicklung an eine Bevorzugung der Arterienbildung zum oberen Gliedmaßengebiet.
Wir können ergänzend hinzufügen, daß der Blutpuls sich als eine Äußerung des Tonus bis in die Fingerspitzen hinein wirksam erweist. Er wechselt auch im Gliedmaßenbereich je nach der Bewußtseinslage und der Muskelaktivität in Intensität und Rhythmus. Auch das deutet auf eine überwiegende arterielle Blutkreislaufaktivität hin.
Die Arterienstämme für die Arme und Beine sind mächtige Gefäße. Der Blutstrom ist dort während des Erdenlebens pulsierend, tonisierend.
Die Hauptvenenstämme aus dem oberen Körpergebiet, vom Kopf und von den Armen her, haben einen gleichsam unkomplizierten, sozusagen aus der Natur der Strömungsverhältnisse gegebenen Verlauf: auf dem kürzesten Wege dem Herzen zu. Wie wir sehen werden, und wie es im 11. Kapitel schon erwähnt wurde, gibt es im unteren Körpergebiet für die Arterien einfache Strömungsverhältnisse: auf kürzestem Wege zu den Organen.
Innerhalb des dreigliedrigen menschlichen Organismus besteht das rhythmische System aus Blutkreislauf und Atmung. Wir machten die Bemerkung (S. 126), daß der Blutkreislauf mehr dem Stoffwechselgebiet zugeordnet werden muß. Man kann ergänzend sagen, daß die Atmung sich mehr als dem Sinnesnervensystem zugeordnet erweist. Die Sauerstoffatmung dient dem Sinnesleben und der Nerventätigkeit als organische Grundlage für das Tagesbewußtsein. Außerdem dient sie der bewußten motorischen Aktivität, der Eigenbeweglichkeit. Diese Tätigkeiten sind typisch für Mensch und Tier und unterscheiden sie von der Pflanzenwelt. Sie fordern, wie man so sagt, Energie, sie benötigen Sauerstoff. Sie führen zu starken Abbauvorgängen und zur Kohlensäurebildung.
Nach der Geburt strömt alles Blut vermittels des sogenannten kleinen Kreislaufes durch die Lungen. Die Lungenarterien führen kohlensäurebeladenes Blut zu den Lungen hin. Sauerstoffreiches Blut strömt durch die Lungenvenen zum linken Herzen. Die beiden Gefäßarten sind in diesem Falle gleicherweise mächtig geformt und haben einen unmittelbaren Verlauf vom Herzen her und zum Herzen hin. Die Arterien- und die Venenstämme sind hier gleichsam gleichgewichtig (siehe außerdem Kap. 11, Seite 97—98).
Der Linkstendenz der Hauptarterienstämme entsprechend, gibt es einen abweichenden Verlauf für die Arterien zur rechten Kopfhälfte, zum rechten Arm und zur rechten Brusthälfte. Aus der Aorta entspringt rechts ein Hauptarterienstamm, die „namenlose Arterie". Sie hat als Hauptäste solche zur rechten Kopfhälfte, und solche zum rechten Arm und zur rechten Schulter- und Brustpartie. Dagegen entspringen die entsprechenden Hauptstämme links jeder für sich unmittelbar aus der Aorta. Für die Hauptvenenstämme gilt das Umgekehrte (Siehe S. 101 und 107 und die Abbildungen 26 und 29).

Wenn gesagt wurde, daß die Tätigkeiten im oberen Körpergebiet während des Erdenlebens zu überwiegenden Abbauprozessen unter Kohlensäurebildung führen, wobei die Venen kohlensäurebeladenes Blut auf kürzestem Wege zum Herzen hinführen, und wenn es weiter hieß, daß die Lungen~~venen~~ ᵃᵗᵉʳⁱᵉⁿ kohlensäurebeladenes Blut aus dem rechten Herzen zu den Lungen hinführen, so sollte das nicht wie eine unterschwellige Abwertung dieses Geschehens verstanden werden. Wir sprachen schon darüber (S. 97—98). Dem sei noch folgendes hinzugefügt.

Rudolf Steiner wies immer auf etwas hin, was während der letzten Jahrzehnte allgemein anerkannt wird, nämlich daß eine bestimmte Menge Kohlensäure im Blut für das Funktionieren des wachen Bewußtseins unerläßlich ist. Hiermit könnte im Zusammenhang gesehen werden, daß die Hirnvenen sich an der Innenseite der Schädeldecke zu sogenannten Venensinussen erweitern. Das Venenblut strömt dort langsamer. Das könnte den Sinn haben, daß das Gehirn gleichsam in einer Kohlensäuresphäre wie eingehüllt erscheint.

Andererseits wird die von den Lungen aufgenommene Kohlensäure nicht nur einfach passiv ausgeatmet, entfernt, sondern die kohlensäurereiche Ausatmungsluft bildet eine der physiologischen Grundlagen für das . . . Sprechen!

Nochmals sollte bemerkt werden, daß das Venenblut des Körpers, das über das rechte Herz zu den Lungen fließt, nicht nur den Charakter des mit Stoffwechselschlacken beladenen, „abgewirtschafteten" Blutes hat, sondern daß es — aus dem ganzen Körper kommend — von den gesamten Vorgängen dieses Körpers erfüllt ist (S. 98). Das Körpervenenblut, über das rechte Herz zum Lungenarterienblut werdend, ist Eigenschaftsträger des gesamten „inneren Menschen". Als solches *bereichert* es die Ausatmungsluft, die ihrerseits zum Träger des Sprachstromes wird. Es kann im Rahmen dieser Schrift auf diese Dinge nur hingewiesen werden. Sie kommen während der Embryonalzeit noch nicht in Betracht: Der Lungenkreislauf funktioniert noch nicht.

Die gesamte Lage des Blutkreislaufes ist vor der Geburt hinsichtlich des Sauerstoff-Kohlensäure-Gleichgewichtes mehr nach der Seite des relativen Kohlensäurereichtums und der entsprechenden Sauerstoffarmut verschoben. Das ändert sich während des Geburtsvorganges schlagartig. Mit dem Geborenwerden regen sich sogleich die drei Funktionskreise des oberen Körpergebietes, von denen in diesem Abschnitt die Rede war! —

Jetzt wenden wir uns noch einmal den Kreislaufverhältnissen des Unterleibes zu. Der Unterleib wird mehr den vegetativen, den Lebenspol des Organismus bilden. Die vielen einzelnen Aufgaben der Stoffwechselorgane — jede für sich mit einer relativen Selbständigkeit — sollen vom venösen System derart zusammengefaßt werden können, daß es, dem jeweiligen Stand des Stoffwechselgeschehens entsprechend, dem Herzen davon Kunde bringen kann. Deshalb der besondere Verlauf der Venenstämme im Bauchgebiet zur unteren Hohlader hin.

Hier sei noch eine Besonderheit dieses Körpergebietes hervorgehoben. Schon sehr früh — während der 5. Woche — beginnt die *Leber* zu einem relativ sehr großen Organ des Embryos auszuwachsen. Bei jungen Embryonen ragt die Herz-Leberwulst sehr stark als Relief hervor (Abb. 16). In der Leber wird ein außerordentlich ausgedehntes Haargefäßnetz veranlagt. Dieses Netz wird größtenteils von einer *Vene*, nämlich der Pfortader gespeist werden. (Nur zu einem kleineren Teil wird das Leberkapillarnetz auch arterielles Blut bekommen, nämlich aus einem Ast der A. coeliaca, Abb. 21, 27.) Die Pfortader sammelt das Blut aus sämtlichen Organen des Darmbereiches, und nun kapillarisiert das Pfortaderblut in der Leber aufs neue. Damit ist die Pfortader die einzige Vene des Körpers, die dieses Kapillarisieren vollzieht. Sonst geschieht

das nur durch Arterien.[1]) Die Leber wird im Erdenleben zum Zentrum der leiblichen Ernährung, des physiologischen Aufbaues werden.
Die arterielle Blutzufuhr zu den Organen des Bauchgebietes ist unkompliziert. Drei Hauptäste der Bauchaorta versorgen dieses Gebiet: die A. coeliaca, die A. mesenterica superior und inferior (Abb. 21, 22, 24 A).

*

Während der Embryonalzeit sollen die Ich-Organisation und der Astralleib durch deren Korrelate, impulsiert vom mütterlichen Organismus, den Blutkreislauf zu dem umfassend funktionierenden Organsystem ausbilden können. Dieses drückt sich in den mannigfachen Möglichkeiten der Verbindung der verschiedenen Glieder des Systems aus. Man denke dabei an die verschiedenen Möglichkeiten der Mischung der Blutströme (S. 123). Außerdem findet diese Gegebenheit Ausdruck in den komplizierten Metamorphosen der Herzform und Herzfunktion während des Embryonalstadiums.
Nach der Geburt aber — wir sprachen schon davon, siehe S. 69—70 — vereinigen die höheren Wesensglieder sich unmittelbar mit dem physischen Körper des Neugeborenen. Die Ich-Organisation ergreift den nun im Leib (ohne die Hüllen) eingeschlossenen Blutkreislauf. Der Astralleib ergreift unmittelbar den Luftstoffwechsel. Er ist es, der den ersten Atemzug bewirkt und damit die vollständige Arterialisierung (= Sauerstoffsättigung) des Lungenblutes.
Jetzt dringt der Astralleib mit dem arterialisierten Blut der Lungenvenen in den *linken Vorhof* des Herzens und arterialisiert die *ganze linke* Herzhälfte. Sauerstoffreiches Blut erfüllt die ganze Aorta, hinauf und hinunter. Zugleich *saugt* der Astralleib das rechte Herzblut vermittels der Lungenarterien in die Lungen — zum Sättigen mit Sauerstoff. Diese beiden entgegengesetzten Kraftwirkungen in den beiden Herzhälften bewirken unmittelbar nach der Geburt die vollständige Trennung der beiden Vorhöfe und damit der beiden Herzhälften überhaupt, während der Blutstrom in dem Ductus Botalli (S. 109 und 123) zum Versiegen kommt. Die Druckwirkung im linken Vorhof und zugleich die Saugwirkung im rechten Vorhof (zur rechten Kammer und zur Lungenarterie hin) bewirken den sofortigen Verschluß des Ovalen Fensters zwischen den beiden Vorhöfen, infolge der jetzt eintretenden Ventilverschlußwirkung des Septum primum (S. 118). Alles Blut aus dem rechten Vorhof nimmt als Folge der Saugwirkung zu den Lungen hin den Weg zu der rechten Kammer und von dort nach links und nach rechts zu den beiden Lungen.
Zu gleicher Zeit — infolge der Trennung des Körpers des Neugeborenen von den Hüllenorganen, die demzufolge zur Nachgeburt werden — hört schlagartig der Nabelschnurblutstrom auf. Die übersinnlichen Wesensglieder tauchen in den Körper ein. Nun tritt dieser in Funktion.

---

[1]) Das *Nabelvenenblut* durchströmt während der Embryonalzeit kaum das Lebernetz, sondern es nimmt größtenteils einen direkten Verlauf zur unteren Hohlader an der Leber vorbei.

Das Neugeborene öffnet sich im Oberleib durch die Ich-Organisation und den Astralleib für die Sinneswelt: Sinnesprozesse, Bewußtwerdung der Umgebung setzen ein. Es bemächtigt sich durch die Ich-Organisation und den Astralleib des eigenen Stoffwechsels. Die Stoffwechselorgane beginnen zu funktionieren: Hunger tritt auf, die Ausscheidungen kommen in Gang. Die funktionelle Polarisierung der oberen und unteren Glieder des dreigliedrigen Organismus ist vollzogen worden, und das rhythmische System übernimmt von jetzt an seine vermittelnde Funktion. Atmung und Blutkreislauf beginnen sich im Pendelschlag den Polen zuzuwenden.

Während der Embryonalzeit gibt es *drei Kreisläufe* (S. 123):
1. für den Aufbau des „oberen Menschen", des Nervensinnessystems;
2. für den Aufbau des „unteren Menschen", des Stoffwechselsystems;
3. für die Verbindung des Umkreises (Hüllenorgane), zwischen Kosmos und Erdenleib, den vermittelnden Teil.

Infolge der während des Geburtsvorganges vollzogenen Änderungen der Blutströmungsrichtungen im Herzen an dessen Venenpol (Nabelvene) und Arterienpol (Ductus Botalli), ist ein wahrer *Kreuzlauf* der Blutströme entstanden. Und zwar folgendermaßen:

Der *obere* und der *untere* Pol des Organismus schicken ihr Blut durch die Hohladern zum rechten Vorhof. Die „Mischung" dort und in der rechten Kammer ist eine im Herzen wahrzunehmende Begegnung. Die Ich-Organisation nimmt sie wahr und impulsiert durch den Astralleib Rhythmus, Kraft und Form der Herzkontraktionen, wodurch selbstverständlich auch Mischung der beiden einströmenden Blutmengen zustandekommt.

Das Blut strömt aus der rechten Kammer in die rechte und linke Lungenarterie. Es bildet demzufolge den Querbalken des Blutströmungskreuzes. Es dehnt sich in den Lungen zu einem im Lungeninneren verborgenen enormen atmosphärischen *Umkreis* aus. (Man errechnet die Gesamtoberfläche der Lungenbläschen der beiden Lungen zusammen auf etwa 100 Quadratmeter! Jedes einzelne Lungenbläschen ist ganz gedrängt von Blutkapillaren umgeben.) Dort tritt das Blut in eine unmittelbare Begegnung mit der Erdenluft. Es findet Gasaustausch statt. Mit jedem Arterienpulsschlag strömt sauerstoffarmes-kohlensäurereiches Blut in die Lungen ein. Zugleich verläßt sauerstoffreiches-kohlensäurearmes Blut die Lungen (siehe Anmerkungen S. 159 ff.). Nicht nur dieser Gasaustausch ist das Wesentliche des durch den Blutpuls gegebenen Rhythmus. Der Blutrhythmus überträgt sich auf den Atemrhythmus der Lungen. Es entsteht die Atmungsbewegung, die auch eine rhythmische ist. Durch die Ausatmung teilt der Organismus sich dem ganzen Erdenumkreis (der Atmosphäre) mit. Durch die Einatmung nimmt das Blut sämtliche Qualitäten des Erdenumkreises auf, auch die geistigen Qualitäten. Es findet ein substanzielles Sich-dem-Umkreis-Hingeben und ein Den-Umkreis-in-sich-Aufnehmen rhythmisch statt.

Der Querbalken des Blutlaufkreuzes bildet gleichsam ein reales Symbol für dieses Pendeln zwischen Umkreis (Ausatmung) und Zentrum (Einatmung).

Der Pendelschlag des Blutstromes begegnet dem Pendelschlag der Aus- und Einatmung.

Dann strömt das Blut von rechts nach links zum linken Vorhof, von dort zur linken Kammer und pulsiert von dort nach oben und nach unten. Der Herzrhythmus entläßt das Blut wieder zum oberen und zum unteren Pol des Organismus hin.

Das Kreuz ist gebildet.

Der Mensch ist mit seiner Ich-Wesenheit durch sein Blutströmungssystem nach oben und nach unten polarisch orientiert. Er breitet sich durch sein Blut-Atmungssystem in den Umkreis resp. in die inneren Lungenoberflächen und in die ihn umgebende Atmosphäre aus.

Er kann aber auch das Kreuz gestenhaft bilden, indem er aufrecht *steht*, sein Haupt frei *trägt* und seine Arme in die Welt *ausbreitet*. Der Blutkreislauf zeichnet das für den Menschen typische dreifache Verhältnis zur Welt in seinen Erdenkörper dreifach ein.

Auch am Herzen selber läßt sich die Kreuzesbildung nach der Geburt ablesen. Das Blut von oben und von unten strömt durch die rechte Herzhälfte nach links und nach rechts. Es kommt von links und von rechts in die linke Herzhälfte, von dort geht es wieder nach oben und nach unten. In der *rechten* Herzhälfte befindet sich Blut, das von oben und unten *kommt* und nach links-rechts *geht*. In der *linken* Herzhälfte befindet sich Blut, das von links-rechts *kommt* und nach oben-unten *geht*.

Es gilt, sich diese Bewegungen innerlich nachvollziehend klarzumachen. Dann fühlt man die physisch unsichtbare Kreuzbildung im Herzen. Das Herz bildet den Schneidepunkt der Balken des Blutströmungskreuzes zweifach qualitativ polarisch entgegengesetzt in der rechten und linken Hälfte.

Durch die Geburt geschieht die Umwandlung des dreifachen embryonalen Blutkreislaufes zum dreigliedrigen Blutstrom des Neugeborenen. Von da an bilden die Hauptströme in Herzensnähe während des Erdenlebens eine Kreuzesform im menschlichen Organismus.

Diese Gebärde kann in uns eine Empfindung für die Mysterien der Menschwerdung wachrufen.

14. Rückblick und Schlußbetrachtung

Mit den Ausführungen im vorigen Kapitel soll das Thema dieses Buches zu einer Abrundung kommen. Der Verfasser ist sich aber darüber im klaren, daß bei manchem Leser im Verlaufe der Schilderungen gewisse kritische Fragen aufgetaucht sein dürften. Einige der möglichen Probleme sollen hier aufgegriffen werden.

Warum wurden die Vorgänge der ersten Wochen so ausführlich dargestellt? Warum wurden demgegenüber die Entwicklungsprozesse der späteren Wochen und Monate so fragmentarisch behandelt? Mancherorts wurde vielleicht eine erwartete Systematik vermißt. Man könnte Mühe gehabt haben, herauszufinden, um welche Stadien es sich an bestimmten Stellen eigentlich handelte: sprunghaft wechselte die Beschreibung zwischen früheren und späteren Entwicklungsabschnitten, ja es wurde oftmals über nachgeburtliche Vorgänge gesprochen.
Auch könnten sich im Hinblick auf die geisteswissenschaftlichen Erläuterungen Bedenken erhoben haben: es wurde das alles mehr oder weniger wie selbstverständlich hingestellt, während es sich dabei doch wohl um ein noch sehr diskutables Gebiet der Menschen- und Welterkenntnis handeln dürfte.
Es scheint deshalb angebracht, in einer Art Rückblick auf die genannten Probleme einzugehen.
Zunächst darf daran erinnert werden, daß diesem Buche bestimmte Motive zugrunde lagen.
Ein erstes Motiv war, insbesondere für den Anfang der embryonalen Entwicklung Interesse zu erwecken. Dieser Abschnitt der vorgeburtlichen Menschwerdung ist während der letzten Jahrzehnte stark ins Bewußtsein der Menschheit gerückt worden. Das geschieht aber oft auf eine mehr oder weniger voreingenommene Weise. Es besteht die Ansicht: man kann eigentlich erst zum Ende des dritten Schwangerschaftsmonates von einer Menschenähnlichkeit des Embryos sprechen. Es gibt eine — wissenschaftlich berechtigte — Einteilung der Embryologie die besagt: das embryonale Stadium dauert etwa 12 Wochen. Anschließend beginnt das *fetale* Stadium. Während des embryonalen Stadiums werde die menschliche Gestalt in ihren Elementen veranlagt. Dann sei sie da und entfalte sich wachsend auf ähnliche Weise, wie sich das Wachstum nach der Geburt fortsetzt.
Nun urteilt man: Erst vom vierten Monat an hätte man es mit einem menschlichen Wesen zu tun. Eine solche Beurteilung — namentlich wenn sie „von berufener Seite" geschieht — führt mehr oder weniger unbewußt zu einer weitverbreiteten gefühlsmäßigen Haltung gegenüber dem Ungeborenen. Das hinwiederum hat Entscheidungen zur Folge, die ihre Auswirkungen bis tief ins praktische Leben und ins Rechtsbewußtsein haben.
Dem Verfasser war es darum zu tun, an Hand der Phänomene, die sich der Forschung darbieten, aufzuzeigen, daß die Bedeutung der ersten drei Monate der Embryonalentwicklung in einem ganz anderen Lichte erscheinen kann, sobald sie mit erneuter Unbefangenheit genau studiert werden.
Aber Phänomene beginnen erst zu sprechen, wenn man Fragen hat.

Das führt zum zweiten Motiv für das Verfassen des Buches, nämlich: Es gibt eine moderne Geisteswissenschaft, die Anthroposophie. Ihr Begründer, Rudolf Steiner, betonte wiederholt, daß sich die Ergebnisse seiner Geistesforschung in vollem Einklang mit den naturwissenschaftlichen Forschungsresultaten befänden, wenn man letztere nur richtig deutet. Diese Aussage machte er auch im Hinblick auf die Embryologie.

Man kann es nun als eine Aufgabe betrachten, diese Übereinstimmung im Einzelnen aufzudecken und auszuarbeiten. Das kann zu der Erkenntnis führen, daß die ersten vier Embryonalwochen in ihrer Formensprache bei genauem Studium eine starke Aussagekraft bekommen, wenn man sie als reales Abbild geistiger Kräftewirkungen auffaßt.

Der Erdenmensch ist ein verkörpertes Wesen. Die besondere Form seines Erdenbewußtseins ist durch seine Körperlichkeit mitbestimmt. Seine Existenz ist jedoch nicht nur auf ein verkörpertes Dasein beschränkt. Die Menschenwesenheit schreitet von Verkörperung zu Verkörperung. Während derselben ist sie bewußtseinsmäßig mehr auf sich selbst gerichtet, ihre Bewußtseinsart ist mehr punktuell ichhaft. Zwischen den Verkörperungen ist das Menschenwesen dem kosmischen Umkreis hingegeben (Kap. 3). Sein Bewußtsein ist demgemäß umkreishaft erweitert.

Das Wirken des Geistkeimes drückt seinen Stempel auf den Anfang der physischen Leibesgestaltung. Die ersten Stufen derselben spiegeln noch das umkreishafte Wesen des Menschengeistes zwischen Tod und neuer Geburt. Das kommt während der ersten drei Wochen im Embryo als Sphärenwesen zum Ausdruck. Dieses Sphärenwesen verdichtet sich zu einem zentrierten, wie punktuellen körperhaften Gebilde. Von da an kann Organbildung anfangen, wobei jede Organanlage ein Zentrum für die vorangegangene kosmisch-peripherische Kraftwirksamkeit bildet.

Nach dem Tode trennt sich die Seele wieder vom physischen Körper. Sie weitet sich wiederum peripherisch-kosmisch aus.

Eine durch Geisteswissenschaft erweiterte Embryologie kann zu einer Aufklärung über die frühen embryonalen Vorgänge führen.

In diesem Lichte kann der Inhalt der ersten 7 Kapitel gesehen werden.

Eine weitere Frage, womit man sich den Phänomenen nähern kann, führte zu einem dritten Motiv: Wenn es stimmt, daß die *geistig-seelische* Individualität sich nach der dritten Woche mit dem werdenden *physischen* Leib verbindet, so muß es möglich sein, die Dreigliederung des menschlichen Organismus von da an in der Embryonalentwicklung aufzufinden. Dieses Motiv wurde in den Kapiteln 8 bis 13 ausgearbeitet.

Nun möge der Leser sich vergegenwärtigen, daß die Schilderung nur zu einer genügenden Klarheit gelangen kann, wenn sie mehrmals aus der Perspektive späterer Stadien, ja gelegentlich aus derjenigen des nachgeburtlichen körperlichen Daseins gestaltet wird. Hauptthema der Betrachtungen bildeten aber die Vorgänge bis zur 12. Woche.

Jetzt soll noch eine Bemerkung über die in diesem Buche beschriebenen geisteswissenschaftlichen Forschungsresultate gemacht werden, die das Leben zwischen Tod und neuer Geburt betreffen. Was darüber ausgeführt wurde, kann sehr wohl für den Leser den Charakter der bloßen Behauptung, des Unbewiesenen und Unbeweisbaren bekommen haben. Es wurde aber betont, daß die Darstellung skizzenhaft geschehen mußte; daß man die entsprechende Begründung und Ausarbeitung im Schrifttum Rudolf Steiners finden kann. Dieses Schrifttum gibt es. Es ist seit mehr als 50 Jahren für jedermann zugänglich. Und es kann hier hinzugefügt werden, daß Rudolf Steiner immer wieder von seinen Lesern und seinen Zuhörern selbständiges Urteilen forderte, und selbständiges Forschen anregte.

Naturgemäß handelt es sich bei der Erforschung der Tatsachen, die das Leben zwischen dem Tod und einer neuen Geburt betreffen, um intime Erlebnisse. Sie eignen sich in den wenigsten Fällen zur Veröffentlichung. Wer aber aufmerksam zeitgenössische diesbezügliche Äußerungen mitverfolgt, findet auf Schritt und Tritt Bestätigungen für das was Rudolf Steiner im Rahmen der Anthroposophie umfassend darstellte, von vielen Menschen aus eigener Erfahrung ausgesprochen.

So erschien es berechtigt, eine Embryologie auf der Grundlage der Geisteswissenschaft zu entwickeln.

Fast entschuldigend soll hier ausgesprochen werden, daß der Verfasser sich bewußt ist, daß die Schilderungen an manchen Stellen sehr kompliziert geraten sind, und daß der unvorbereitete Leser zu einem anstrengenden Mittun aufgefordert wird. Der Verfasser hofft im Hinblick darauf auf Kritik, denn es muß ein Unterschied gemacht werden zwischen der Kompliziertheit eines Stoffes an sich und Unzulänglichkeiten in der Darstellungsart.

Wenn der Leser durch dieses Buch nachdenklich gestimmt werden kann, hat es schon einen wichtigen Teil seiner Aufgabe erfüllt. Es wollte Tatsachen auf eine neue Art sprechen lassen. Damit hat es aber sein Bewenden. Goethe sagte: „Alles Faktische ist schon Theorie". Wir kommen als denkende Wesen nicht darum herum, das Denken zu aktivieren und uns dadurch der Zusammenhänge in der Welt bewußt zu werden. Jede erkannte Tatsache ist im menschlichen Bewußtsein schon mit Urteilen durchdrungen. Jeder hat seine Weltanschauung — auch derjenige der meint keine zu haben. Hierin liegt der Grund, daß dieses Buch auch zu einer weltanschaulichen Auseinandersetzung auffordern muß. Das liegt in der Natur des Themas beschlossen (siehe „Anmerkungen" S. 160 f.).

Zum Schluß sei erwähnt, daß schon manche embryologische Arbeiten von Schülern Rudolf Steiners vorliegen. An erster Stelle sei hier *Karl König* genannt, der schon 1927 Bahnbrechendes auf diesem Gebiete unternahm. Von *Wolfgang Schad* und *Andreas Rohen* gibt es wichtige Arbeiten, worauf in den Kapiteln dieses Buches mehrmals hingewiesen wurde. In letzter Zeit erschien eine bemerkenswerte Studie von *Kaspar Appenzeller* (siehe zu den genannten Autoren die Literaturliste).

Wenn man zwischen den Publikationen der genannten und anderer Forscher und den Beschreibungen in diesem Buche Vergleiche zieht, könnten sich schein-

bare Widersprüche ergeben. Der Verfasser ist der Meinung, daß dieses bei eingehenderem Studium nicht mehr der Fall sein wird.
Eine Sache läßt sich von den verschiedensten Gesichtspunkten jeweils unterschiedlich darstellen. Aber die verschiedenen Gesichtspunkte ergänzen einander. Wie sehr muß dieses im Hinblick auf ein solch umfassendes Kapitel der Menschenkunde wie dasjenige der vorgeburtlichen Menschwerdung der Fall sein! —

*

Anmerkungen

Mikroskopieren, Makroskopieren

Diese Schrift befaßt sich zum größten Teil mit Tatsachen und Befunden, die durch mikroskopische Beobachtung aufgedeckt werden. Immer wieder bestand im Verlaufe der Darstellungen Veranlassung darauf hinzuweisen, in welch kleinem Maßstab die besprochenen Vorgänge sich ereignen. Dieses schien uns notwendig, weil die Bilder der Fachliteratur und die Illustrationen in popularwissenschaftlichen Büchern nur zu leicht auf halbbewußtem oder gar unbewußtem Wege zu verzerrten Vorstellungen führen können. Man soll seine bildhaften Anschauungen immer wieder auf das rechte mikroskopische Maß zurechtstutzen können.
Andererseits kann ein Ergebnis dieser Schrift sein, daß dem Leser klar werde, daß die im Kleinen, im Kleinsten sich abspielenden Vorgänge ihre Entsprechungen im Großen, ja im Größten haben. In dem Sinne nämlich, daß die mikroskopischen Befunde ihre wahre Bedeutung, ihren wahren Platz in den großen Zusammenhängen des Menschenlebens und der Welt erhalten.
Rudolf Steiner sprach vor Wissenschaftern mehrmals von der Notwendigkeit des „Makroskopierens". Er meinte damit ein Verfahren, das für den Forscher eine wichtige Ergänzung zu alledem bietet, was sich aus der mikroskopierenden Tätigkeit ergibt. Letztere führt an sich zur Neigung einer isolierenden Betrachtung der Dinge, zum Spezialismus, und birgt die Gefahr einer vereinseitigenden Einengung des Beurteilens in sich.
Darüber hinaus gibt es noch einen Grund um das „Makroskopieren" als echte Disziplin zu üben. Eine Tendenz der exakten Naturwissenschaften geht in die Richtung, die *Ursachen* der Welterscheinungen mehr und mehr in den kleinsten Struktur- und Stoff-Einheiten zu suchen. Das führt aber immer mehr und mehr von der wahren Wirklichkeit hinweg. Einen echten Versuch zur Lösung der Welträtsel bietet nur der *mutige* Entschluß des Forschers, den Weg zur Beantwortung der entscheidenden Fragen in die Richtung der großen Zusammenhänge zu suchen. —

Die Gebärmutterhöhle (zu Seite 18, 54)

Die Gebärmutter ist ein muskulöser hohler Körper von abgeplattet-birnenförmiger Gestalt. Die innere Höhle ist demzufolge ein quergelagerter dreieckiger Spalt, d. h. die vordere und die hintere Wand der „Höhle" liegen eng aneinander.
Der spaltförmige Innenraum (die Höhle also) ist dauernd mit Schleim ausgefüllt. Dieser Schleim wird von den Drüsen der inneren Gebärmutterschleimhaut, die die Höhle umgrenzt, gebildet.
Die Funktion der Drüsen und damit die Eigenschaften des Schleimes sind den periodischen Änderungen der Phasen der weiblichen Periode unterworfen.
Während der Ovulationsphase kann der Gebärmutterschleim für den Keim das Milieu bilden, worin er schwebend bis zur Einnistung sich weiter entwickelt.
Während der ganzen Schwangerschaft ist die Gebärmutterhöhle vermittels eines Schleimpfropfens im Gebärmuttermund von der Außenwelt (d. h. von der Scheide) getrennt.
Ohne Zweifel sind die Schleimhautdrüsen und deren Absonderung, der Schleim, wichtige mitwirkende Faktoren von seiten des mütterlichen Organismus im Dienste der Embryonalentwicklung.

Zur ersten Entstehung des Blutkreislaufes (zu Seite 36 bis 38)

Während eines Vortragszyklus, den Rudolf Steiner in Hannover 27. 12. 1911 bis 1. 1. 1912 hielt („Die Welt der Sinne und die Welt des Geistes", GA 134), sprach er im Zusammenhang seiner Darstellungen über dasjenige, was er dort „den paradiesischen Menschen" nannte.
Dieser „paradiesische Mensch" war leiblich betrachtet ein Wesen mit einer schon ausgeprägt geschaffenen Gestalt (keinesfalls unserer jetzigen Gestalt ähnlich), die aber nicht mit Materie ausgefüllt war. Der Mensch hatte also leiblich betrachtet eine übersinnliche, nicht materielle Gestalt. (4. Vortrag, 30. 12. 1911).
Es war von der göttlichen Weltenlenkung vorgesehen, daß *nur* das Blut einen Anflug von Materialität hätte erhalten sollen. (Das ist durch den luziferischen Einfluß in der Folge korrumpiert worden, so daß das Blut in die Materialität hinein bleibend verdichtet wurde, und infolgedessen der ganze Menschenleib in die Verdichtung, in die Materie hinein „fiel"). Wir zitieren hier, was Steiner damals über die besondere Beschaffenheit des Blutes des paradiesischen Menschen aussagte (5. Vortrag, 31. 12. 1912, S. 94—95):

„Diese Blutsubstanz als solche war nämlich ursprünglich veranlagt, auch bis zu einer gewissen Grenze der Form zu kommen . . . es sollte nur hier an der Grenze ein klein wenig, ich möchte sagen, materiell werden und dann in sich selber zurücksprühen, wiederum zurück ins Geistige unmittelbar sprühen ... Also es hätte das Blut, wenn ich mich grob ausdrücken soll, gleichsam nur immer bis zu einer feinen Häutchenbildung es bringen sollen, bis zum Anfange des Materiellen; so daß immer nur für einen Moment es aus dem Geistigen herausschießt, gerade bis zum materiellen Wahrnehmen ein wenig Materie wird, dann wiederum ins Geistige zurückschießt und wiederum vom Geistigen aufgenommen wird. Ein fortwährendes Herauswogen und Zurückschießen ins Geistige, das hätte das Blut werden sollen. Dazu hat nämlich das Blut seine Anlage. Also das Blut sollte sein ein fortwährend bloßes Aufglänzen, Aufleuchten im Materiellen und sollte eigentlich etwas ganz Geistiges sein. Das wäre es geworden, wenn die Menschen im Beginne der Erdenevolution nur von den Geistern der Form aus ihr Ich bekommen hätten; dann würden die Menschen nämlich dieses Ich empfinden durch den Widerstand, den dieses momentane Aufleuchten im Blut bedeutet. In dem Aufleuchten im Blute würde der Mensch empfinden das „Ich bin", und das würde das Organ seiner Ich-Wahrnehmung sein".

Die von Steiner beschriebene Gebärde des Blutes des paradiesischen Menschen, das Sich-Verdichten und das sich wieder Versprühen — wir sehen sie im Embryo physisch demonstriert während der ersten Veranlagung des Blutkreislaufes in der dritten Woche. An der Umkehrstelle — wo das Herz sich später bilden wird — erreicht das Blut seine größte „Konzentration", gleich anschließend versprüht es wieder in die Peripherie, breitet sich zur größten „Verdünnung" aus.

Wir sind der Auffassung, daß bis zu diesem Zeitpunkt, also bis dort, wo vom eigentlichen Embryonalkörper nur diese erste Anlage des Blutkreislaufes zur Erscheinung kommt — die reine Offenbarung der Geistkeim-Wirksamkeit reicht. Sofort danach tritt die Bildung der materiell-begrenzten Leiblichkeit beim Embryo auf (Kap. 5 und 7).

Was man heuzutage über die ersten Anfänge des Blutkreislaufes weiß, ist erst seit einigen Jahrzehnten bekannt! Was da aufgedeckt worden ist, der embryonale Uranfang des Blutkreislaufes, zeigt sich wie ein physisches Abbild dessen, was sich einmal im Werdegang der Menschheit ereignet hat.

Hier kann man wiederum darauf hinweisen, wie die Aussagen der Geisteswissenschaft ihre Bestätigung durch die Befunde der Naturwissenschaft finden.

An dieser Stelle sei außerdem hingewiesen auf die Darstellung Rudolf Steiners über die „Ätherisation des Blutes", die er ebenfalls im Jahre 1911 machte (Basel, 1. 10. 1911, GA 130). Die Ätherisation des Blutes ist ein Vorgang, der im Herzen geschieht, dort wo das Blut an die Herzspitze anstößt — und zurückprallend dann als arterialisiertes Blut seinen weiteren Weg in die Körperperipherie hinein verfolgt. —

Über die Entsprechungen zwischen den Entwicklungsvorgängen im mikrokosmischen und im makrokosmischen Werdegang
(Zu Kapitel 3 und zu Seite 39 ff.)

Im 3. und 4. Kapitel behandelten wir die Zusammenhänge zwischen dem mikrokosmischen embryonalen Geschehen der ersten drei Wochen und den makrokosmischen Evolutionsstufen, dabei anknüpfend an das Wesen des Geistkeimes des Menschen. Dieser Gesichtspunkt läßt sich kurz gefaßt so formulieren, daß wir für die Vorgänge der ersten zwei Wochen — bis zur Bildung des Dottersackes — die Beziehung zu den großen planetarischen Verkörperungen der Erde fanden: Saturn-, Sonnen-, Monden-, Erdenverkörperung der Weltentwicklung. Für die Vorgänge der dritten Woche fanden wir eine Beziehung zu den ersten Stadien der eigentlichen Erdenverkörperung bis zum Austritt des heutigen Mondes aus der Erde. Wir betrachteten die genannten Evolutionsstufen vom Aspekte des Werdeganges der Menschheit.

Wir wählten damit einen anderen Ausgangspunkt als *Karl König* († 1966). In seinen embryologischen Betrachtungen 1965 (siehe Literaturhinweise) führte er aus, wie seiner Ansicht nach die Follikelreifungsvorgänge bis zum Follikelsprung im Zusammenhang mit den großen planetarischen Evolutionsstufen betrachtet werden können, und wie die Reifungsteilungen der Eizelle in Beziehung stehen zu den ersten Stufen der Erdentwicklung bis zum Mondenaustritt. Dahingegen betrachtete er die ersten Phasen der eigentlichen Keimesentwicklung nach der Konzeption von einem anderen Gesichtspunkt aus, nämlich ausgehend von der biblischen Schöpfungsgeschichte.

Der Unterschied jener Gesichtspunkte zu denjenigen, die den Ausführungen in diesem Buche zugrunde liegen, ist darin zu suchen, daß für den Verfasser die Vereinigung des Geistkeimes mit dem physischen Keim im Augenblick der Konzeption den Anfang der Erdenwirksamkeit des Geistkeimes bildet. Damit steht dieser Augenblick am Beginn der Beschreibung, sowohl vom Mikrokosmischen wie vom Makrokosmischen her betrachtet. (Es werden die Vorgänge *nach* der Konzeption und *vor* der Vereinigung von Eizelle und Samenzelle, vor der Befruchtung also, und deren mögliche Abhängigkeit von der Geistkeim-Wirksamkeit in Anmerkung S. 149 ff. über die Zona pellucida gesondert besprochen.)

Es kann nicht die Rede davon sein, inwieweit die eine oder die andere Auffassung richtig oder falsch ist. Vielmehr wäre es möglich, einen Gedankenaustausch über die beiden Betrachtungsarten zu führen, woraus ersichtlich werden könnte, wie die Verschiedenheit der Betrachtungsweisen auf einer Verschiedenheit der Ausgangspositionen beruht, und wie beide dadurch eine Erweiterung erfahren könnten.

Dazu gilt: *eine* Sache bietet verschiedene Aspekte, wenn man sie von verschiedenen Seiten her betrachtet. Aber die Aspekte können einander ergänzen, und so kommt man dem Wesen der Sache noch näher.

Aus ähnlichen Erwägungen empfindet der Verfasser dieser Schrift sich nicht im Widerspruch zu *Appenzeller* stehend, im Hinblick auf dessen Werk: „Die Genesis im Lichte der menschlichen Embryonalentwicklung" (Basel 1976).

Der 17. Tag (zu Seite 41)

Rudolf Steiner hat in Vorträgen mehrmals über den Zeitpunkt gesprochen, an dem der geistig-seelische Wesenskern der zur Verkörperung strebenden Individualität des Menschen sich mit seinem physischen Keim verbindet.
In Übereinstimmung mit seinen Angaben legen wir diesen Zeitpunkt in die zweite Hälfte der dritten Woche.
Karl König sprach während seiner Vorträge über Embryologie (15. und 16. 10. 1965) in diesem Zusammenhang über den 17. Tag und legte dieser Zahl eine gewisse Bedeutung bei. Andere Autoren schlossen sich König hinsichtlich dieser Zeitangabe an.
Es gibt in Steiners Vortragswerk aber nur *eine* Stelle, wo über den 17. Tag als Zeitpunkt der Vereinigung die Rede gewesen sein soll. Es betrifft einen Mitgliedervortrag in Berlin am 4. November 1903. Von jenem Vortrag bestehen nur fragmentarische Notizen von Zuhörern.
In späteren Jahren, in Vorträgen, von denen ausführlichere Nachschriften oder auch Stenogramme vorliegen, sprach Steiner vom „18. bis 21. Tag" (so Budapest, 7. 6. 1909, 3×), oder von „der dritten Woche" (z. B. München 29. 5. 1907, Oslo 17. 5. 1923). Er sprach einmal aus, daß der Zeitpunkt nicht für jede Individualität derselbe sei.
Deshalb haben wir die Zeitangaben so formuliert, wie der Leser sie in diesem Buche vorfindet. —

Literatur: Rudolf Steiner:
Budapest: Theosophie und Okkultismus des Rosenkreuzers.
  10 Vorträge, davon Vortrag 5, 7. 6. 1909. GA 109 und 111.
München: Die Theosophie des Rosenkreuzers.
  14 Vorträge, davon 5. Vortrag, 29. 5. 1907. GA 99.
Oslo: Menschenwesen, Menschenschicksal und Weltentwicklung.
  9 Vorträge, davon 17. 5. 1923. GA 226.
Berlin, 4. 11. 1903: unveröffentlichte Notizen von Zuhörern.

Die Lehre von den drei Keimblättern (zu Seite 47)

Die klassische Keimblattlehre ist seit einigen Jahrzehnten ins Wanken gekommen. Sie sollte neu überprüft werden. Ihren Ursprung hat sie im 19. Jahrhundert, als die bahnbrechenden Untersuchungen von K. E. von Baer (1828) und seinen Nachfolgern vor allem an Hühner- und Froschkeimen zu Befunden führten, welche die Bildung dieser Theorie zur Folge hatten.
Am Hühnerei kann man — schon bevor das Brüten angefangen hat — an der Wand des Dotters die sog. Embryonalplatte finden, eine örtliche rundliche

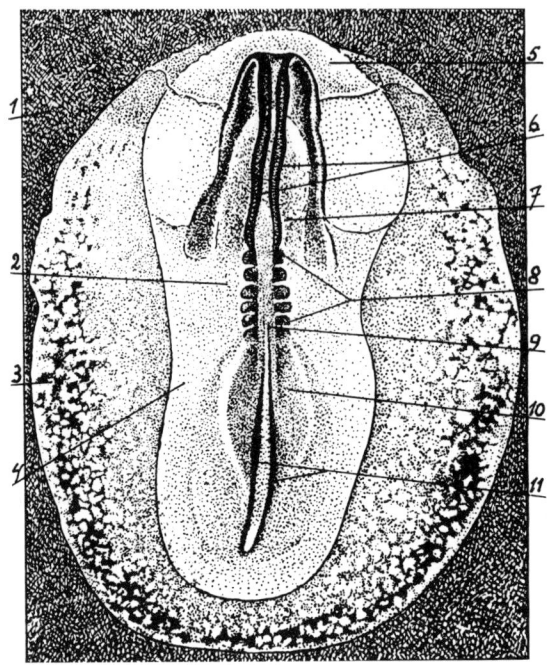

Abb. 36. Keimscheibe eines Hühnerkeimes, etwa 30 Stunden bebrütet. Das ganze flächige Gebilde liegt dem Dotter auf. Die trübe Randzone gehört zur Keimscheibe; außerhalb dieser Zone schließt die unbedeckte Dottermasse an, über die sich die Keimscheibe mehr und mehr ausbreitet.
1. trübe Randzone; 2. Seitenplatte; 3. Zone der Blutinseln; 4. durchscheinende Zone; 5. Mesodermfreie Zone; 6. aufgeworfene Ränder der Neuralrinne; 7. Stammplatte des Kopfmesodermes; 8. Somitenpaare; 9. Chordaanlage; 10. Stammplatte des Rumpfmesodermes; 11. Primitivstreifen.

flache verdickte Stelle, die mikroskopisch eine bestimmte Zellenstruktur aufweist (gelegentlich kann man die „Platte" beim Öffnen eines Eies mit dem unbewaffneten Auge sehen).
Wenige Stunden nach dem Bebrütungsbeginn ist eine deutliche Differenzierung innerhalb der Embryonalplatte zu konstatieren. Sie läßt sich in drei übereinandergelagerte Schichten aufgliedern. Die der Dotterwand unmittelbar anliegende Schicht nannte man „innere Haut" — Entoderm. Die äußere Schicht, die zur Haut des Jungtieres werden wird, nannte man „äußere Haut" — Ektoderm. Die dazwischen gelagerte Schicht, welche etwas später in Erscheinung tritt, indem sie sich von einer zentralen Stelle ausgehend rasch flächenförmig zwischen den beiden anderen ausdehnt, nannte man „mittlere Haut" — Mesoderm.
Aus diesen drei Ur-Schichten entsteht alles andere — wobei man nicht vergessen darf, daß dazu das Milieu die unerläßliche Bedingung bildet. Dieses Milieu wird vom Eidotter, vom Weißei, von der Kalkschale und von der Brutwärme gebildet.

Zu gleicher Zeit entwickeln sich aus den drei „Keimblättern" die Anlagen des Embryos und die Embryonalhüllen.

Von dem Entoderm ausgehend, überwächst eine Art Haut den ganzen Dotter und bildet so den Dotter-„Sack". Aus dem Ektoderm entsteht das Amnion, das durch Faltung eine Blase um das Embryo herum bilden wird. Als Ausstülpung vom Dottersack sproßt die Allantois zur Peripherie hin und umgibt als Blase später sowohl Amnion wie Dottersack. Die Allantois schmiegt sich von innen dem Chorion an, namentlich dort, wo die Luftkammer sich befindet. — Sobald das Faltamnion fertig geformt ist, umhüllt es — ähnlich wie es im Kap. 5 für den Menschen beschrieben wurde — die Bauchseite der Embryonalplatte. Dadurch entsteht der räumliche Embryonalkörper.

Von *Gastrulation,* d. h. Becherbildung sollte man m. E. nur reden, wenn es sich um Tiere handelt, deren Keime sich im freien Wassermilieu entwickeln. Dabei gibt es kein Amnion; man nennt solche Wirbeltiere Anamnioten. Alle niederen Wirbeltiere bis hinauf zu den Amphibien zeigen diese Entwicklungsform (siehe S. 156). Die Embryologen des 19. Jahrhunderts erforschten die Entstehung der embryonalen Organe aus den drei Keimblättern. Bei den niederen Wirbeltieren bis hinauf zu den Vögeln schien alles regelrecht vor sich zu gehen. Es schien, daß jedes Keimblatt wie ein selbständiges Urgewebe den Ursprung für die Entstehung einer Reihe von Organen und Organsystemen bildet, und daß infolgedessen z. B. Organe verschiedener Tierarten sich als homolog miteinander vergleichen ließen, insoweit sie aus jeweils demselben Keimblatt entstehen.

Insoweit Untersuchungsergebnisse bei Säugetieren vorlagen, gab es Anlaß auch hier die Keimblätter als die allerersten Anfänge für die gesamten Entwicklungsvorgänge der Embryonalzeit zu betrachten.

Diese Vergleichsmöglichkeiten der Embryologie der verschiedenen Tierarten führten Ernst Haeckel zu seinem genialen Wurf, dem berühmten „biogenetischen Grundgesetz".

Man kann behaupten, daß die späteren Forscher von den Ergebnissen der klassischen Untersuchungen, von der daraus resultierenden Keimblattlehre und von Haeckels biogenetischem Grundgesetz wie fasziniert wurden. So war es nicht weiter verwunderlich, daß die Keimblattlehre für die weitere Forschung Ausgangspunkt und Richtschnur blieb.

Mit dem Fortschreiten der Präpariertechnik und der zunehmenden Anzahl von Säugetierobjekten der frühesten Embryonalstadien häuften sich aber die Probleme. Als in den letzten Jahrzehnten mehr und mehr menschliche Embryonen der frühesten Stadien bekannt wurden, fing man an, die Allgemeingültigkeit der Keimblattlehre ernsthaft zu bezweifeln.

Man kann den heutigen Stand der Erkenntnisse etwa so zusammenfassen: Beim Huhn — und bei allen niederen Wirbeltieren — entstehen die Hüllen aus den Keimblättern.

Beim Menschen — und bei den höheren Säugetieren — entwickeln sich die Keimblätter aus den Hüllen.

Da muß man die Frage stellen: Sind so betrachtet die „Keimblätter" der menschlichen Embryologie gleichbedeutend mit denen beim Huhn?

Und man muß die andere Frage anschließen: Stimmt es wirklich, daß beim Huhn — und von dort hinunter in der Tierreihe — die Keimblätter den Anfang der Embryonalentwicklung darstellen? Sind sie auch hier nicht schon sekundäre Gebilde, nur auf andere Art als beim Menschen entstanden? Ist die vorangehende Bildung des Eies mit seinem Dotter, mit seinem Weißei, mit der Kalkschale bei den Landtieren, mit dem umgebenden Wasser bei den Wassertieren — mit seinem Werdeprozeß aus der befruchteten Eizelle in der Wärmehülle des Muttertieres oder des sonstigen Milieus (z. B. Sand, Meereswasser des Umkreises) — nicht schon eine frühere Stufe der Embryonalentwicklung dieser Tiere?

Diese Fragen sollen hier nur aufgeworfen werden. Die Beantwortung wird viel Unbefangenheit beim erneuten Studium der bekannten Befunde erforderlich machen.

Wir wenden uns noch einmal dem Thema dieses Buches, den Vorgängen beim Menschen zu:

Nach 8 Tagen gibt es erste Andeutungen von Zellenbildungen, die man *vergleichend embryologisch* als Ektoderm bezeichnet (Kap. 2 und 4). Die Zellenschicht die man bis vor kurzem als Entoderm bezeichnete, ist es nicht, sondern sie ist Bekleidung des Exocoels (Kap. 2), also Mesenchym. Der Dottersack, und damit die als Entoderm zu bezeichnende Schicht des Keimschildes, entsteht erst nach 13 Tagen (Seite 23). Und das Ektoderm? Ist es schon nach 8 Tagen als solches bestimmbar? Zwar gibt es bei den Embryonen, die man von diesen Frühstadien erhielt, in der Gegend des „Embryonalknotens" eine Konzentration auffallend großer Zellen, noch regellos nebeneinander; und zu gleicher Zeit bildet sich durch Gewebespaltung das Amnion. Starck bezeichnet diese Zellen als „präsumptives Ektoderm", er drückt sich also kritisch aus („Embryologie" 1965, S. 222).

Wir sind der Auffassung, daß im Lichte der neueren Erkenntnisse über die Determinierung früher Elemente zu Organanlagen, und über die Differenzierung von Geweben — das Folgende auszusagen möglich ist. Wir gehen damit einen ähnlichen Weg wie Karl König ihn in seinen Vorträgen März 1966 gegangen ist.

Die Blastocyste ist im Hinblick auf ihre Zellstruktur ein noch undifferenziertes Vorstadium vieler in der Folge entstehender Gewebe. Daraus differenziert sich „präsumptives Ektoderm" und das Amnion am 7. Tag; daraus differenziert sich eine Woche später der Dottersack mit seiner Entodermplatte im Keimscheibengebiet. Und „alles Übrige ist dann Mesenchym", daraus resultiert Mesoderm. (Aus dem Trophoblast wird durch „Zuschlagen von Mesenchym" das Chorion).

Hier kommt ein allgemeines Gesetz des Organischen zur Geltung: „Polarität und Steigerung". Goethe hat es entdeckt. Er kam durch seine Pflanzenstudien auf dasjenige, das er die Urpflanze nannte. Deren Urorgan ist das Blatt mit dem Blattstiel und dem Auge. Aus dem Blatthaften entwickeln sich die Pole: das Wurzelartige, das Blütenhafte. Das Blättrige bleibt das Vermittelnde zwischen den Polen, die lebendige Mitte, welche die Pole in prozeßhafter Beziehung zueinander erhält.

Dieses Gesetz hat seine Gültigkeit auch für die Embryologie. Hier ist ein Urorgan die Blastocyste. König nannte es „Mesophyl" (12. 3. 1966). Äußerlich betrachtet entsteht daraus auf direktem Wege das Mesenchym, und nachher dasjenige was man Mesoderm nennt. Als Pole gliedern sich ab: das Amnion mit seinem Ektoderm, der Dottersack mit seinem Entoderm. Das Mesenchym, dieses Urgewebe, und was sich daraus unmittelbar ableiten läßt, das Mesoderm, bilden die schwingende Mitte. Daraus entstehen Organe, die rhythmisch vermittelnde Funktionen innehaben werden. Das „Mesophyl", und das Mesenchym sind also das Primäre. Sie sind das erste Gewebe, das als Verdichtung der Sphärentätigkeit gebildet wird.[1]

Nun kann es interessant werden, wenn wir uns an Rudolf Steiner orientieren. 1911 — zu einer Zeit als die Keimblattlehre noch felsenfest dastand — hielt er in Prag einen Vortragszyklus, den er „Eine okkulte Physiologie" nannte. In diesen Vorträgen gibt es Hinweise auf Befunde der Embryologie, die damals bekannt waren. Im letzten Vortrag findet man folgenden Passus (der natürlich im ganzen Zusammenhang der Ausführungen seinen Sinn und seine Bedeutung erhält):

„So führen wir den gesamten Organismus des Menschen auf einen Schematismus zurück, wo alles in den einzelnen Organen im Keime angelegt ist. Und in der Tat zeigt sich uns im menschlichen Keim, der durch den Befruchtungsprozeß ins Dasein tritt, daß in den vier übereinander liegenden Keimblättern — dem äußeren Keimblatt, Exoderm, dem inneren Keimblatt, Entoderm, und in dem äußeren und inneren Mittelblatt, Mesoderm — wirklich die vier Hauptsysteme des menschlichen Organismus schon in der Keimanlage vorgebildet sind. Wir haben dabei im Sinne unserer Entwicklung das äußere Keimblatt, das man in der heutigen Anatomie oder Physiologie das Haut-Sinnes-Blatt nennt, anzusehen als ein Umwandlungsprodukt, das seine erste Anlage uns noch zeigt in dem äußeren Mittelblatt. In dem äußeren Mesoderm haben wir in absteigender Entwicklung dasjenige vor uns als Keimanlage, was auf einer höheren Stufe in dem Haut-Sinnes-Blatt uns vor Augen tritt. Und in dem inneren Mittelblatt haben wir das in jüngerer Bildung, in absteigender Entwicklung vor uns, was in dem Darm-Drüsenblatt, in dem inneren Keimblatt sich uns zeigt. Wenn wir den menschlichen Keim in seiner Entwicklung betrachten, so haben wir das, was erste Anlage des Menschen ist, in den beiden mittleren Keimblättern noch angedeutet, in den Mesodermen wie sie die äußere Physiologie nennt; während die beiden äußeren Keimblätter —

---

[1] Hiermit fällt ein besonderes Licht auf die Tatsache, daß die Blutinseln und das sich während der 3. Woche daraus entwickelnde Blutkreislaufsystem die *ersten* Offenbarungen des eigentlichen physischen Leibes sind. Sie entstehen aus dem Mesenchym. Siehe auch Seite 36 bis 41, 98; Anmerkung „Zur ersten Entstehung des Blutkreislaufes" S. 138; und Steiner „Die Welt der Sinne und die Welt des Geistes" Dez. 1911 bis Jan. 1912. GA 134.

Exoderm und Entoderm — umgewandelte Blätter sind. Die beiden Mittelblätter sind eigentlich die, welche uns den ursprünglichen Zustand darstellen, während die beiden anderen uns höhere Entwicklungsstufen des ursprünglichen Zustandes zeigen. Und es ist nur scheinbar, wenn die äußeren mikroskopischen Untersuchungen nicht genau diesen Tatbestand aufzeigen." (GA 128, 1973, S. 175—6).

Steiner kam also auf Grund seiner geisteswissenschaftlichen Forschung unter Benützung der damals üblichen Bezeichnungen zu einer Feststellung, die als unverständlich liegen blieb. Sie gewinnt heute im Lichte der hier geschilderten Wandlung der Auffassungen durch die spätere embryologische Forschung eine erneute Aktualität.

Die Stellungnahme Rudof Steiners könnte zu der Schlichtung der herrschenden Meinungsverschiedenheiten im Hinblick auf die Interpretation der frühen embryonalen Entwicklungsvorgänge einen wichtigen Beitrag liefern.

Aus alledem geht hervor, daß die Lehre der drei Keimblätter für den Menschen nur eine beschränkte Bedeutung hat. Die Keimblätter sind — schroff ausgedrückt — Spätbildungen, sie sind Ergebnisse vorangegangener sphärischer Wirksamkeit. In ihrer Dreiheit entstammen sie einem einheitlichen Urgewebe, dem „Mesophyl". Das Mesenchym ist nachher das Ursprünglichere und mit ihm das Mesoderm. Es folgt das Amnion mit seinem Wandgewebe, dem Ektoderm. Und der Dottersack mit seiner Entodermwand ist das späteste Gebilde.

Wir gehen noch einen Schritt weiter und sprechen die Auffassung aus, daß die Vorgänge bei den niederen Wirbeltieren nicht wie bisher Ausgangspunkt für das Begreifen der Vorgänge bei den höheren Wirbeltieren und beim Menschen sein können. Im Gegenteil: die während der letzten Jahrzehnte erst genauer bekannt gewordenen frühembryonalen Vorgänge beim Menschen sollten die Grundlage bilden für das Begreifen und die Wertung der embryonalen Entwicklungsprozesse bei den höheren und niederen Wirbeltieren.

Rudolf Steiner würdigte Haeckels großartige Gedanken. Er hob sie aber aus ihrer Einseitigkeit heraus auf eine höhere Ebene (siehe R. Steiner „Haeckel und seine Gegner", 1900 GA 30, und „Haeckel, die Welträtsel und die Theosophie" 1905 GA 34). Die Ausführungen jener Schriften können uns Richtschnur für die Embryologie sein.

Zum Schluß dieses Abschnittes sei auf Wolfgang Schads interessante und wegbereitende Betrachtungen über den dreigliedrigen menschlichen Organismus und über dessen Abwandlungen in der Säugetierwelt hingewiesen, in seinem Buche „Säugetiere und Mensch".

Das Problem der Erblichkeit (zu den Seiten 63 bis 66)

Der Leser, der die Darstellungen des 3. Kapitels und namentlich diejenigen am Anfang des 7. Kapitels entgegennimmt, wird sich die Frage nach der Erblichkeit und deren Rolle bei solchen von der Geisteswissenschaft erforschten Zusammenhängen stellen. Dazu hier einige Hinweise, die nur richtungweisend

sein können und durch eingehenderes Studium des geisteswissenschaftlichen Schrifttums erst ihre Tragfähigkeit bekommen könnten. Die Erblichkeit ist eine Erscheinung, die mit der Evolutionsstufe des Erdplaneten und dessen Naturreichen zusammenhängt. Sie hat einmal einen Anfang genommen und ist eine Begleiterscheinung der allmählichen *Verdichtung des Erdenelementes*, ein Geschehen, das in der lemurischen Zeit bis zu einer gewissen Kulmination gelangte.
Seitdem gibt es im Bereiche der Lebenserscheinungen einen fortlaufenden Strom der Vererbung.
Diese ist natürlich ihrerseits eine Offenbarung geistiger Kräftewirkungen. Die geistigen hierarchischen Mächte, die diese Kräfte in ihr Wesen aufgenommen haben, haben sich „die Erde zum Wohnplatz gewählt", d. h. sie wirken fortan von der Erdensphäre aus auf den Kosmos zurück. Dabei machen sie sich die Erdengesetzmäßigkeiten zu einem eigenen Wesenselemente ihres Wirkens. Sie bilden ein den kosmischen hierarchischen Mächten sich entgegenstellendes, zum Teil geradezu entgegenstemmendes Element der gesamten Weltentwicklung.
Damit die Evolution fortschreiten konnte, wurde während der lemurischen Zeit ein kosmisches Gleichgewicht zwischen zwei Gruppen geistiger Wesenheiten geschaffen, zwischen derjenigen Gruppe, die aus dem kosmischen Umkreis heraus dem Weltenfortgang immer neue Impulse verleihen will, und derjenigen Gruppe, die das Schaffen von verfestigten, fixierten Erdengesetzmäßigkeiten mit fortdauerndem Charakter zu ihrer Wesensart gemacht hat.
Das hatte seine Folgen für *alle* Bereiche des Lebens auf der Erde.
Insoweit die Menschheit diesen Einflüssen unterworfen ist, bilden die Einflüsse der zweitgenannten Gruppe ein dem Menschheitsfortschritt teilweise entgegenstehendes, ihn beeinträchtigendes Element.
Hiermit in Zusammenhang zu sehen sind die ebenfalls seit Lemurien einschneidend gewordenen Erscheinungen von Tod, Geburt und Krankheit innerhalb des Menschengeschlechtes.
Bei jeder Rückkehr aus einer Erdenverkörperung in die geistige Welt findet eine *totale* Trennung der geistig-seelischen Menschenwesen von ihren Erdenleibern statt. Bei jedem Einzug in eine neue Erdenverkörperung müssen dazu innerhalb des fortlaufenden Stromes des Erdenlebens wiederum erneut die Voraussetzungen geschaffen werden.
Man hat es also seit Lemurien im Hinblick auf das Menschengeschlecht mit zwei einander gegenüberstehenden schöpferisch-geistigen Machtoffenbarungen zu tun.
Für die Vorbereitung zur Verkörperung einer Menschenindividualität gibt es demzufolge gegenwärtig *drei* geistige Kräfteströme:
1. das Wirken des Geistkeimes im physischen Keim (Kap. 3)
2. das Wirken der Wesensglieder der Individualität in dem vom Geistkeim schon dazu vorbereiteten Embryo (Kap. 7)
3. der fortlaufende Strom der Vererbung im Erdenbereich des Lebens.
Für jede Verkörperung muß eine Übereinstimmung, ein Ausgleich gesucht und

geschaffen werden zwischen demjenigen was die geistigen Entwicklungsbedingungen der individuellen Menschenwesenheit sind, und demjenigen, was ihr aus dem Erdenlebensstrom der Vererbung zur Verfügung stehen wird.

Die Übereinstimmung wird von den die Menschheit lenkenden Hierarchien in jedem einzelnen Falle *geschaffen.* Sie drückt sich aus in der während langer Zeiträume vor einer bevorstehenden Verkörperung schon entstehenden Beziehung des noch in der geistigen Welt verbleibenden Menschenwesens zu einer bestimmten irdischen menschlichen Generationenfolge. Die Beziehung ist auch in dem jeweiligen individuellen Karma mitbegründet.

*

Das Phänomen der Geschlechtertrennung der Menschheit hat seinen Ursprung in derselben obenerwähnten Zeit der Erdenentwicklung, also in Lemurien. Die Geschlechtertrennung ist ebenfalls eine Begleiterscheinung der Verdichtung des Erdenelementes im Kosmos. Die Bedingungen zur irdischen Fortpflanzung der Leiber konnten in der Folge nicht mehr durch jeweils *einen* Menschenorganismus verwirklicht werden, sondern sie mußten auf jeweils zwei einander ergänzende Lebensorganisationen verteilt werden. Dabei ermöglichten das männliche und das weibliche Lebensprinzip die respektiven Kräftewirkungen für einander stützende und verstärkende geistige Einflüsse aus der göttlich-geistigen Welt.

Dieses bedeutet, daß ein der Individualität entgegenstehender Faktor für seine Erdenverkörperung das *Annehmen* entweder einer männlichen oder einer weiblichen Lebensorganisation sein wird. Im Verlaufe der einander folgenden Erdenleben hat dies das Auftreten von einem jeder einzelnen Menschenwesenheit karmisch angemessenen Rhythmus von männlichen und weiblichen Verkörperungen zur Folge.

Insgesamt *drücken alle hier nur angedeuteten Gesetzmäßigkeiten sich in festgefügte Strukturen der irdischen Leiblichkeit ab.* Es ist den Forschern unseres Jahrhunderts vorbehalten gewesen, diese Strukturen bis in die materiellen Einzelheiten aufgedeckt zu haben (Chromosomen, Gene). Diese Strukturen bilden aber den stofflichen Niederschlag der irdisch-kosmischen geistigen Gesetzmäßigkeiten, welche die Vererbung bedingen und ordnen. Daß es in der Erdplanetenkräftesphäre zu dem heutigen Grad der Verfestigung, ja Verhärtung im Gefüge der Lebenserscheinungen gekommen ist, drückt sich darin aus, daß sich in diesem Bereich die Gesetzmäßigkeiten in Übereinstimmung mit den gedanklich festgefügten Gesetzen der Mathematik bringen lassen. Weiter läßt dieser Tatsachenzusammenhang durchblicken, daß die hier angedeuteten Gesetzmäßigkeiten, welche die Auswirkung einmal erfolgter Geistwirksamkeit sind, *und die in der Stofflichkeit ihre Verankerung haben,* rückwirkend eine entscheidende, mitbestimmende Rolle spielen müssen für die Intentionen der göttlich-geistigen Weltenlenkung.

Es darf aber darauf hingewiesen werden, daß insoweit die hier aufgeführten irdisch-kosmischen Tatsachen *einmal ihren Anfang* hatten, damit schon vorgegeben ist, daß, wenn in einer fernen Zukunft ihr Sinn erfüllt ist, sie wieder in anderen Daseinsformen ihre Erlösung finden werden.

Literatur:
Rudolf Steiner, „Geheimwissenschaft im Umriß", GA 13; „Aus der Akashachronik", GA 11.
Hermann Poppelbaum, „Entwicklung, Vererbung und Abstammung", Dornach 1961.

Über die mitbestimmende Rolle der Zona pellucida bei der Befruchtung
(zu Seite 19)

Die Zona pellucida ist eine kristallklare, lichtdurchlässige, ganz dünne äußere Schicht der weiblichen Eizelle, die um sie herum eine regelmäßige Oberfläche bildet. Sie schließt die innere Sphäre der Eizelle gegenüber der Umgebung ab, und schützt sie gegen äußere Einflüsse (des mütterlichen Organismus).
Sie ist gebildet worden bevor das Ei sich vom Eierstock löst (Follikelsprung) und die Wanderung durch den Eileiter beginnt.
Bis zu der Auflösung der Zona pell., etwa am 5. Tag nach der Befruchtung, wächst der Keim nicht im Umfang: die Zona pell. scheint dieses Wachstum aufzuhalten. Der Gesamtdurchmesser des Keimes bleibt bis zu der Auflösung der Zona pell. auf etwa 0,1 mm begrenzt.
Nach der Auflösung kann der Keim sich in die Gebärmutterschleimhaut einnisten und zu gleicher Zeit zu wachsen beginnen. Die Reifungsteilungen der Eizelle und die Zellteilungen des befruchteten Keimes bis zum Morulastadium sowie die erste Blasenbildung zur Blastocyste finden also innerhalb der festen Begrenzung der Zona pellucida statt.
Nach den Angaben der Weltliteratur (O'Rahilly, 1973) gibt es *zwei* in gut erhaltenem Zustand fixierte menschliche Keime im Blastocystenstadium (Hertig et al. 1954). Das eine Präparat läßt 58 Zellen innerhalb der Zona p. erkennen (Abb. 1), das andere, das 107 Zellen zählen läßt, besitzt keine Zona p. mehr. Dieser zweite Keim stand also kurz vor der Einnistung.

Die Zona pellucida hat erwiesenermaßen zwei Funktionen:
A. Sie wird den Eintritt einer einzigen Samenzelle ermöglichen und den Eintritt von weiteren Samenzellen (Spermien) verhindern; auf diese Weise lenkt sie den Befruchtungsvorgang.
B. Die schon erwähnte Schutzbildung, welche u. a. verhütet, daß eine zu frühe Einnistung stattfindet, so z. B. in die Eileiterwand (Eileiterschwangerschaft).
Sich stützend auf die Erkenntnisse der Geisteswissenschaft kann man aussagen, daß die Zona pell. eine Formung aus dem Kräftegebiet des *Lebensäthers* darstellt.
Dazu ist anzumerken, daß minuziöse Untersuchungen zu dem Ergebnis geführt haben, daß sofort nach dem Eindringen eines Spermiums in die Eisphäre die

Struktur der Zona pell. geändert wird. Sie reagiert also empfindlich auf den inneren Zustand der Eizelle. Man hat diese Beobachtungen an isolierten Eizellen in der Gewebekultur mit künstlicher Besamung machen können (sog. „Keime in der Retorte")

Diese und weitere noch zu beschreibende Befunde können uns zu interessanten neuen Gesichtspunkten führen, die zu weitreichenden Problemstellungen Veranlassung geben können.

Dazu die hier folgenden Ausführungen, die sich auf die Ergebnisse der Chromosomen- und Genforschungen stützen, welche in den letzten Jahrzehnten durchgeführt wurden. Die Kenntnis jener Forschungen muß allerdings für das Verständnis und die Beurteilung dieser Ausführungen vorausgesetzt werden.

*

Die sog. Reifungsteilung (Meiose) der Eizelle findet in zwei Phasen statt. Bei höheren Säugetierarten hat man konstatiert, daß die zweite Phase erst nach dem Eindringen eines Spermiums stattfindet. Ob dies beim Menschen auch der Fall ist, ist nicht gesichert. Wir werden es für unsere Betrachtung als vorläufig gegeben voraussetzen.

Die Meiose geht so vor sich: während der ersten Phase spalten die 46 Chromosomen sich vollständig, aber so, daß die Erbfaktoren auf die zwei „Tochterzellen" umverteilt werden. Es entstehen dadurch aus der Gesamtheit der Erbfaktoren, die in einem konkreten Fall in Frage kommt, 2 ungleiche Erbfaktorenkombinationen. Das geschieht durch Spaltung jedes Chromosomes und Austausch der Teile mit denjenigen seines Partners. Außerdem besteht folgende Möglichkeit: auf Grund von Forschungsergebnissen bei niederen Tieren erwägt man theoretisch, daß durch die Teilungsvorgänge gewisse Gene oder Gen-Gruppen über die jeweiligen Partnerchromosomen umgruppiert werden (crossing-over). *Eine* der beiden Zellen erhält nachher fast alles Plasma und wird fähig ein Spermium aufzunehmen (vorausgesetzt also, daß die zweite Meiose-Phase erst nach der Aufnahme geschieht; die andere Zelle bleibt ganz klein und verbleibt innerhalb der Zona pell. an der Peripherie; man nennt sie Polzelle 1. Ordnung). Infolge dieses Vorganges erhält die reifende Eizelle nach der ersten Phase der Meiose eine bestimmte begrenzte Erbfaktorenkombination aus der Gesamtheit der Möglichkeiten im einzelnen Falle.

Hier taucht eine Frage auf: beruht die Entscheidung, welche der beiden Zellen zur reifenden Eizelle wird und welche zur Polzelle auf Zufall, oder liegt hier eine Auswahl vor? Denn die beiden tragen wie gesagt, ungleiche Erbfaktorenkombinationen. Wir werden weiter unten sehen, wie man zu dieser Frage Stellung nehmen könnte.

Es ist wahrscheinlich zu erachten, daß die qualitativen Eigenschaften einer Erbfaktorenkombination sich auf *alle* Elemente der reifenden Eizelle auswirken werden, also auch auf die Eigenschaften der Zona pellucida. Das könnte bedeuten, daß die Zona pell. nach der ersten Phase der Meiose, den Eigenschaften der Erbfaktorenkombination gemäß, in ihrer Funktionsfähigkeit spezifisch ausgerichtet wäre. Dieses könnte sich z. B. auf die Art der *chemischen Aktivitäten*, die bei der Anziehung der Spermien eine Rolle spielen, auswirken.

Es ist anzunehmen, daß bei folgenden Ovulationen derselben Frau andere im Rahmen der Vererbungsregeln zu bildende Erbfaktorenkombinationen sich in der reifenden Eizelle niederschlagen, mit ihren Folgen für die Qualität der Zelle und ihrer Zona pellucida.

Wir wenden uns den Reifungsvorgängen der Spermien zu. Bei den Reifungsteilungen für die Spermienbildung kommen — anders als bei der weiblichen Eizelle — *alle vier* Geschwisterzellen mit ihrer jeweils halben Chromosomenzahl (23) zur Reifung. *Vier verschiedene* Kombinationen von Erbfaktoren stehen infolgedessen nach den Reifungsteilungen eines Spermienvorstadiums für die Befruchtung zur Verfügung.

Außerdem liefern die Samenzellen durch ihre Chromosomenverteilung die genetische Grundlage für die Geschlechtsbestimmung: Das drückt sich darin aus, daß es nach den Reifungsteilungen unter der halben Anzahl (23) Chromosomen bei jeder einzelnen Samenzelle entweder ein x- oder ein y-Chromosom gibt.

Auch hier ist die Annahme möglich, daß durch die Teilungsvorgänge bei den Reifungsteilungen die Gene über die Chromosomen umgruppiert werden können. Dadurch könnten theoretisch bei anderen Spermien derselben Entleerung weitere Erbfaktorenkombinationen aus derselben verfügbaren Erbmasse entstehen.

Eine Samenentleerung liefert Millionen Spermien. Soll dieses bedeuten, daß zahllose Erbfaktorenkombinationen zur Verfügung kämen? Das ist unwahrscheinlich. Vielmehr ist anzunehmen, daß unter den Millionen Spermien einer Entleerung Gruppenbildung von Spermien mit identischer Erbfaktorenkombination besteht. Dann wäre das Ergebnis, daß es einige — *zumindest vier* — große Gruppen gleichartiger Spermien innerhalb der Masse gäbe, welche jede für sich nur eine bestimmte Erbfaktorenkombination aus der gesamten Erbmasse der betreffenden Person repräsentieren würde. — Es bleibt wieder offen, daß später stattfindende Samenentleerungen andere mögliche Erbfaktoreneingliederungen ihrer Spermiengruppen enthalten können, ähnlich wie wir es bei der Frau andeuteten.

So wäre für eine einzige Samenentleerung anzunehmen, daß darin trotz der Vielzahl der Spermien eine gewisse Ordnung aufzudecken wäre in dem Sinne, daß die Spermienmasse sich in eine beschränkte Anzahl von Gruppen aufgliedern ließe. Und jede Gruppe würde eine bestimmte Erbfaktorenkombination repräsentieren.

Auch hierbei ist es plausibel, daß die Qualität der jedem einzelnen Spermium verliehenen Erbfaktorenkombination alle Eigenschaften dieses Spermiums bestimmt, und dadurch z. B. *seine chemische Aktivität* spezifisch prägt. So daß die massenhaften Exemplare aus einer großen gleichartigen Gruppe gleiches chemisches Verhalten zeigen würden.

Wenn eine Befruchtung geschieht, läßt die Zona pell. der reifenden Eizelle nur eine einzige Samenzelle zu sich heran und weiter in das Innere der Eizelle eindringen.

Es ist über die Einflüsse, die die Spermien zu den reifen Eizellen hinführen, einiges bekannt geworden an Hand von Untersuchungen bei Meerestieren. Man fand chemische Wirkstoffe die von den Eizellen, und solche die von den Spermien freigesetzt werden. Also könnten durch Phänomene die für die Chemie charakteristisch sind, wie Anziehung und Abstoßung sowie Verbinden und Lösen von Stoffen, die gegenseitigen Beziehungen der weiblichen und der männlichen Anteile bei der Befruchtung geregelt werden! Das ist vom Standpunkt der Geisteswissenschaft sehr interessant. Hier wäre der *chemische Äther* der Vermittler dieser Vorgänge. Man kann das Ergebnis der bisherigen Darstellung folgendermaßen interpretieren:

Die Zona pellucida als Träger einer ganz bestimmten Qualität der Eizelle, die durch eine gegebene Erbfaktorenkombination weiblicherseits spezifisch wirksam werden kann, könnte eine daraus hervorgehende ebenso spezifische chemische Aktivität ausüben. Ein Ähnliches ließe sich von den Spermien sagen, innerhalb einer Gruppe gleichartig, für verschiedene Gruppen verschiedenartig.

Dadurch könnte eine gezielte Anziehungs- oder Abstoßungsaktivität für die bevorstehende Befruchtung in jedem einzelnen Fall vorgegeben werden.

Infolgedessen könnte ein Spermium einer bestimmten Gruppe in Beziehung zu der gegebenen Eizelle bevorzugt werden.

Dadurch könnte außerdem aus der bevorzugten Gruppe entweder eine Samenzelle mit einem y-Chromosom oder eine Samenzelle mit einem x-Chromosom bevorzugt werden. Dieses hätte zur Folge, daß damit in einem bestimmten Fall einer bevorstehenden Befruchtung eine Bevorzugung des männlichen oder des weiblichen Geschlechts für den Keim vorgegeben sein könnte.

Die oben formulierte, auf einen anderen Vorgang bezogene Frage drängt sich hier nämlich wieder auf: bestimmt der Zufall die „Wahl" eines einzigen bevorzugten Spermiums zum Eindringen in die Sphäre der reifenden Eizelle, und damit die endgültige Verflechtung der Erbfaktorenkombinationen mütterlicher- und väterlicherseits?

Oder gibt es eine Instanz, die hier bestimmend wirken kann, indem sie erstens die qualitativen Eigenschaften der Zona pell. ihrem Wesen gemäß prägt, und zweitens den Charakter der chemisch anziehenden und abstoßenden Kräfte von sowohl Zona pell. als von Spermien solcherart vorbestimmt, daß dadurch die Wahl einer bestimmten Spermiengruppe und dadurch eines Exemplares aus der Gruppe von vornherein festgelegt wird?

Anders ausgedrückt: ist es denkbar, daß nicht nur nach Zufallskriterien (die dann bloß mathematisch definierbar wären) die Kombination der Erbfaktoren des weiblichen und des männlichen Anteiles bei der Befruchtung zustandekommt, sondern daß hierbei eine qualitativ bedingte Wahl vorliegt?

Wir lassen die Frage noch einen Augenblick offen.

Denn es soll noch erwähnt werden, daß entsprechend einiger Beobachtungen angenommen wird, daß die 2. Phase der Meiose der weiblichen Eizelle erst nach dem Eintritt des Spermiums vollzogen wird.

Dabei vollzieht sich die Reduktionsteilung der Chromosomen, d. h. jede Geschwisterzelle 2. Ordnung erhält 23 Chromosomen; sie sind im Hinblick auf deren Erbfaktorenbestückung wieder verschieden. Nur eine der beiden wird zur gereiften Eizelle, die andere wird zur Polzelle 2. Ordnung.

Könnte es vielleicht sein, daß die Erbqualität des eingetretenen Spermiums die Entscheidung mitbestimmt? Oder wirkt hier wieder nur der Zufall? Wieder dieselbe Frage, jetzt aber mit gleichsam umgekehrten Vorzeichen: einmal die Zona pell. bestimmend, das andere Mal das Spermium bestimmend.

Dreimal tauchte in dieser Darlegung die Fragestellung: Zufall oder gezielte Lenkung auf. Das erste Mal im Hinblick auf die Eizelle und ihren Einfluß auf die Struktur der Zona pell.; das zweite Mal im Hinblick auf die gegenseitige Beeinflussung von Zona pell. und Spermien; das dritte Mal im Hinblick auf den möglichen bestimmenden Einfluß des Spermiums auf den Verlauf der zweiten Reifungsteilung der Eizelle, d. h. auf die Entscheidung, was zur Polzelle 2. Ordnung, was zur gereiften Eizelle wird. Beim ersten Mal hätte man einen führenden Einfluß durch die Eizelle, das 2. Mal eine Gegenseitigkeit zwischen Eizelle und Spermium, das 3. Mal einen möglichen führenden Einfluß durch das Spermium zu verzeichnen.

Soll alle drei Male der Zufall regieren — hinsichtlich der endgültigen Zusammenstellung der Erbfaktoren aus den Erbfaktorenkombinationen mütterlicher- und väterlicherseits?

Wenn die bisher beschriebenen, zum Teil gesicherten Tatsachen der Reifungs- und Befruchtungsvorgänge aber nicht nach den Zufallsgesetzen der Mathematik verlaufen, welche Instanz wäre es wohl, die eine Rolle spielen könnte bei der Zuordnung der Erbfaktorenkombinationen sowohl der weiblichen Eizelle wie der Spermien?

Eine Aufgabe dieser Schrift ist, auszuarbeiten, wie die materiellen Vorgänge im Menschenwesen Offenbarungen von geistigen Kräftewirkungen sind. In den Kapiteln 3 und 7 wurde dazu für das Gebiet der Embryologie eine Grundlage gelegt.

Wir könnten die Möglichkeit erwägen, daß der Geistkeim, der die Vereinigung der geistig-seelischen Wesenheit des Menschen mit seinem physischen Keim während der ersten drei Embryonalwochen vorzubereiten hat (Kap. 3), einen bestimmenden Einfluß auf den Verlauf der Reifungsteilungen weiblicher- und männlicherseits hat, sich dabei des Lebensäthers bedient, und daß er auf den eigentlichen Befruchtungsvorgang ebenfalls bestimmend wirkt und sich dabei des chemischen Äthers bedient.

Denn der Geistkeim ist eine Kräftestruktur. Er ist als solcher Werkzeug von geistig Wesenhaftem. Dieses geistig Wesenhafte macht die Wesensart der zur

Verkörperung strebenden Menschenindividualität aus. Sie legt die Bedingungen fest, worunter sich die Verkörperung wird verwirklichen können. Sie setzt sich mit den vorgegebenen Gesetzmäßigkeiten der Erblichkeit auseinander. Die Mittel für die Auseinandersetzung sind diejenigen, die in dieser Beschreibung als Strukturgegebenheiten und als chemische Gegebenheiten der Zona pellucida und der Spermien dargestellt wurden.

*

Man könnte nun die geisteswissenschaftlichen Aspekte dieser Ausführungen erweitern und vertiefen. Man könnte sie im Zusammenhang mit den S. 146 f. nur angedeuteten Gesichtspunkten im Hinblick auf die Erblichkeit betrachten. Das daraus Gewonnene wäre mit den Anschauungen in Beziehung zu bringen, die in den Kap. 3 und 7 dieses Buches entwickelt wurden.

Dann würde man manchen Erfahrungstatsachen des heutigen Alltags und den daraus sich ergebenden Problemen anders entgegentreten können. Das Handeln könnte eine individuellere Urteilsgrundlage erhalten, die weniger leicht von augenblicklichen modischen Aspekten der öffentlichen Meinung zu beeinflussen wäre.

Der Rahmen dieser Schrift gebietet, daß wir auf dieses Vorgehen verzichten. Es sei hier nur an Hand von einigen wenigen Beispielen angedeutet, auf welche Weise die Auseinandersetzung mit den Problemen des praktischen Lebens der Gegenwart durch solche Gesichtspunkte belebt werden könnte:

1. Nicht jede Konzeption führt zu einer Befruchtung und in der Folge zu einer Schwangerschaft.

Ein Ehepaar das sich Kinder ersehnt, kann jahrelang kinderlos bleiben und schließlich resignieren. Plötzlich meldet sich doch ein Kind, oft dann, wenn die Hoffnung schon ganz aufgegeben wurde. Hier ist zu vermuten, daß geistige Faktoren im Spiel sind, die zu dem viel späteren Geburtsjahr der Individualität bei diesem Elternpaar Veranlassung geben, dahingehend, daß sich im anschließenden Erdenleben des nun aufwachsenden Menschen Lebenssituationen und Begegnungen anspinnen sollen, die zur früheren Zeit nicht hätten stattfinden können. Auch die biografische Bedeutung der Altersphase der Eltern, bei denen das Kind schließlich Einzug hält, könnte eventuell von mitbestimmender Bedeutung sein.

2. Nicht jede Befruchtung führt zu der Geburt eines lebensfähigen Kindes.

Früher gab es im Volke eine Faustregel, die besagte, daß nur jede vierte Empfängnis zu einer Kindesgeburt führe. Die anderen dreiviertel würden als Fehlgeburten während der ersten Schwangerschaftsmonate — mit einer gewissen Grenze im dritten Monat — vorzeitig beendet werden. Darunter würden viele solcher Fehlgeburten nicht einmal als solche bewertet, weil sie so früh einträten, daß sie den monatlichen Zyklus kaum spürbar verspätet auftreten ließen.

Was wäre der Sinn solcher angefangenen und früh wieder abgebrochenen Inkarnationswege? Die Geisteswissenschaft findet darauf Antworten aus übersinnlichen Beobachtungen. Sie gehen in die Richtung, daß es menschliche Individualitäten gibt, die auf Grund des Karmas des vorigen Erdenlebens eine das Schicksalsergebnis ergänzende Erfahrung *brauchen,* die darin besteht, daß die Individualität ihre ganze Kraft ausschließlich auf das Aufbauen eines physischen Körpers in seinen ersten Stadien verwenden soll. Die Früchte dieser Erfahrung, die als ein Kräfte-Sammeln, als eine erhöhte Leib-Bildefähigkeit bezeichnet werden können, ermöglichen einen verhältnismäßig bald darauffolgenden Gang zu einem erneuerten Aufbau einer diesmal harmonischeren oder widerstandsfähigeren Körperlichkeit, welcher der Individualität das schicksalsgemäße Eintreten in ein Erdenleben nun gestattet. Dies ist aber wieder nur *eines* der Ergebnisse der Geistesforschung. Wichtig ist dabei zu beachten, daß derlei Erwägungen keinen spekulativen Charakter haben, sondern sich auf die Erforschung konkreter Schicksale in bestimmten Fällen stützen, wovon Rudolf Steiner Mitteilung machen konnte.

3. Die chaotischen Verhältnisse der heutigen Zeit erschweren den schicksalsgemäßen Eintritt in das Erdenleben:

Zahllose Individualitäten müssen infolge der Kulturerscheinung der „Familienplanung" (= Empfängnisverhütung[1]) den Weg zum Erdenleben „anderswo suchen, damit dieses dennoch ein zeitgenössisches werde. Das individuelle Karma wird infolgedessen aber jeweils wesentlich abgeändert, wie abgebogen; dieses wird im folgenden nachtodlichen Leben seinen karmischen Ausgleich finden müssen.

In diesem Zusammenhang könnte ein Licht auf jene andere Erfahrungstatsache fallen, die besagt, daß so beunruhigend viele Kinder während der beiden letzten Jahrzehnte die Erscheinung des „POS", d. h. des psycho-organischen Syndromes zeigen.

4. Die sogenannte Bevölkerungsexplosion — die in Wahrheit gar keine ist: dergleichen hat sich in der Menschheitsgeschichte mehrmals ereignet und wurde von bevölkerungsarmen Epochen abgelöst — bietet kein Argument gegen die in diesem Buche entwickelten Anschauungen.

Wir leben in einem Zeitalter, in dem eine sehr große Anzahl Seelen, die bisher keine Zeitgenossen miteinander waren, diesmal zu einem gemeinsamen Erdendasein drängen, weil es im Ganzen der Weltenlenkung gegeben ist, daß das Erdenmenschheitsschicksal der heutigen Zeit von jenen vielen Menschenseelen als gemeinsames Schicksal innerhalb der irdischen Daseinsform erfahren werde.

5. Die Problematik der heutigen Abtreibungspraxis bekommt durch die Ausführungen dieser Schrift eine neue Dimension. Es war dem Verfasser ein Anliegen, auch für diesen Bereich zu einer Vertiefung der Erkenntnis- und Urteilsfähigkeit einiges beizutragen.

---

[1]) Siehe zu diesem Problemkreis: W. Hassauer, „Empfängnisregelung und menschliche Freiheit". Merkbl. Soz. Hyg. 32. Bad Liebenzell o. J.

Es muß dem daran interessierten Leser überlassen bleiben, sich in dieser Hinsicht eigene weitere Gedanken zu machen, und sich dazu an die in diesem Werke vertretene moderne Geisteswissenschaft zu wenden.

Die Verbindung zwischen Amnion und Dottersack (zu Seite 69)

Zwei Stellen gibt es, wo zunächst am Keimschild, gleich nachher (4. Woche) im eben gebildeten Embryonalkörper Ektoderm und Entoderm unmittelbar angrenzen. Es sind die Stellen, wo die Mundöffnung und die Kloakalöffnung entstehen werden. Die Mundöffnung entsteht schon während der 4. Woche.
Dadurch ist ein unmittelbarer Zusammenhang zwischen Amnionhöhle und Darmrohr (somit auch Dottersackhöhle) gegeben. Das Amnionwasser kann in das Darmrohr hineinströmen — oder wie man es grob ausdrückt: „Der Embryo trinkt Amnionwasser". Es ist nun interessant, daß schon im Keimscheibenstadium eine Verbindung zwischen Amnion und Dottersack besteht. Kurz nach der Bildung des Dottersacks — nach dem 14. Tag — entsteht nämlich kopfwärts vom Primitivstreifen, in der Chorda dorsalis, vom Amnion her eine Vertiefung, die zu einem Rohr wird, das in die Dottersackwand durchbricht. Es wird also eine Art Kanal gebildet. Man nennt ihn Canalis neurentericus. Demzufolge ist eine unmittelbare Kommunikation von Amnionwasser mit Dottersackinhalt zustandegekommen (Abb. 8 A).
Es ist bemerkenswert, daß dieser Kanal nur kurz existiert. Kann es sein, daß die Funktion des Can. neurentericus gleich nachher in der 4. Woche dem „Urmund des Embryos" übertragen wird? Und wozu diese Beziehung des Amnionwassers mit dem Darmrohr bzw. mit dem Dottersack?
Wenn jemand ein Gefäß töpfern will, so betätigt er seine beiden Hände so, daß die *Finger* die Masse von außen bearbeiten, die *Daumen* aber den inneren Hohlraum ausplastizieren. Im Zusammenspiel der Daumen mit den Fingern entsteht das geformte hohle Gefäß. Im Zusammenspiel der Finger und Daumen beider Hände betätigt sich das plastizierende Vermögen des Töpfers.
Für den Embryo ist das Amnion der Plastiker. Es formt mit unsichtbaren Fingern die äußere Gestalt (die Hautbegrenzung). Es formt „mit den Daumen" vom Innenraum des Darmrohres her, im Hohlraum also, und es wirkt von innen her der von außen wirkenden plastizierenden Kraft entgegen. Im Zusammenspiel der beiden Kräfterichtungen entstehen so die inneren und äußeren Körperformen, die Organe. Das *Amnionwasser*, das den Körper ganz umgibt, und das durch den Urmund, später durch den Mund in den sich bildenden Körper hineinströmen kann, vergegenwärtigt die Hände mit den Fingern und den Daumen des Plastikers am Embryo.
Bei Tieren ohne Amnion, das sind Tiere welche ihre Eier ins offene Wasser ablegen, sieht man, nachdem durch Zellteilungen aus dem Eikeim ein Zellenklumpen geworden ist, durch einfache Einstülpung einen Becher entstehen.

Hier vollzieht sich, was man immer als Gastrulation bezeichnet hat (siehe S. 143). Man hat auch hier das Prinzip des Töpferns vor sich. Aber wer ist der Töpfer? Und was sind seine Hände? Ohne Zweifel ist das umgebende Wasser das Mittel, womit der unsichtbare Töpfer seine Arbeit verrichtet.
Mit dem Auftreten des Landlebens im Verlauf der Evolution wird das Werkzeug zum Plastizieren, das „Lebenswasser", in den Organismus hineingenommen. Es verteilt sich über die Embryonalhüllen. Das Amnion ist dabei das führende Prinzip bei der plastischen Tätigkeit am werdenden Körper.
So scheint es uns folgerichtig, daß die Bildung des Canalis neurentericus von vielen Embryologen als das Analogon zur Gastrulation betrachtet wird.
Wenn bald vom Dottersack her das Darmrohr gebildet worden ist, bemächtigt das Amnion sich dieses Hohlraumes, um seine plastizierende Tätigkeit von dort aus zu vervollständigen. Das tut es, indem der Urmund durch den Durchbruch entsteht, da kann das Amnionwasser hineinströmen.
Was für die Beziehung Amnion-Dottersack beschrieben ist, könnte man für die Beziehung Amnion-Allantois auf ähnliche Weise beschreiben. Die Allantois wird im Innern des Embryos zur Urinblase und zu den Harnabführenden Organen gebildet. Da hat man es ebenfalls mit einer von innen her geschehenden plastizierenden Tätigkeit zu tun.
Amnionwasser strömt durch den Darm, es belebt das Blut des Embryos mit gestaltender Kraft. Dieses Blut scheidet in die Nierenanlagen Amnionwasser ab. Amnionwasser strömt auch durch den Darm in die Allantois. Im Gebiet der Nieren und der harnführenden Organe hat man demzufolge eine Entsprechung dessen, was im Darmhohlraum von innen her an plastizierender Tätigkeit vorgeht.
Diese Darstellung ist außerdem ein Versuch, an Hand eines Beispiels zu erläutern, wie man sich das Amnion als „physisches Korrelat des Ätherleibes" vorstellen kann.

Zur Polarität des Nerven- und des Verdauungssystems (zu Seite 90)

Die Polarität der beiden Organsysteme läßt sich an den mannigfaltigsten Phänomenen, die sich auf die beiden beziehen, darstellen. Man kann sie sowohl an den embryonalen Vorgängen, wie an den definitiven Strukturen und an den späteren Funktionen ablesen. Aus der Vielfalt der Phänomene seien hier nur einige hervorgehoben.
Die Neuralrinne schließt sich zuerst in der Mitte zum Neuralrohr, zuletzt am Kopf- und am Steißende.
Das Darmrohr formt zuerst den Kopf- und den Enddarm. Zuletzt wird auch in der Mitte die Trennung vom Dottersackgang und damit vom Dottersack vollzogen.

Der Zentralkanal des Neuralrohres wird im Verlauf der Embryonalzeit zu dem engen Rückenmarkskanal und dem System der Hirnkammern. Dieses innere Raumsystem, mit Cerebrospinalflüssigkeit gefüllt, dient der Eigenfunktion des Nervensystems. Der Teil des Gehirnwassers, der das Zentralnervensystem umspült, bildet mit dem inneren Raumsystem eine funktionelle Einheit. Der Charakter dieser Flüssigkeit (sie ist als Metamorphose des Amnionwassers aufzufassen) ist dadurch bestimmt, daß ihre stoffliche Zusammensetzung sehr konstant ist, und daß sie im extremen Maße von der „Außenwelt" abgeschlossen sein muß. Das ganze Raumsystem bleibt relativ eng.

Der Darmkanal wird der Nahrungsaufnahme und der Verdauung dienen. Er wird stets der Außenwelt aufgeschlossen sein. Sein Innenraum wird relativ weit sein (Magen, Dickdarm). Sein Inhalt wird „sich verwandelnde Außenwelt" sein, ständig ein Gebiet der stofflichen und funktionellen Auseinandersetzung zwischen innen und außen.

Die ursprüngliche Neuralrohrwand bekommt im Verlauf der Embryonalentwicklung eine äußerst kompliziert differenzierte Struktur. Sie wächst zum Gehirn- und Rückenmarksgewebe aus. Sie wird kompakt und dick. Die Ausdehnung der Gehirn- und Rückenmarksubstanz überwiegt weitaus über diejenige des Zentralkanals.

Die Wand des Darmrohres wird eine dünne Schleimhaut bleiben, die in den verschiedenen Abschnitten des Darmkanals zu der Bildung verschiedenartiger Drüsen beitragen wird.

Die Sprossen des Zentralnervensystems, die Nervenfaserbündel sind kompakte Stränge. Sie bilden teils lange Bahnen durch den ganzen Körper zu den peripheren Organen.

Die Sprossen des Darmkanals bilden hohle Gänge, relativ kurz, welche sich zusammen mit dem umgebenden Mesenchym zu den Verdauungsdrüsen entwickeln. Ihr Inhalt wird aus den Drüsenabsonderungen bestehen, die immer wieder in eine Auseinandersetzung mit dem Ernährungsstrom treten werden, und demgemäß ihre Zusammensetzung den jeweiligen Anforderungen anpassen.

Das Zentralnervensystem bildet mit seinen zahllosen Sprossen, den Nerven, die zu allen Organen des Leibes hinführen, ein einheitliches Organ, das alle anderen Organfunktionen zusammenfaßt. Es ist, wie Rudolf Steiner es ausdrückte, ein „synthetisches System", es ist „der große Zusammenfasser".[1]

Der Darmkanal bildet mit seinen hohlen Sprossen eine Reihe mehr oder weniger selbständiger Organe, die Drüsen, deren Wirksamkeit durch Nerv und Blut aufeinander abgestimmt werden muß. Der Darmkanal, als Element des gesamten Stoffwechsel-Gliedmaßensystems, ist ein „analytisches System".[1]

---

[1] Rudolf Steiner, „Heilpädagogischer Kursus" GA 317.

Lungen und Erdenleben (zu Seite 96)

Von einer Atmung kann man im Embryonalstadium des Menschen nicht sprechen. Durch das Chorion, später durch die Plazenta, vollzieht sich ein kontinuierlicher Gasaustausch. Es gibt kein rhythmisches Geschehen, wie etwa ein abwechselndes Aufnehmen und wieder Abgeben von Gasförmigem im Stoffwechsel des Embryos.
Die Lungen werden im vorgeburtlichen Dasein für den Atmungsprozeß veranlagt. Dieser setzt bei der Geburt urplötzlich ein.
Die Lungen sind anatomisch betrachtet Drüsen. Sie entstehen — wie die meisten Drüsen — aus einem Sproß des Urdarmes in das umgebende Mesenchym (Abb. 21, 28). Zunächst sproßt die Luftröhrenanlage hinaus, dessen Ende verzweigt sich, die Endknospen der beiden Sprossen werden zu den Lungenanlagen. Auf diese Weise entstehen z. B. auch die Speicheldrüsen und die Bauchspeicheldrüse. Die Lungen sind aber als Drüsen betrachtet, was ihre Funktion anbelangt, ganz einzigartig.
Sonst produzieren Drüsen Flüssigkeiten. Sie nehmen Stoffe aus dem Blut auf und bilden ein spezifisches Drüsensekret. Das abgesonderte Sekret sammelt sich in den Drüsengängen. Die Ausscheidung kann stoßweise geschehen, wie z. B. bei den Speicheldrüsen und bei der Gallenblase.
Auch kann die Sekretabscheidung ins Blut hinein geschehen wie bei den Hormondrüsen (Schilddrüse, Nebennieren. Hypophyse). Die Schweißdrüsen scheiden ihr Produkt in die Außenwelt aus. Ganz anders geht es bei den Lungen vor sich. Diese haben keine eigene Drüsensaft-Produktion. Im Gegenteil, sobald es dazu kommt, ist der Mensch krank (wie bei Bronchitis und Lungenentzündung: da „verschleimen" die Lungen).
Wie sind denn die Lungen beschaffen?
Im embryonalen Dasein enthalten sie etwas Amnionflüssigkeit. Die Lungenbläschen und die Luftwege sind also dauernd mit Feuchtigkeit ausgefüllt. Die inneren Wände verkleben nicht. Was geschieht aber beim ersten Atemzug während der Geburt? Nun werden sie plötzlich mit Luft erfüllt.
Von da an ist zeitlebens ihr Inhalt nicht Flüssigkeit sondern Luft. Dabei sind die Lungen vollkommen „selbstlose" Drüsen. Sie nehmen die zur Verfügung stehende Luft auf. Die atmosphärische Luft tritt in eine unmittelbare Beziehung zu dem Lungenblut. Die hauchdünnen Wände der Lungenbläschen sind dabei voller uneingeschränkter Hingabe. Nichts „Eigenwilliges" von seiten der Lungen ist dabei im Spiel.
Es vollzieht sich ein Hin und Her zwischen atmosphärischer Luft und Blut, ein rhythmisches Aufnehmen von Gasförmigem ins Blut (Einatmung), und Abgeben von Gasförmigem aus dem Blut an die Ausatmungsluft. Der Stoffstrom hat also nicht wie bei anderen Drüsen *eine* Richtung, sondern es geschieht ein ... Atmen, ein und aus, ein und aus.

Das Element der Lungen ist das Gasförmige. Alle anderen Drüsen haben als ihr Element Flüssiges.

Man kann ahnen, welche Revolution geschah, als während der kosmischen Evolution das Leben mit dem Erdenelement vorbereitet wurde, anders ausgedrückt: als das Landleben begann. Das war die Folge der Verdichtung der Erde zum Festen hin und der damit verknüpften Trennung des Luft- und Wasserelementes, hervorgehend aus einem vorherigen einheitlicheren Element (S. 40). Bei der Geburt wird der physische Leib, der bis dahin in das Element des Amnion-Fruchtwassers gehüllt war, dem Erdenelement übergeben. Er kommt damit „an die Luft".

Er nimmt plötzlich die Erdenluft in sich hinein — nicht wie bisher in Flüssigkeit gelöste Gase. Die Luft erfüllt als solche die Lungen. Das Blut kann unmittelbar mit Sauerstoff angereichert werden und unmittelbar sein Übermaß an Kohlensäure abgeben. Denn das Wunder geschieht während der Geburt, daß die Lungen auf einmal ihre völlig selbstlose Aufgabe übernehmen können, fürs ganze Leben.

Wenn der Mensch stirbt füllen sich die Lungen im Sterbevorgang mit Flüssigkeit, das aus dem Blut austritt. Er haucht den letzten Atem aus.

Während der Geburt macht der minimale Gehalt an Amnionwasser in Lungen und Luftwegen der atmosphärischen Luft Platz: Der Astralleib verdrängt das Korrelat des Ätherleibes (Kap. 7) und bemächtigt sich ganz dieser einzigartigen Drüsen. Sie sind eigens für diese Funktion geschaffen worden. Das geschah während der lemurischen Zeit der Evolution.

Heutzutage kann man diesen gewaltigen Übergang noch erleben, wenn man beobachtet, wie die zu Fröschen metamorphosierten Kaulquappen unbedingt ans Land steigen müssen, sonst ertrinken sie. Die Kaulquappen sind zu lungenatmenden Wesen umgestaltet worden, sobald sie Frösche geworden sind.

Beim menschlichen Embryo erfüllt die Plazenta die Funktion der Kiemen bei den Wassertieren, bei den Sauropsiden — Vögeln und Reptilien — die Allantois. —

Zu weltanschaulichen Fragen (zu Seite 136)

Der Materialist sagt: Nur was sinnlich beobachtbar ist — und was heuzutage vielfach durch Instrumentalhilfen verstärkt zur Wahrnehmung gelangen kann — und was von einem sich an die Tatsachen haltenden kombinierenden Verstande erfaßt wird — ist wirklich. Alles andere ist Ideologie.

Somit wären die Ausgangspunkte, die Hintergründe dieses Buches und damit das Ganze in das Reich der Ideologien verwiesen.

Der Materialist muß sich aber die Erwiderung gefallen lassen, daß seine Weltauffassung ebenfalls Ideologie ist. „Wenn meine Ideologie überhaupt eine sein sollte", so antwortet der Materialist, „sie schafft auf jeden Fall Wirklichkeiten, sie schafft den Triumph des menschlichen zivilisatorischen Fortschrittes. Also ist sie mehr als nur Ideologie."

Hier verbirgt sich ein verhängnisvoller Irrtum. Es liegt im Wesen der Ideenwelt, daß sie Wirklichkeiten schafft. Die Ideen des Materialismus bilden davon keine Ausnahme. Indem aber *ihr ideeller Ursprung geleugnet wird*, wird bei deren Verwirklichung nicht die Überlegung angestellt, wie sie zu einem Bestandteil des ganzen Weltzusammenhanges werden.

Es werden im Zeitalter des Materialismus Wirklichkeiten geschaffen, die im Weltganzen isoliert auftreten und die es durcheinander bringen. Das kann man in diesem Jahrhundert auf Schritt und Tritt feststellen.

Geht man hingegen vom Primat des Geistes aus, so kann man diese Weltauffassung auch zur Lebenspraxis ausgestalten. Dann stellt sich bei jeder Konzeption einer Idee die Frage: Wie gliedert sich eine vom Menschen aktualisierte Idee — wie auch diejenige des Materialismus — in das Weltganze ein?

Und man entdeckt: Der Materialismus ist *wahr*, insoweit er auf den ihm wesensgemäßen Teil des Weltganzen bezogen wird, auf die gewordene Welt, dort wo die Ideenwirksamkeit sich in der Wirklichkeit erschöpft hat.

In der Welt des Werdenden aber, dort wo die Ideen noch unmittelbar schaffend wirksam sind, kann der Materialismus nicht maßgebend sein. Dort muß der Goetheanismus als das angemessene Erkenntnisinstrument wirksam auftreten.

Solche Überlegungen können zur Standortbestimmung im Hinblick auf Ereignisse der allerletzten Zeit einen Beitrag liefern.

Die gelungenen Experimente mit Befruchtung „in der Retorte", mit der „Züchtung" eines Menschenkeimes von einem ersten Stadium bis zur Blastocyste außerhalb eines Mutterschoßes mit der anschließend erfolgten künstlichen Implantierung der Blastocyste in die Gebärmutterschleimhaut, können den Ausführungen in diesem Buche entgegengehalten werden. Man wäre versucht zu sagen: Also stimmt das alles doch nicht, was der Verfasser behauptet hat.

Umgekehrt aber können die Ausführungen dieses Buches solchen gelungenen künstlichen Nachahmungen der frühesten Embryonalstadien entgegengehalten werden. Es wäre möglich, auf diese Weise zu einer *Wertung* solcher Vorgänge, die von menschlicher Willkür mitgeprägt worden sind, zu gelangen. Was *wird* aus solchen künstlich erzwungenen frühembryonalen Entwicklungsgeschehnissen? Wes Geistes wird das geistig-seelische Wesen sein, das sich mit einem auf solche Art vorbereiteten Körper verbindet, und mit der Geburt darin Einzug hält?

Literatur:
„Kinder aus der Retorte", „Titel". Der Spiegel, 31. Juli 1978, Seite 124 ff.
Wolfgang Cyran, „Das Kind aus der Retorte: erzeugt, nicht gezeugt". Zeitschrift „Ärztliche Praxis", 12. 8. 1978, Leitartikel.

Literatur

Adams G., O. Whicher: The Plant between Sun and Earth. Clent, Stourbridge 1952
Appenzeller K.: Die Genesis im Lichte der menschlichen Embryonalentwicklung. Basel 1976
Blechschmidt E.: Vom Ei zum Embryo. Stuttgart 1970
—: Der menschliche Embryo. Dokumentationen zur kinetischen Anatomie. Stuttgart 1963
Clauser G.: Die vorgeburtliche Enstehung der Sprache als anthropologisches Problem. Stuttgart 1971
Dawes G. S.: The Course of the Circulation in the Newborn Infant. Triangel III, 7 Basel 1958
Hamilton W. J., Boyd & H. W. Mossman: Human Embryology. London 1972
Hassauer W.: Empfängnisregelung und menschliche Freiheit. Merkbl. Soz. Hyg. 32. Bad Liebenzell o. J.
Hemleben J.: Jenseits. Hamburg 1974
Husemann G. und F.: Der hydraulische Widder und die Herz-Funktion Beitr. Erw. Heilk. 27,4 Stuttgart 1974
König K.: Versuch einer Darstellung der jüngsten menschlichen Embryonalentwicklung, in ihrer Beziehung zur Erdgeschichte und den ätherischen Bildekräften nebst grundsätzliche Bemerkungen über Ontogenie und Phylogenie des Menschen und der Tiere. Gäa Sophia II Dornach 1927
—: Einige geisteswissenschaftliche Betrachtungen über die Eihüllen und die erste Anlage des Menschen. Natura I, 10/11 Dornach 1927
—: Über die Grundkräfte, welche den menschlichen Embryo gestalten. Natura II, 3/4 Dornach 1927
—: Der Ursprung des Menschen in seiner Beziehung zur menschlichen Embryonalzeit. Natura III, 1/2 Dornach 1928
—: Das logogenetische Grundgesetz. Natura III, 6/7 Dornach 1928
—: Embryologie und Weltentstehung. Freiburg 1967
Manteuffel-Szoege L.: Über die Bewegung des Blutes. Stuttgart 1977
Mees L. F. C.: De aangeklede Engel. Zeist 1975
Poppelbaum H.: Entwicklung, Vererbung und Abstammung. Dornach 1961
Portmann A.: Zoologie und das neue Bild des Menschen. Hamburg 1958
O'Rahilly R.: Development Stages in Human Embryos. Part A. Embryos of the First Three Weeks (Stages 1—9). Carnegie Institution of Washington 1973
Rohen A.: Skizzenhafter Grundriß einer anthroposophischen Embryologie. Beitr. Erw. Heilk. 27,5 Stuttgart 1974
—: Zur Phylogenie und Morphologie des Herzkreislaufsystems. Beitr. Erw. Heilk. 31,4 Stuttgart 1978
Schad W.: Säugetiere und Mensch. Stuttgart 1971
—: Dynamische Morphologie von Herz und Kreislauf. Weleda Korr. Ärzte Schwäb. Gmünd 1977
Schwenk Th.: Das sensible Chaos. Stuttgart 1962.
Seaman B.: The Doctors' Case against the Pill. New York 1969.
Starck D.: Embryologie. Ein Lehrbuch auf allgemeiner biologischer Grundlage. Stuttgart 1965
Steiner Rudolf: unten gesondert aufgeführt.
Wagner F., W. Heitler, A. Portmann u. a.: Menschenzüchtung. Das Problem der genetischen Manipulation des Menschen. München 1969
Whicher O.: Projektive Geometrie. Stuttgart 1970

Rudolf Steiner: Auswahl aus dem Gesamtwerk

GA = Rudolf-Steiner-Gesamtausgabe, Dornach. Die Zahlen beziehen sich auf die Nummerierung der Bibliographie.

Schriften:
Theosophie. GA 9
Aus der Akasha-Chronik. GA 11
Die Geheimwissenschaft im Umriß. GA 13
Von Seelenrätseln. GA 21
Kosmologie, Religion und Philosophie. GA 25
Haeckel und seine Gegner. GA 30
Haeckel, die Welträtsel und die Theosophie. GA 34

Vorträge:
A. Vom Geistkeim handelnd:
1. Vor dem Tore der Theosophie. Stuttgart 1906. GA 95. (4. u. 5. Vortrag, 25. u. 26. August)
2. Die Theosophie des Rosenkreuzers. München 1907. GA 99. (5. Vortrag, 29. Mai)
3. Theosophie und Okkultismus des Rosenkreuzers. Budapest 1909. (5. Vortrag, 7. Juni). In GA 109—111
4. Okkulte Untersuchungen über das Leben zwischen Tod und neuer Geburt. GA 140. Insbes. Mailand, 26. u. 27. Okt. 1912
5. Die Welt der Sinne und die Welt des Geistes. Hannover 1911—12. GA 134. (4. u. 5. Vortrag, 30. und 31. Dez.)
6. Inneres Wesen des Menschen und Leben zwischen Tod und neuer Geburt. Wien 1914. GA 153. (6 Vorträge, April)
7. Das Geheimnis der Trinität. GA 214. Oxford, 22. August 1922
8. Philosophie, Kosmologie und Religion. Dornach 1922. GA 215. (6. Vortrag, 11. Sept.)
9. Geistige Zusammenhänge in der Gestaltung des menschlichen Organismus. GA 218. Daraus: Berlin 7. Dez. 1922
10. Das Verhältnis der Sternenwelt zum Menschen und des Menschen zur Sternenwelt. Dornach 1922. GA 219. (1. Vortrag, 26. Nov.)
11. Die Rätsel des inneren Menschen. Berlin 23. Mai 1923. In GA 224
12. Menschenwesen, Menschenschicksal und Weltenentwicklung. Oslo 1923. GA 226. (Insbes. 2. Vortrag, 17. Mai)
13. Der übersinnliche Mensch anthroposophisch erfaßt. Haag 1923. 5 Vorträge, 13. bis 18. Nov. GA 231
14. Anthroposophie. Eine Einführung in die anthroposophische Weltanschauung. Dornach, Jan.—Febr. 1924. GA 234

B. Sonstige in dieser Schrift erwähnte Vorträge:
1. Eine okkulte Physiologie. Prag 1911. GA 128. 8 Vorträge, 20.—28. März
2. Die Ätherisation des Blutes. Basel, 1. 10. 1911. GA 130
3. Esoterische Betrachtungen karmischer Zusammenhänge, Band I. Dornach 1924. GA 235. (1. bis 6. Vortrag, 16. Febr. bis 2. März)
4. Physiologisch-Therapeutisches auf Grundlage der Geisteswissenschaft. GA 314. (Ärztebesprechung, Dornach 23. April 1924)
5. Heilpädagogischer Kursus. Dornach 1924. GA 317. (12 Vorträge, Juni-Juli)

Bildquellennachweis

Die Abbildungen 8 ABC — 10 — 11 — 12 — 13 — 15 — 16 — 19 ABC — 21 — 22 — 24 AB — 25 — 28 — 30 — 31 — 34 — 35 AB sind mit Zustimmung von The Macmillan Press, London dem Werke „Human Embryology" 1972 von Hamilton, Boyd und Mossman entnommen.
Die Abbildungen 14 — 17 — 20 (ab) — 27 — 36 sind mit Zustimmung von Georg-Thieme-Verlag, Stuttgart dem Werke „Embryologie, ein Lehrbuch auf allgemein biologischer Grundlage" 1965 von Prof. Dr. D. Starck entnommen.